손상된 DNA를 회복하는

음식
치료

손상된 DNA를 회복하는
음식치료

···

저자 / 박춘서 지음

1판 1쇄 발행 / 2008년 8월 20일
1판 2쇄 발행 / 2010년 5월 1일

발행처 / 건강다이제스트사
발행인 / 이 정 숙
디자인 / 이 세 은

출판등록 / 1996. 9. 9
등록번호 / 03 - 935호
주소 / 서울특별시 용산구 효창동 5-3호 대신 B/D 3층(우편번호 140-896)
TEL / (02) 702 - 6333 FAX / (02) 702 - 6334

값 17,000 원
ISBN 978 - 89 - 7587 - 061 - 3 03510

오렌지 북스 48

손상된 DNA를 회복하는

음식
치료

박춘서 지음
김형진, 김영성 감수

건강다이제스트 社

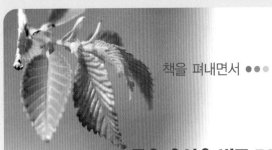

좋은 음식은 병든 DNA와 세포를 회복시킵니다.

"음식이 생명이다."라는 말이 있습니다. 그렇다면 우리의 몸은 자신이 지금까지 섭취했던 음식이 체내에 흡수되어 혈액과 세포 그리고 조직과 장기가 되었다고 할 수 있습니다. 건강에 좋은 음식을 선택하여 섭취한 사람은 건강할 것이고, 건강에 좋지 않은 음식을 선택하여 섭취한 사람은 불건강할 것입니다.

필자는 약 25년 동안 식사요법을 안내하면서 주로 생채식을 권장하였습니다. 생채식이란 모든 육식과 생선 그리고 유제품 등을 먹지 않고 주로 생채소와 해조류 그리고 견과류와 과일류만을 먹도록 하는 것입니다.

대부분 육식과 화식으로 습관화된 생활습관병이나 만성퇴행성질환자들에게 생채식을 권유하기란 쉽지 않은 일이었습니다. 그래서 생채식에 입문하기 전에 반드시 해독요법과 단식요법을 통해 혓바닥과 몸속에 입력된 음식 독소를 완전히 제거한 다음에 몸에 맞는 생채식을 추천하였습니다. 생채식요법을 실천하기란 처음 시작은 힘든 과정이었지만 자신의 건강이 회복되는 것을 스스로 체험하게 되면 오히려 감사하다고 말합니다.

생채식요법은 주로 채소의 잎과 뿌리를 생것으로 먹는 것입니다. 채소를 생것으로 먹으려면 보통 일이 아니어서, 채소를 즐겁게 먹을 수 있도록 맛있는 소스를 개발하게 되었습니다. 소스에는 일체의 화학조미료, 마요네즈, 요구르트, 흰설탕, 흰소금 등을 사용하지 않고 천연소스를 만들게 되었지요. 평소에 채소를 싫어했던 많은 사람들이 천연소스를 사용함으로 인해 채소를 맛있게 먹을 수 있게 되었습니다. 본 책자에는 다양한 음식을 맛있는 소스와 함께 채식을 할 수 있도록 준비되었습니다.

채식을 하게 되면 영양소가 부족하지 않을까 하는 의심을 많이 하게 됩니다. 각종 문헌과 임상자료에 의하면 영양의 과잉보다는 영양의 불균형 상태가 심한 것으로 나타나고 있습니다. 본 책자에서는 식사요법을 통해 영양의 불균형 상태를 개선할 수 있도록 안내하고 있습니다.

영양소는 성장, 발육, 생식기능 유지, 신진대사 등 인체의 생명유지 활동에 기본적으로 필요한 것입니다. 영양소는 크게 열량 영양소와 기능 영양소로 분류합니다. 열량 영양소를 타는 영양소라고 하며 탄수화물, 지방, 단백질을 말합니다. 그리고 기능 영양소를 태우는 영양소라고 하며 비타민, 미네랄을 말합니다. 현대인의 영양 불균형은 타는 영양소인 탄수화물, 지방, 단백질은 과잉되고, 태우는 영양소인 비타민, 미네랄은 결핍되어 영양의 불균형이 나타나고 있습니다.

요즈음의 식생활문화는 타는 영양소와 태우는 영양소의 섭취형태의 변화가 커다란 문제점으로 나타나고 있습니다. 예를 들면 도정하고 정제한 식품을 통한 당질 식품이 주종을 차지하고 있습니다. 그리고 인공 사육된 동물성 단백질과 지방의 과다섭취와 산화되고 변질된 식물성 지방의 과다섭취가 문제입니다. 태우는 영양소의 섭취형태 변화는 대량으로 규격화된 패스트푸드로 인한 비타민 함량의 저하입니다. 또 산성비와 농약 등에 의한 토양오염으로 식물체의 미네랄 함량 저하입니다. 그러므로 타는 영양소와 태우는 영양소의 불균형 초래가 생활습관병의 단초를 제공하고 있습니다.

본 책자에는 탄수화물, 지방, 단백질은 물론 태우는 영양소인 비타민과 미네랄의 함량이 식품별로 자세하게 기록되어 있습니다. 몸이 요구하는 영양소를 선택하여 맞춤 식사요법을 할 수 있도록 정보를 제공할 것입니다.

영양상태의 검사는 모발미네랄검사를 추천합니다. 모발은 두피에서부터 약 3cm 정도를 잘라서 사용하게 되며, 제도권 의료기관에 의뢰하여 전문 검사기관에서 검사하게 됩니다. 검사기간은 약 5일 정도 소요됩니다. 미네랄 검사 결과지에는 미네랄 상태의 과부족이 자세하게 기록되어 있으므로 참고하여 식사요법을 하게 되면 맞춤식사요법이 될 수 있습니다.

임상을 통해 경험한 바에 의하면 섭취된 음식물은 장벽에서 혈액으로 변한다는 사실입니다. 적혈구라는 세포가 장에서 만들어져 순환을 통해 몸의 모든 세포로 변하는 것입니다. 이러한 사실을 이해하게 되면 병을 치유하고 예방한다는 것이 간단하게 됩니다. 만약 몸에 염증이 생겼을 때 혈액을 깨끗하게 하면 자연치유가 되는 것입니다. 혈액을 깨끗하게 하기 위해서는 음식의 선택을 잘해야 합니다.

식사요법을 통해 얼마든지 체질개선도 가능합니다. 병에 걸리기 쉬운 약한 체질을 건강한 체질로 만들려면 혈액을 깨끗하게 하기 위해 맞춤 식사요법을 선택하면 됩니다. 혈액은 음식에 의해 결정되기 때문입니다.

소화과정은 일종의 마법입니다. 우리가 음식을 섭취하면 소화라는 과정을 거쳐 혈액이 만들어지면서 생명력을 얻게 됩니다. 암시야 현미경 관찰에 의하면 혈액 속의 적혈구는 살아서 움직이는 것을 볼 수 있습니다.

식사요법에서 가장 중요한 것은 음식의 선택·소화·흡수·배설입니다. 이 중에서 소화상태가 완전하지 않으면 식사요법에 실패하게 됩니다. 그러므로 식사요법을 시작하기 전에 해독요법과 단식요법을 통해 체내의 독소를 제거하고 단식 후 회복식을 진행하면서 소화상태를 건강하게 만들어야 하는 것입니다.

건강증진과 체질개선에 있어서 가장 기본이 되는 것은 식사요법과 영양요법이라고 할 수 있습니다. 건강회복을 위한 식사요법은 채식을 선택하는 것이 가장 옳다고 생각합니다. 본 책자는 채식주의자(vegetarian)는 물론 베건(vegan)까지도 채식을 하는 데 도움이 되도록 준비되어 있습니다.

본 책자가 나오기까지 협조해 주신 많은 분들께 감사드립니다. 특히 생채식요법을 열심히 실천하고 있는 환우여러분들의 건강이 하루 빨리 회복되기를 기원합니다.

2009년 8월
박춘서헬스케어 원장 **박춘서**

요즘처럼 의료가 혼돈 상태를 보인 적이 없다. 이것은 의료가 단순히 자본주의적 상품이어서가 아니라 소비자(아픈 환자)는 풍부하나 더 이상 양·한방 등 공급자의 상품(의료 기술)이 소비자의 욕구와 건강을 충족시킬 수 없는 괴리에 대한 본질적인 대답인 것이다.

즉 단순히 병이 들어 수동적으로 병원에 가서 주사 맞고 양약이나 한약을 먹는 단순한 행위가 아니라 진정한 의료에 대한 새로운 패러다임의 출현을 의료 소비자는 내내 고대하는 것이다.

여기 한 사람의 위대한 대체의학자에 의해 서술된 이 책은 이러한 혼돈의 시대에 '음식치료'라는 새로운 의료의 지평을 열어 보이고 있다. 사실 질병에 대한 음식치료 효과는 엄청나 진작부터 오히려 약보다도 훨씬 상위 파트너의 개념에서 제도권 치료의 중요한 수단으로 다루어져야 함에도 불구하고 소외된 것이 사실이다.

이러한 사실을 체득한 저자는 그동안 소홀히 취급된 음식의 모든 문제를 이 책에서 우리에게 알기 쉽고 일목요연하게 보여주고 있는 것이다. 각 장마다 그동안 단순한 욕구의 충족 대상인 음식의 한계를 넘어 인간의 아픈 상처를 회복하는 놀라운 신의 섭리까지 확장하는 모험을 감행한 것이다. 특히 저자의 그동안의 수많은 임상경험이 구석구석에 배어 있어 일상적인 활용에 더없이 도움이 되는 것은 물론이다.

또한 이 책은 현대의 기술로는 더 이상 대응할 수 없는 비병원성 만성질환이 대부분인 요즈음, 질병 발생의 구성요소가 단순한 병원체의 개념이 아니라 주체와 공격인자와 환경이라는 3요소의 균형 상실이라는 것을 새삼 일깨워준다.

이러한 삼각관계에서 음식치료의 주체는 당연히 환자 자신이며, 적절한 음식의 섭취라는 역동적 행위는 마치 의사가 질병과 싸우는 것처럼 선전하여 환자를 객체화시키는 망상에서 벗어나게도 한다.

더욱 음식치료에 대한 관심은 비단 의료 효과의 질뿐 아니라 요즘처럼 진료비 증가로 야기된 만성적인 의료 적자 재정에 대한 새로운 사회적 대안도 될 것이다.

우리의 몸은 세포로 이루어져 있으며 당연히 세포의 물질적 토대는 우리가 섭취한 음식이다. 몸이라는 하드웨어는 음식을 통해 '소화·흡수·배설'이라는 화학적 반응의 복제된 그림자에 불과한 것이다.

자, 그동안 믿어 왔던 "약이 모든 것을 고친다."라는 환상에서 벗어나보자. 생명은 약이라는 화학물질의 섭취가 아니라 자연에서 얻은 밥과 음식으로 먹어야 생명이 유지된다. 우리는 그때그때 알맞은 좋은 음식을 섭취함으로써 느껴지는 '몸과 마음의 가벼움'을 느껴보자.

그리하여 어두운 구름 속을 벗어나듯 내면 깊숙한 곳에서 밀려오는 '거룩한 생명의 춤'을 추며 우리 서로를 사랑해보자! 이것이 진정 인간의 건강한 상태가 아니겠는가!

강남자연내과원장 내과전문의 의학박사 **김형진**

contents

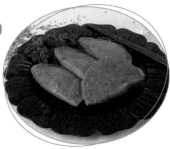

PART 03 　내 몸에 약이 되는 **웰빙채소류** 19가지

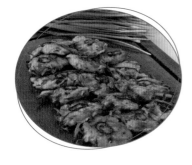

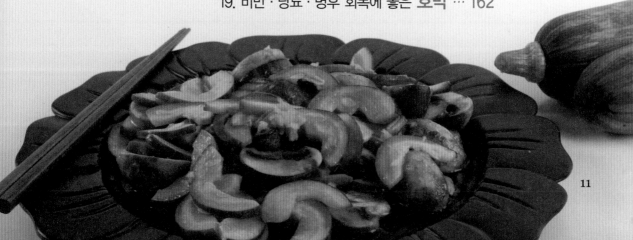

contents

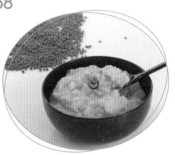

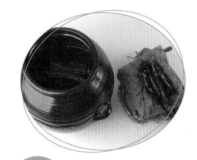

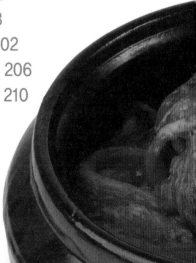

내 몸에 약이 되는 웰빙버섯류 6가지

PART 06

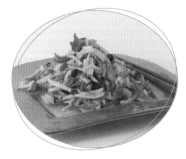

내 몸에 약이 되는 웰빙해조류 5가지

PART 07

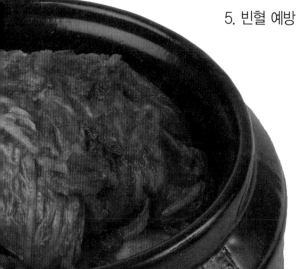

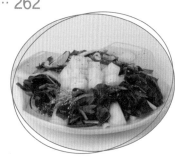

contents

PART 08 내 몸에 약이 되는 **웰빙약초류** 5가지

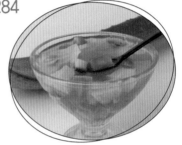

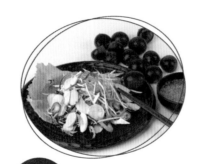

PART 09 내 몸에 약이 되는 **웰빙종실류** 7가지

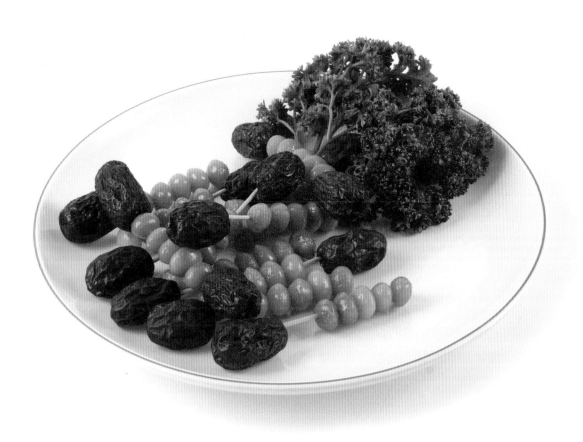

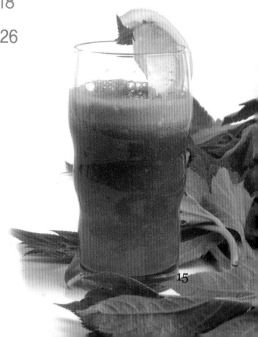

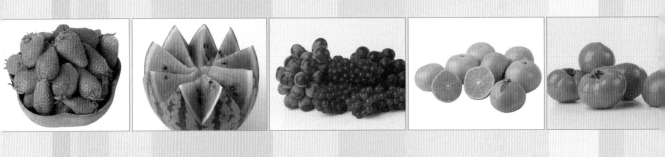

PART 01

내 몸에 약이 되는
웰빙과일
10가지

Wellbing Fruits

설사, 고혈압에 간식으로 좋은

감

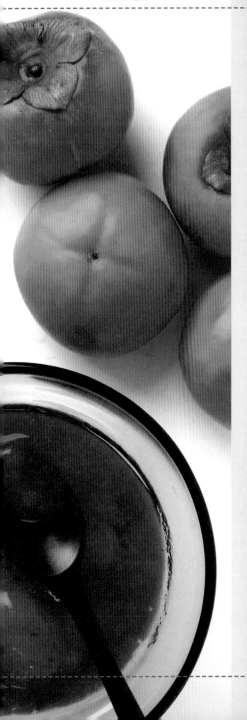

감나무는 낙엽교목으로 키는 10m 정도다. 맛이 달고 떫으며 차가운 성질인 감은 초여름에 담황색 꽃이 피고, 열매는 가을에 담황색 또는 붉은빛으로 여물어 식용이나 약용에 두루 쓰인다. 높고 푸른 하늘과 붉게 익은 감은 한국의 가을을 가장 잘 나타내주는 풍경이다. 곶감과 호랑이의 이야기에서 알 수 있듯 우리의 생활과 감은 매우 친숙한 인연을 맺고 있다.

감은 동양 특유의 과일로 한국·중국·일본이 원산지로 이 세 나라에서 주로 재배되고 있다. 우리나라의 감나무 재배 역사는 고려시대 명종(明宗·1138년) 때 고욤(감과 비슷한데 과실이 작다)에 대한 기록이 있는 것으로 보아 고려 때부터 시작된 것으로 보인다.

감 품종은 190여 종으로 밝혀졌는데, 주로 남쪽지방에서 재배된다. 크게는 단감과 땡감으로 나누어지지만 단감일지라도 추운지방에 심으면 땡감이 된다. 우수한 품종으로는 사곡시·고종시·단성시·반시 등이 있다.

Persimmon

감에는 비타민 A의 모체인 베타카로틴이 들어 있어 항암작용을 한다.

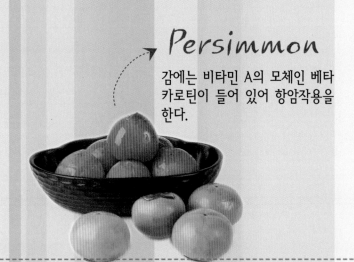

어떤 성분이 들어 있을까?

감의 주요 성분은 수분 72.3g, 탄수화물 23.0g, 지질 0g, 단백질 0.9g, 섬유소 0.9g, 회분 3.8g 등이다.

감에 함유되어 있는 미네랄은 칼슘, 나트륨, 칼륨, 인, 철, 마그네슘, 망간, 아연, 구리 등이고, 비타민은 A(베타카로틴), B1, B2, B3, B5, B6, C, E, 엽산 등이다.

감의 떫은 맛은 탄닌산 때문이다. 탄닌산은 수렴작용이 강한데 수렴제는 점막 표면의 조직을 수축시키는 약리작용을 하여 설사를 멎게 하고 지혈작용을 해준다. 그러나 탄닌은 철분과 잘 결합하기 때문에 빈혈을 일으킬 가능성도 있다.

감의 가공품인 곶감 표면의 흰 가루는 포도당, 과당으로 건조에 의해 농축된 당액이 표면에서 수분이 증발하여 결정으로 나타난 것이기 때문에 그냥 먹어도 무방하다.

성분표 (per 100g edible potion)				농진청 식품성분표 (2006 seventh revision)	
	에너지kcal	탄수화물g	지질g	단백질g	비타민A 레티놀 μg	비타민A 베타카로틴 μg
	83	23.0	0	0.9	0	2845
	비타민B1 티아민mg	비타민B2 리보플라빈mg	비타민B3 나이아신mg	비타민B5 판토텐산mg	비타민B6 피리독신mg	비타민B12 μg 시아노코발라민
감	0.06	0.14	0.6	0.28	0.06	0
Persimmon	엽산 μg	비타민Cmg	비타민D μg	비타민Emg	비타민K μg	칼슘mg
(단감)	16.7	13	0	0.2	0	6
	나트륨mg	칼륨mg	인mg	철mg	마그네슘mg	망간mg
	13	379	34	3.9	7	0.4
	아연mg	코발트 μg	구리mg	몰리브덴 μg	셀레늄 μg	요오드 μg
	0.1	–	0.02			

* **참고하세요!** –: 수치가 애매하거나 측정되지 않음, Φ: 식품성분 함량이 미량 존재, /: 분석자료가 존재하지 않음.

어디에 좋을까?

• **각종 생활습관병을 예방한다**

곶감의 비타민 C는 숙취를 없애고 인체의 조직세포를 연결해주는 콜라겐이라는 물질을 생성해 낸다. 이 콜라겐은 뇌출혈, 동맥경화 등 각종 성인병을 예방한다.

• **항암작용이 있다**

감에는 비타민 A의 모체가 되는 베타카로틴이 들어 있다. 비타민 A가 항암작용을 한다는 것은 이미 알려진 사실이다.

- 장 기능을 강화한다

  해열과 지혈작용을 도와 장 기능에 효과적이다.

- 고혈압에 효과적이다

  〈한약도감〉에 감즙을 실험한 기록이 있다. 떫은 감즙을 집토끼에게 매일 먹인 결과 혈압이 현저하게 내렸으며, 임상적으로도 고혈압과 동맥경화증에 좋은 효과가 있었다.

- 감잎에는 다량의 비타민 C가 들어있다

  감잎차를 마시면 다량의 비타민 C의 효과에 의해 고혈압, 신장병, 심장병 등의 예방 및 치료에 도움이 된다.

많이 이용하는 민간요법

- 딸국질의 치료약으로 감꼭지가 효과적이다. 홍시, 건시를 먹을 때 꼭지를 모아 두었다가 이용하도록 한다. 딸국질이 날 때 감꼭지 5개를 물에 달여 마시면 된다.
- 감꼭지는 어린아이들의 야뇨증에도 효과가 있다.
- 열이 나고 목이 말라 물을 많이 마시고 싶을 때 먹으면 좋다.
- 벌레 물린 데 떫은 감즙을 바르면 해독이 된다.

어떤 독성이 있을까?

- 〈동의보감〉에서는 술 마신 후에 감을 먹는 것을 금하고 있다. 특히 술을 마신 후에 홍시를 먹으면 위통이 생기고, 술이 더 취하게 된다.
- 감을 게와 같이 먹어도 안 되는데 잘못하면 복통, 구토, 설사가 생길 수 있다.

고혈압 환자가 먹으면 좋은

감(연시) 아이스크림

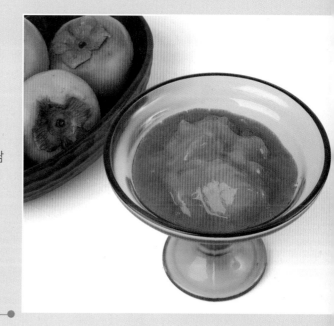

재료 감 1개 조청 1큰술.

만드는 방법
1. 연시감의 껍질과 씨를 제거한 후 적당한 용기에 담아 냉동고에 저장했다가 꺼내어 담는다.
2. 감 위에 조청을 뿌려준다.

달콤한 영양제 **단감 주스**

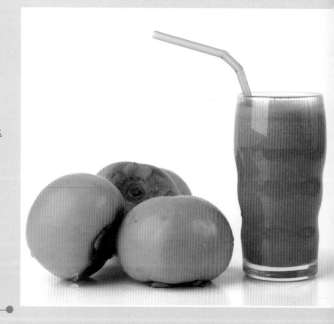

재료 단감 2개, 당근 2개.

만드는 방법
1. 단감, 당근을 깨끗하게 씻어서 껍질째 녹즙기나 주스기로 믹서한다.
2. 컵에 예쁘게 담아낸다.

감기 예방과 피로회복에 좋은
감귤

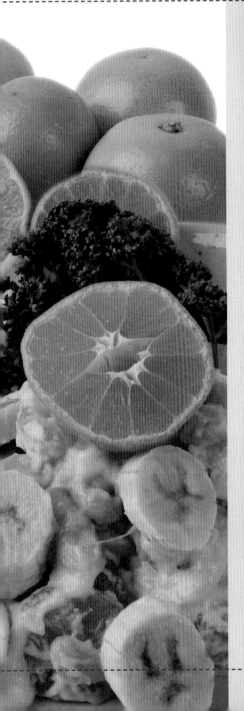

감귤은 원래 아시아 지방이 원산지로서 거의 아시아 대륙의 중남부에 집중되어 있으며, 태평양 동남부의 도서 지역에도 산재해 있으나 발생 중심지는 인도와 중국의 접경지인 히말라야 산록이라고 보는 견해가 많다.

우리나라의 감귤나무는 세계적으로 감귤나무 재배지 중에서 기상적, 지리적으로 최북단에 위치하고 있어 기온의 영향을 많이 받으므로 재배종도 내한성이 강한 온주 밀감이 주종을 이루고 있다.

재배 가능 지역도 제주도를 비롯한 남해안의 일부 지역으로 한정되어 있다. 옛날부터 제주도에서 재배되어 해마다 동짓달에 감귤과 유자가 상감께 진공되었다고 한다. 감귤하면 비타민 C가 연상될 정도로 비타민 C가 풍부하게 들어 있는 식품이다. 감귤에 들어 있는 비타민 C는 10월 경에 나오는 것보다 추운 겨울로 접어들면서 더 증가된다.

비타민 C는 겨울에 더 필요한 것으로 추위에 견딜 수 있게 신진대사를 원활히 하여 체온이 내려가는 것을 막아준다. 감귤의 껍질에는 비타민 C가 과육보다 4배 가량 더 들어 있고 향기 성분인 정유가 들어있는 것이 특색이다.

감귤 껍질 말린 것을 진피라고 하여 한약재로 기침과 감기의 약재로 쓰이고 있다.

Citrus fruit

감귤에는 비타민 C가 많아
감기 예방에 좋다.

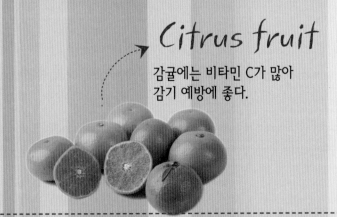

어떤 성분이 들어 있을까?

감귤의 주요 성분은 수분이 89.0g, 탄수화물 9.9g, 지질 0.1g, 단백질 0.7g, 섬유소 0.1g, 회분 0.3g 등이다.

감귤에 함유되어 있는 미네랄은 칼슘, 나트륨, 칼륨, 인, 마그네슘, 아연, 구리 등이고, 비타민은 A(베타카로틴), B_1, B_2, B_3, B_5, B_6, C, E, 엽산 등이다.

껍질에는 향기 성분인 리모넨, 시트랄, 에스테르 등이 있다. 당분과 구연산의 함량은 굴이 익어감에 따라 달라진다. 덜 익었을 때는 당분이 적고 구연산 함량이 많다. 그러나 굴이 익어가면서 구연산은 줄고 단맛이 증가한다.

성분표 (per 100g edible potion)					농진청 식품성분표 (2006 seventh revision)	
	에너지kcal	탄수화물g	지질g	단백질g	비타민A 레티놀μg	비타민A 베타카로틴μg
	38	9.9	0.1	0.7	0	5
	비타민B1 티아민mg	비타민B2 리보플라빈mg	비타민B3 나이아신mg	비타민B5 판토텐산mg	비타민B6 피리독신mg	비타민B12μg 시아노코발라민
감귤 Citrus fruit (밀감)	0.13	0.04	0.4	0.21	0.07	0
	엽산μg	비타민Cmg	비타민Dμg	비타민Emg	비타민Kμg	칼슘mg
	24.0	44	0	0.4	0	13
	나트륨mg	칼륨mg	인mg	철mg	마그네슘mg	망간mg
	11	173	11	0	11	–
	아연mg	코발트μg	구리mg	몰리브덴μg	셀레늄μg	요오드μg
	0.1	–	0.05			/

＊ **참고하세요!** –: 수치가 애매하거나 측정되지 않음, Φ: 식품성분 함량이 미량 존재, /: 분석자료가 존재하지 않음.

어디에 좋을까?

• **동맥경화와 고혈압에 효과가 있다**

감귤에는 헤스페리딘이라는 비타민 P성분이 들어 있다. 이 비타민 P가 부족하면 혈관의 침투성을 증가하여 자줏빛 반점이 생긴다. 이 비타민 P는 모세혈관에 대해 투과성의 증가를 억제하고 취약성을 회복시키기 때문에 동맥경화와 고혈압의 예방에 효과가 있다.

• **감기 예방과 치료에 좋다**

감귤 하면 제일 먼저 연상되는 것이 비타민 C다. 비타민 C는 스트레스에 대한 인체의 저항력을 증진시켜 준다. 특히 감기 예방과 치료에 뛰어난 효력을 발휘한다고 노벨상 수상자인 폴링 박사는 주장하였다.

- 소화를 돕는다

  귤 껍질을 차로 끓여 마시거나 가루로 만들어 생강차에 넣어 마시면 소화가 안 되거나 속이 더 부룩할 때 그만이다. 요즘말로 '건위소화제' 라 하겠다. 귤 알맹이는 비타민 C의 공급원으로 먹고, 껍질은 말려 두었다가 차를 끓여 마시면 소화제가 되니 일석이조다.

많이 이용하는 민간요법

- 감귤 생즙이 고혈압, 동맥경화 예방에 좋고, 각기병, 기침, 피로회복에 좋은 것은 구연산이 함유되어 있기 때문이다. 여름에 귤 2개 분의 생즙을 마시면 구연산을 약 5g 정도 섭취한 것과 마찬가지다.

어떤 독성이 있을까?

영양이 좋다고 감귤을 지나치게 많이 먹으면 부작용이 나타나는 경우가 있다. 감귤에는 소량의 수산이 들어있어 신장에 나쁜 영향을 주기 때문이다. 감귤의 색소가 피부의 지질을 물들여 피부가 황달에 걸린 것처럼 되기도 한다.

감기 예방에 좋은
귤 · 바나나 샐러드

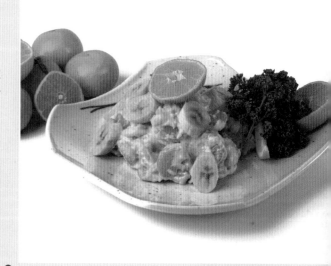

재료 귤 5개, 바나나 1개.
소스 콩마요네즈(삶아서 불린 콩 1/2컵, 현미유 2
큰술, 자연발효식초 약간, 죽염 약간, 땅콩
1/3컵을 믹서한 것).

만드는 방법
1. 귤은 껍질을 제거한 후 낱알을 떼어 놓는다.
2. 바나나는 껍질을 벗긴 후 귤 알맹이 크기로 적절
   하게 썰어 놓는다.
3. 귤과 바나나를 콩마요네즈에 버무려서 접시에 예
   쁘게 담는다.

동맥경화 막는 # 귤 주스

재료 귤 3개, 사과 1개.

만드는 방법
1. 귤, 사과를 깨끗하게 씻어서 건진다.
2. 적당한 크기로 껍질째, 씨째 그대로 믹서나 녹즙기
   로 즙을 내린다.
3. 예쁜 컵에 담아낸다.

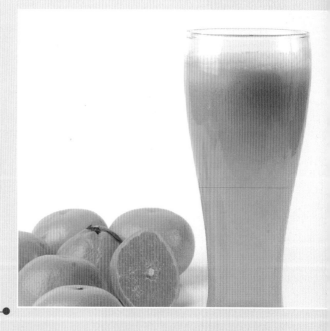

천연 비타민 C의 보고
딸기

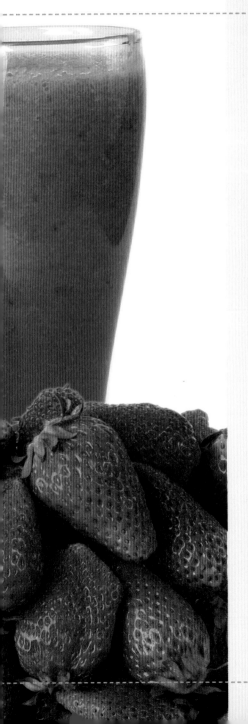

딸기는 장미과(薔薇科)에 속하는 열매식물이며 키가 작은 풀로 남미가 원산지이다. 우리나라에 전해진 것은 20세기 초로 추정하고 있다.

딸기 잎은 뿌리에서 바로 나오며 잔잎이 3장인 겹잎으로 털이 많고 가장자리에는 톱니가 있다. 꽃은 거의 흰색이지만 드물게 붉은 꽃이 필 때도 있으며, 가느다란 꽃자루 위에 여러 개가 모여서 핀다.

딸기의 종류는 나무딸기와 풀딸기, 양딸기 등이 있다. 우리가 흔히 먹는 양딸기는 장미과에 속하는 다년생풀에서 열리는 것이며, 우리나라에 야생으로 서식하는 것은 나무딸기이다. 흔히 나무딸기를 복분자(覆盆子)라고 하는데, 이는 허약한 병자가 나무딸기를 먹고 원기가 회복되어 오줌을 누었더니 요강이 뒤엎어졌다는 이야기에서 붙여진 이름이다. 엎어진다는 의미의 복(覆)자와 동이분(盆)자를 써서 복분자로 불리는 것이다.

양딸기는 단맛과 신맛이 잘 조화되고 산뜻하며, 추위에 강한 건강식품이다. 또한 다른 원예작물에 비해 놀라울 정도로 다양한 토양과 환경에서 자랄 수 있는 식물이다.

품질은 과실 모양이 올바르고 착색이 좋아야 한다. 과피는 매끄럽고 트지 않은 것이 신선도가 높다.

➤ Strawberry

딸기는 피부미용과 성기능 저하에
좋은 식품이다.

어떤 성분이 들어 있을까?

딸기의 주요 성분은 수분 89.7g, 탄수화물 8.9g, 지질 0.2g, 단백질 0.8g, 섬유소 0.5g, 회분 0.4g 등이다.

딸기에 함유되어 있는 미네랄은 칼슘, 나트륨, 칼륨, 인, 철, 마그네슘, 망간, 아연, 구리 등이고, 비타민은 B1, B2, B3, B5, B6, C, E, 엽산 등이다.

딸기에 가장 많이 들어 있는 영양소는 뭐니뭐니 해도 비타민 C다. 과일 중에서는 가장 많은 편으로 감귤보다 많으며 사과에 비해서는 무려 17배나 많다. 불과 딸기 5개로 하루에 필요한 비타민 C를 공급할 수 있을 정도다.

성분표 (per 100g edible potion)					농진청 식품성분표 (2006 seventh revision)	
딸기 Strawberry (생것)	에너지kcal	탄수화물g	지질g	단백질g	비타민A 레티놀 μg	비타민A 베타카로틴 μg
	35	8.9	0.2	0.8	0	Ø
	비타민B1 티아민mg	비타민B2 리보플라빈mg	비타민B3 나이아신mg	비타민B5 판토텐산mg	비타민B6 피리독신mg	비타민B12μg 시아노코발라민
	0.03	0.17	0.5	0.33	0.03	0
	엽산 μg	비타민Cmg	비타민Dμg	비타민Emg	비타민Kμg	칼슘mg
	114.4	71	–	0.1	0	7
	나트륨mg	칼륨mg	인mg	철mg	마그네슘mg	망간mg
	13	167	30	0.4	12	0.1
	아연mg	코발트μg	구리mg	몰리브덴μg	셀레늄μg	요오드μg
	0.2	–	0.05			

＊ 참고하세요! –: 수치가 애매하거나 측정되지 않음, Ø: 식품성분 함량이 미량 존재, /: 분석자료가 존재하지 않음.

어디에 좋을까?

• 항바이러스 효과가 있다

캐나다에서 이루어진 연구에 의하면 딸기와 다른 채소를 으깨어 액체로 만들고 여기에 많은 병균 바이러스를 이식하였더니 병균이 파괴되었다고 한다. 에고 바이러스, 레오 바이러스, 콜셋기 바이러스, 허피스 심플렉스(단순 포진) 바이러스 등 여러 종류의 바이러스를 딸기가 죽인 것이다. 이로 인해 딸기의 농도가 높을수록 바이러스를 죽이는 힘도 강하다는 것이 확실해졌다.

• 암을 예방한다

전문가들은 딸기가 순환계에 좋으며, 암을 예방한다고 밝혔다. 붉은색 딸기는 산성 성질을 많이 가지고 있는데, 동물 및 사람을 대상으로 한 실험에서 혈중 콜레스테롤이 현저하게 내려갔다. 이탈리아의 학자들은 최근 딸기가 강력한 발암성 물질인 니트로소아민의 생성을 억제한다고 발표하였다. 딸기는 또한 항암력이 있는 폴리헤로르라는 물질을 풍부하게 가지고 있다.

- **빈혈과 혈색에 좋다**
  딸기에는 철분이 많이 들어 있어 빈혈이 있는 사람에게 좋고 혈색도 좋게 해준다.
- **발기부전에 효과적이다**
  소변양이 적거나 밤에 소변을 자주 볼 때, 허리와 무릎 등 관절이 아프거나 시린 경우에도 좋다.
- **시력 회복에 좋다**
  안토시아닌은 눈을 밝게 하는 효과가 있다는 것이 밝혀져 유럽에서는 의약품에도 이용되고 있다. 강한 조명 아래서 밤늦게까지 공부하는 학생이나 컴퓨터 작업으로 눈이 자주 피로한 사람은 딸기를 많이 먹는 것이 좋다.

많이 이용하는 민간요법

- 딸기는 몸이 허약한 사람이 먹으면 원기가 회복된다고 한다. 그 중에서도 산딸기는 '복분자'라 하여 한방의 정력제로 널리 쓰이고 있다.
- 유럽의 민간요법에서 딸기는 피부, 특히 여드름, 회충, 만성적 궤양의 약으로 알려져 있다.
- 머리카락이 빨리 희어지는 것을 막는 데도 좋다.
- 독감 예방, 모든 중독의 해독, 식욕 증진에도 좋다.

어떤 독성이 있을까?

- 딸기와 산딸기에는 소량이기는 하지만 쿠마린이 들어 있다. 쿠마린이 급성 중독작용을 나타내지는 않지만 장기간 섭취할 경우 주의해야 한다. 용량이 많아지면 간 장애를 일으키기 때문이다.
- 쿠마린 첨가나 쿠마린 함량이 높은 식물 엑기스의 사용은 독일·캐나다·프랑스·벨기에·덴마크에서는 금지하고 있다. 그리고 미국에서는 쿠마린이 사용되지 않는다.

좋은 딸기 고르기
- 신선한 딸기를 고르기 위해서는 모양이 좋고 꼭지가 단단하게 붙은 것, 색이 진하고 과피가 매끄럽고 광택이 있는 것을 기준으로 하면 된다.
- *보관 방법: 딸기는 매우 잘 썩기 때문에 시원하고 건조한 장소에서 보관한다.

면역력 높이는 건강음료
딸기 · 당근 주스

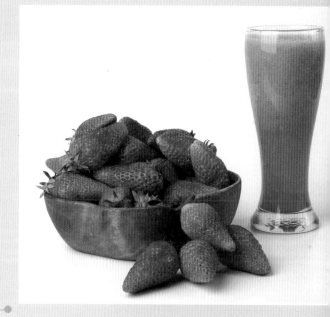

재료 딸기 5개, 당근 1/2개, 레몬 1/4개.

만드는 방법
1. 당근은 깨끗이 껍질을 벗기고 큼직하게 썬다.
2. 딸기는 씻어서 꼭지를 떼고 물기를 없앤다.
3. 레몬은 잘 씻어서 꼭지를 떼고 물기를 없앤다.
4. 주스기에 당근을 넣고 갈다가 레몬즙을 넣고, 다시 딸기를 넣어 부드럽게 간다.

빈혈을 예방하는 **딸기화채**

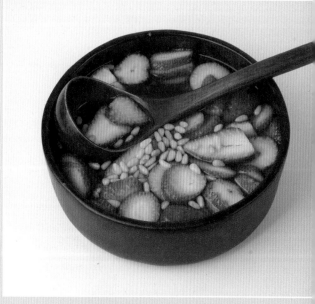

재료 딸기 500g, 생수 3컵, 산야초발효엑기스와 잣 조금씩.

만드는 방법
1. 생수 3컵에 산야초발효엑기스를 넣고 잘 섞어준다.
2. 딸기 300g은 꼭지를 떼고 1과 섞어 믹서에 간다.
3. 체에 면 보자기를 깔고 2를 밭쳐 건더기를 걸러내고 맑은 딸기 국물만 받아 1과 섞는다.
4. 나머지 딸기 200g은 꼭지를 떼고 얇게 저민다.
5. 3을 화채그릇에 붓고 저민 딸기와 잣을 띄운다.

기침 · 소갈증 · 변비에 좋은
배

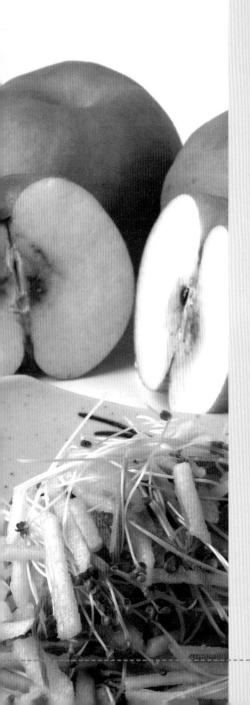

배는 능금나무과 배나무속에 속하는 과수로 일본종, 중국종, 서양종의 세 가지가 있다. 독특한 단맛에 시원한 맛이 있어 사랑 받는 과일인데 알칼리성 식품이다. 그리고 당질, 유기산, 효소, 미네랄 등이 함유되어 있어 계절 과일로 영양 유지에 도움이 된다.

일석이조(一石二鳥)와 비슷한 말로 '배먹고 이닦기' 라는 말이 있다. 또 "배 썩은 것은 딸에게 주고 밤 썩은 것은 며느리 준다."라는 말도 있다. 이는 자기 태생의 자식은 언제나 남의 자식보다 아끼게 된다는 뜻이다.

성질이 차고 서늘한 배의 다른 이름으로는 생이(生梨), 이자(梨子), 쾌과(快果) 등이 있다.

배 속에는 효소가 많은 편이어서 소화를 돕는 작용을 한다. 불고기를 잴 때나 육회 등에 배를 섞으면 고기가 효소의 작용으로 연해질 뿐만 아니라 소화력도 좋아진다.

배를 먹을 때 까슬까슬하게 느껴지는 것은 오톨오톨한 석세포가 있기 때문이다. 이 석세포는 리그닌, 펜토산이라는 성분으로 된 세포막이 두꺼워진 후박세포이다.

배는 옛날부터 변비에 좋고 이뇨작용이 있다고 알려져 왔다. 변비에 좋은 것은 소화가 안 되는 석세포 때문이라고 볼 수 있다. 이 석세포가 있기 때문에 배를 먹고 남은 속으로 이를 닦으면 이가 닦여진다.

Pear

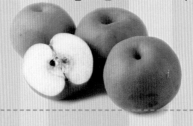

배에는 다양한 효소가 들어 있어 소화작용을 돕고 변비에도 효과적이다.

어떤 성분이 들어 있을까?

배의 주성분은 수분 88.4g, 탄수화물 10.9g, 지질 0.1g, 단백질 0.3g, 섬유소 0.6g, 회분 0.3g 등이다.

배에 함유되어 있는 미네랄은 칼슘, 나트륨, 칼륨, 인, 철, 마그네슘, 망간, 아연, 구리 등이고, 비타민은 B₁, B₂, B₃, B₅, B₆, C, E, 엽산 등이다.

당질은 과당이 절반을 차지하며 나머지는 서당과 포도당이다. 유기산으로는 구연산이 가장 많이 함유되어 있으며 그밖에 사과산, 주석산 등도 포함되어 있으나 함량이 적어서 신맛이 거의 없다. 주된 향기 성분은 주로 아세트알데히드이며, 그밖에 각종 알코올이나 휘발산 등이다.

성분표 (per 100g edible potion)				농진청 식품성분표 (2006 seventh revision)	
	에너지kcal	탄수화물g	지질g	단백질g	비타민A 레티놀 μg	비타민A 베타카로틴 μg
	39	10.9	0.1	0.3	0	0
	비타민B1 티아민mg	비타민B2 리보플라빈mg	비타민B3 나이아신mg	비타민B5 판토텐산mg	비타민B6 피리독신mg	비타민B12μg 시아노코발라민
배 Pear (신고)	0.02	0.01	0.1	0.14	0.05	0
	엽산μg	비타민Cmg	비타민Dμg	비타민Emg	비타민Kμg	칼슘mg
	5.1	4	–	0.2	0	2
	나트륨mg	칼륨mg	인mg	철mg	마그네슘mg	망간mg
	3	171	11	0.2	5	0.6
	아연mg	코발트μg	구리mg	몰리브덴μg	셀레늄μg	요오드μg
	0.1	–	0.07			

* **참고하세요!** –: 수치가 애매하거나 측정되지 않음, Φ: 식품성분 함량이 미량 존재, /: 분석자료가 존재하지 않음.

어디에 좋을까?

- **소화 촉진 작용이 있다**

  배 속에는 효소가 많은 편이어서 불고기를 잴 때나 육회 등에 배를 섞으면 고기가 효소의 작용으로 연해질 뿐만 아니라 소화성도 좋아진다.

- **기침 · 천식 · 백일해 등에 효과적이다**

  기침이 오래도록 낫지 않을 때 배의 속을 파내고 그 속에 꿀을 넣어 뚜껑을 덮은 뒤에 푹 고아서 조금씩 마시면 크게 효과를 볼 수 있다.

- **몸에 열이 많은 사람의 경우 가슴 속의 번열을 내려준다.**

  목이 마르고 갈증이 날 때 효과가 있다.

- 목이 아프고 목소리가 나지 않을 때 좋다

  배는 인후염, 후두염 등으로 목이 아프고 목소리가 나오지 않을 때 먹으면 좋다. 특히 담을 삭이는 작용이 있어 목청을 보호해야 하는 성악가들에게 좋다.

민간요법

- 오래 전부터 민간약 중에 이청음(梨菁飮)이라는 것이 있는데 이것은 배와 무를 2 : 1 비율로 간 후 조청을 타서 즙을 마시는 것으로 기침약으로 효험이 있는 것으로 알려져 있다.
- 고기류에 체해서 토사곽란이 일어날 때는 배를 달여 마시면 곧잘 듣는다.
- 〈본초강목〉, 〈한방집약서〉 등 고의학 서적에 의하면 배는 맛이 달고 차가우며 무독하고 소아열풍, 기침, 식욕부진, 복통, 소갈 등에 즙을 내어 복용하면 효용성이 뛰어난 것으로 전해온다.
- 술 깨는 데 효과가 있으며, 갈증과 번열을 멎게 하고 기침과 가래를 삭게 한다.

어떤 독성이 있을까?

- 소화촉진, 변비, 이뇨, 기침 등에 좋다고 너무 많이 먹으면 속이 냉해진다.
- 소화력이 약한 사람은 배를 먹으면 설사를 일으키기 쉽다.
- 부스럼이 생긴 사람이나 산모가 너무 많이 먹으면 냉해지므로 좋지 않다.

기침·천식 다스리는
배·바나나주스

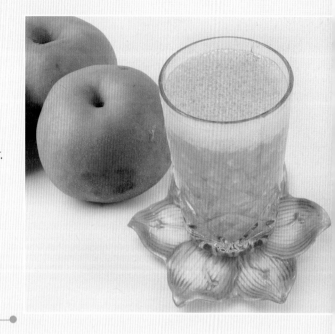

재료 배 1개, 바나나 1개, 조청 1/2큰술.

만드는 방법
1. 배의 껍질과 씨를 제거하고 바나나는 껍질을 벗긴다.
2. 배는 즙을 낸다.
3. 배즙, 바나나, 조청과 함께 믹서한다.

가슴 답답증 해소하는
배·무순 샐러드

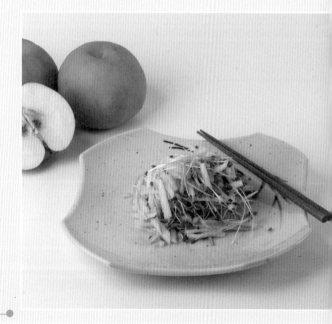

재료 배 1개, 무순 30g, 당근채 20g.
소스 겨자 조청

만드는 방법
1. 배 껍질과 씨를 빼고 채 썰어서 단식초물에 담근다.
2. 당근채, 무순도 같이 담근다.
3. 배, 당근, 무순을 건져서 바구니에 담고 물기를 뺀다.
4. 물기를 뺀 재료를 접시에 예쁘게 담는다.
5. 겨자조청을 곁들인다.
 * 단식초물은 물에 설탕, 식초를 넣어 만든다.

폐기능을 좋게 하는

복숭아

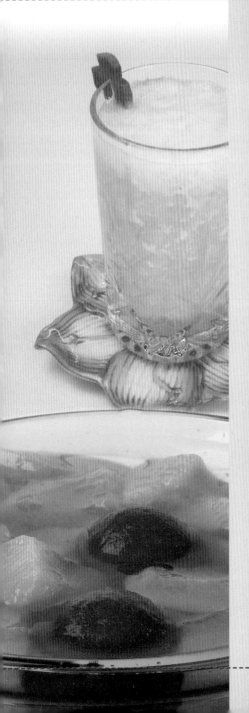

복숭아는 앵두과에 속하는 낙엽 관목으로 키는 3m 정도다. 복숭아는 기원전 1~2세기 경 중국에서 페르시아 지방으로 전파되었고, 다시 그리스·로마 등으로 전파되었으며, 지중해 연안 여러 나라에까지 퍼져나갔다.

우리나라는 일찍이 중국으로부터 수입하여 정원과수로 널리 보급하였으나 본격적인 재배가 이루어진 것은 구한말 이후의 일이다.

우리나라에서 재배되고 있는 복숭아는 백도가 33.7%로 가장 많은데, 과육이 부드럽고 신맛이 적으며 단맛이 강하고 과즙이 많아 품질이 좋다. 황도는 생산이 적으며 주로 통조림용으로 쓰이고 있다. 복숭아의 맛은 육질이 치밀하고 부드러우며 과즙이 많고 섬유가 적은 것이 좋은 데 수밀도가 일품이다.

매화가 상류사회에서 사랑을 받았다면, 복숭아꽃은 서민들에게 사랑을 받았다. 구한말 〈황성신문〉에서 이 복숭아꽃을 국화(國花)로 하자고 할 정도로 복숭아꽃은 우리 민족과 아주 친근한 꽃이었다.

복숭아 도(桃)는 목(木)에 조(兆)를 붙인 것으로, 잡귀를 쫓고 불로장수하는 선과로 중국의 많은 시문에 등장한다. 진나라의 도연명이 쓴 무릉도원의 선경은 그 가운데 가장 유명하다.

Peach

복숭아는 칼륨이 많아 나트륨을 배설시켜 주므로 혈압을 내리게 한다.

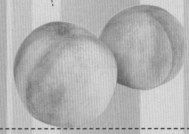

어떤 성분이 들어 있을까?

복숭아의 주성분은 수분 89.9g, 탄수화물 8.7g, 지질 0.2g, 단백질 0.9g, 섬유소 0.5g, 회분 0.3g 등이다.

복숭아에 함유되어 있는 미네랄은 칼슘, 나트륨, 칼륨, 인, 철, 마그네슘, 아연, 구리 등이고, 비타민은 A(베타카로틴), B₁, B₂, B₃, B₅, B₆, C, E, 엽산 등이다.

탄수화물로는 포도당·과당·설탕 등을 포함하고 있으며, 유기산으로는 말산·시트르산이 주종을 이루고 있다. 또 당분·비타민·섬유소·무기질 등 인체에 필요한 영양소가 골고루 함유되어 있어 하나의 종합영양제라 할 수 있다.

복숭아의 새콤한 맛은 주석산·사과산·구연산 등의 유기산 때문이다. 단맛이 강하게 느껴지지만 실제 당분은 10% 정도다.

성분표 (per 100g edible potion)				농진청 식품성분표 (2006 seventh revision)	
	에너지kcal	탄수화물g	지질g	단백질g	비타민A 레티놀μg	비타민A 베타카로틴μg
	34	8.7	0.2	0.9	0	10
	비타민B1 티아민mg	비타민B2 리보플라빈mg	비타민B3 나이아신mg	비타민B5 판토텐산mg	비타민B6 피리독신mg	비타민B12μg 시아노코발라민
복숭아 Peach (백도)	0.02	0.01	0.4	0.13	0.03	–
	엽산μg	비타민Cmg	비타민Dμg	비타민Emg	비타민Kμg	칼슘mg
	12.3	7	0	0.6	0	3
	나트륨mg	칼륨mg	인mg	철mg	마그네슘mg	망간mg
	2	133	17	0.5	7	–
	아연mg	코발트μg	구리mg	몰리브덴μg	셀레늄μg	요오드μg
	0.1	–	0.05	–	–	–

＊ **참고하세요!** –: 수치가 애매하거나 측정되지 않음, Φ: 식품성분 함량이 미량 존재, /: 분석자료가 존재하지 않음.

어디에 좋을까?

- **고혈압, 심장병에 좋다**

    칼륨은 우리 몸 속에서 나트륨과 함께 항상 균형을 유지해야 한다. 복숭아에 들어 있는 칼륨을 많이 섭취하면 나트륨과 함께 오줌으로 배설된다. 그 결과 고혈압의 주범인 나트륨의 양이 줄어들어 혈압이 내려간다.

- **천식과 노인들의 잦은 기침에 좋다**

    한방 약재의 유효성분인 아미그달린이 들어 있어 기침에 좋다.

- 복숭아 씨의 효능
  · 혈액을 맑게 하고 위장기능을 개선하는 작용이 있어 소화불량이나 변비, 월경불순 등에 좋다.
  · 간 기능을 활발하게 하며 대장암 예방에 효과가 있다.
  · 수분을 공급해 줌으로써 피부미용에 효과가 있다.
- 심장을 보하고 니코틴 해독에 좋다
  복숭아는 혈액순환을 원활히 하고 심장을 보하며, 간장과 대장에 좋다. 또 담배의 니코틴을 해독시키기 때문에 담배를 많이 피는 사람은 복숭아를 많이 먹는 것이 좋다.

많이 이용하는 민간요법

- 한방에서는 복숭아 씨를 도인(桃仁)이라 하여 약에 쓰는 데 주로 기침약으로 쓰고 있다. 잎은 두통, 복통 등에 효과가 있다.
- 속이 답답할 때 복숭아 생즙을 먹으면 좋다.
- 복숭아는 포도당이나 유기산을 많이 함유하고 있기 때문에 식욕을 돋우어 주고 피로회복, 숙면제로도 쓰인다.
- 목욕할 때 복숭아잎을 몇 잎 띄워서 데우고 그 물에 목욕하면 땀띠, 습진 등의 예방 치료에 탁월한 효과가 있다고 한다.

어떤 독성이 있을까?

- 복숭아는 미독(微毒)이 있으므로 많이 먹으면 열이 난다. 〈동의보감〉
- 복숭아는 많이 먹는다고 좋은 과일이 절대 아니며, 사람에 따라서 알레르기 반응으로 두드러기, 설사 등을 일으킬 수 있다.
- 복숭아와 장어는 상극이어서 장어를 먹은 후에 복숭아를 먹으면 설사하기 쉽다.

니코틴을 해독하는 **복숭아주스**

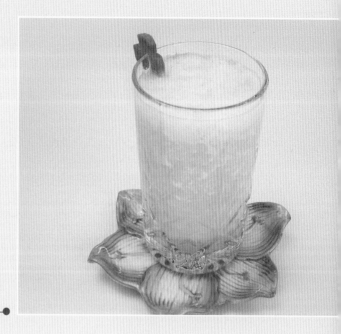

재료 복숭아 2개, 당근 작은 것 1/4개, 레몬 1/2개.

만드는 방법
 1. 복숭아의 껍질과 씨를 제거한다.
 2. 당근을 깨끗하게 씻어서 적절하게 토막을 낸다.
 3. 레몬의 껍질을 제거한 다음 즙을 낸다.
 4. 재료들을 모아 믹서한 다음 체에 밭쳐서 주스 잔
    에 담아낸다.

고혈압 다스리는 **복숭아화채**

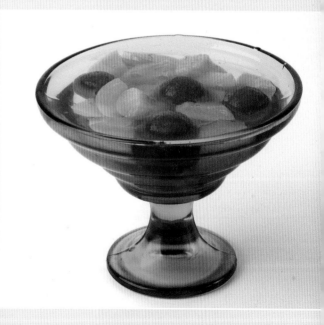

재료 복숭아 5개, 산야초 발효엑기스 2컵, 생수 5
    컵.

만드는 방법
 1. 복숭아는 4등분하여 씨와 껍질을 제거한 다음 냄
    비에 생수를 부어 끓인다.
 2. 끓기 시작하면 불을 약하게 하고 산야초 발효엑기
    스를 넣어서 한 번 더 끓인다.
 3. 말랑하게 익은 복숭아를 시원하게 냉장고에 보관
    하여 얼음을 띄워서 낸다.

피로 말끔 해소~ 장 건강에도 좋아요!

사과

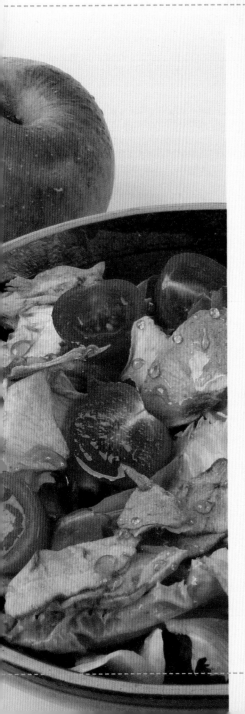

사과는 능금나무과에 속하는 낙엽 교목으로 성질이 따뜻하고 맛은 시며 달다. 사과의 역사는 상당히 오래되었다. 아담과 이브가 에덴동산에서 따먹은 금단의 열매로도 유명하고, 떨어지는 사과를 보고 뉴턴이 만유인력을 깨달았다는 이야기도 있다. 그리스 전설에서는 사과를 영원한 생명과 행복을 주는 과일이라 하였고, 아리비아에서는 만병통치약으로 여겼다.

사과가 우리나라에 들어온 것은 1884년 외국 선교사에 의해서였다. 그 후 1901년, 윤병수가 미국 선교사를 통하여 다량의 사과 묘목을 들여와 원산 부근에 과수원을 조성하여 수확을 했는데, 이것이 우리나라에서는 최초의 경제적 재배였다.

사과는 신맛이 나서 흔히 산성인 것으로 아는 사람이 있으나 알칼리성 식품이다.

사과를 깎거나 갈면 곧 갈색으로 변해버린다. 이것은 사과 속에 들어 있는 폴리페놀이 과육 중의 산화 효소와 공기 중의 산소 때문에 산화되어 착색되는 것이다. 이 변색을 방지하려면 소금이나 아스코르빈산(비타민 C)의 묽은 용액을 쓰면 된다.

영국에는 다음과 같은 재미있는 속담이 있다. "오전 중의 과일은 금이요, 낮에서 오후 3시까지는 은이고, 3시에서 6시까지는 철이요, 6시 이후에는 납이다." 아침에 일어나서 먹는 과일은 심신을 상쾌하게 할 뿐 아니라 위의 활동을 촉진해서 소화 흡수에 도움을 준다. 그러나 잠자기 전의 과일은 위에 부담을 크게 준다는 뜻일 것이다.

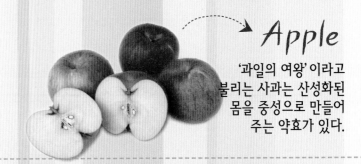

Apple

'과일의 여왕'이라고 불리는 사과는 산성화된 몸을 중성으로 만들어 주는 약효가 있다.

어떤 성분이 들어 있을까?

사과의 주요 성분은 수분 83.6g, 탄수화물 15.8g, 지질 0.1g, 단백질 0.3g, 섬유소 0.5g, 회분 0.2g 등이다.

사과에 함유되어 있는 미네랄은 칼슘, 나트륨, 칼륨, 인, 철, 마그네슘, 망간, 아연, 구리, 몰리브덴, 셀레늄, 요오드 등이고, 비타민은 A(베타카로틴), B₁, B₂, B₃, B₆, C, E, 엽산 등이다.

대부분 과당과 포도당으로 흡수가 잘 된다. 유기산은 0.5%로 말산이 제일 높고, 시트르산 · 타타르산 등도 함유되어 있다. 그리고 펙틴이 1~1.5%나 들어 있어 젤리화가 잘 된다.

성분표 (per 100g edible potion)				농진청 식품성분표 (2006 seventh revision)	
	에너지kcal	탄수화물g	지질g	단백질g	비타민A 레티놀μg	비타민A 베타카로틴μg
	57	15.8	0.1	0.3	0	19
	비타민B1 티아민mg	비타민B2 리보플라빈mg	비타민B3 나이아신mg	비타민B5 판토텐산mg	비타민B6 피리독신mg	비타민B12μg 시아노코발라민
사과 Apple (부사)	0.01	0.01	0.1	–	0.06	0
	엽산μg	비타민Cmg	비타민Dμg	비타민Emg	비타민Kμg	칼슘mg
	1.0	4	0	1.0	–	3
	나트륨mg	칼륨mg	인mg	철mg	마그네슘mg	망간mg
	3	95	8	0.3	5	0.1
	아연mg	코발트μg	구리mg	몰리브덴μg	셀레늄μg	요오드μg
	0.1	–	0.06	89	0.2	1.6

✱ **참고하세요!** –: 수치가 애매하거나 측정되지 않음, *Φ*: 식품성분 함량이 미량 존재, /: 분석자료가 존재하지 않음.

어디에 좋을까?

• **혈압을 낮춘다**

일본의 사사끼 교수는 사과가 고혈압을 내린다는 사실을 밝혀냈다. 그의 조사 연구에 의하면 사과를 많이 먹을수록 고혈압에 걸릴 확률이 낮고, 쌀밥과 동물성 지방을 먹을수록 고혈압으로 인한 사망률이 높게 나타났다.

• **설사를 치료, 예방한다**

독일의 민간요법으로 설사를 치료하는 데 사과를 이용하고 있으며, 자연 치료법에서도 설사 · 급성 소화불량 · 적리(赤痢) 등에 사과를 이용한다.

• **다이어트에 효과적이다**

사과주스는 인슐린을 빨리 방출하여 혈당이 천천히 떨어지도록 한다. 또한 사과를 다이어트 식품으로 먹는다면 사과 자체보다는 사과주스가 좋다.

- 항암 물질이 들어있다

싱싱한 사과는 암을 예방한다. 실험 동물에게 강력한 발암성 물질을 투여한 다음 사과를 많이 먹였다. 그랬더니 그 동물에게 어떤 이상도 나타나지 않았다.

많이 이용하는 민간요법

- 1972년 〈미국 의학〉의 기사에 의하면 사과는 "모든 산성증, 통풍, 류머티즘, 황달, 간 및 담낭의 모든 이상, 그리고 신경과민, 간기능부전에 의한 피부질환, 위산과다, 자기중독에 대해 치유 효과가 있다."고 기록되어 있다.
- 서양에서는 '아침의 과일은 금'이라고 말하는 데 과일은 아침에 먹는 것이 몸에 좋다고 한다. 사과를 계속 섭취하면 혈액을 맑게 하고 건강에 좋으며 피부를 아름답게 하는 효과도 있다는 것이 밝혀졌다.
- 사과는 소화를 도우며 설사나 변비에 효과가 있다. 특히 잠들기 전에 사과 1개를 섭취하면 이튿날 아침에는 변을 잘 볼 수 있다.

어떤 독성이 있을까?

- 몸이 뜨겁고 열이 많아서 물을 자주 마시는 사람이 사과를 많이 먹으면 몸에서 열이 나고 가래가 생긴다.
- 사과에는 시안화수소가 많이 들어 있어 지나치게 먹으면 감각성 운동실조증, 경련성 근육박약, 지각장애 등을 일으킬 수도 있다.

혈압을 낮춰주는 **사과조림**

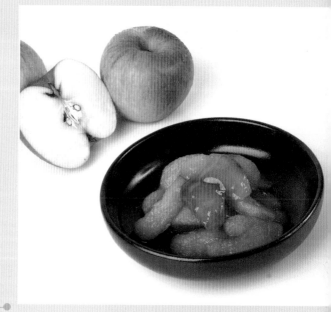

재료 사과 2개, 조청 1컵, 물 1/2컵.

만드는 방법
1. 사과의 껍질을 벗겨 씨를 빼고 먹기 좋게 썬다.
2. 유리 냄비에 물을 붓고 사과를 넣고 조청을 1/2컵 만 넣어서 조리다가 나머지 1/2컵을 다시 넣어서 사과가 뭉클해질 때까지 조린다.

다이어트 돕는 간식
사과 칩 샐러드

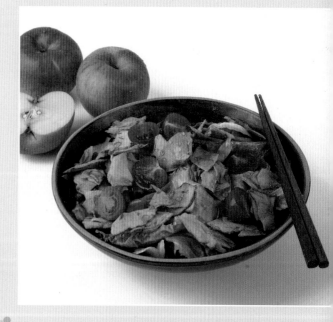

재료 사과 말린 것 50g, 방울토마토 5개, 치커리 3 잎.
소스 키위 5개, 산야초 1큰술, 자연발효식초 1큰술.

만드는 방법
1. 양상추, 치커리는 깨끗하게 씻어서 손으로 뜯어서 냉수에 담가 놓는다.
2. 방울토마토를 2등분으로 쪼개 놓는다.
3. 채소의 물기를 제거한 후 접시에 예쁘게 담고 그 위에 사과 칩을 놓고 사이사이에 방울토마토를 올 려서 먹기 직전에 소스를 뿌린다.

해열·해독하고 신장 기능 쑥쑥 높이는
수박

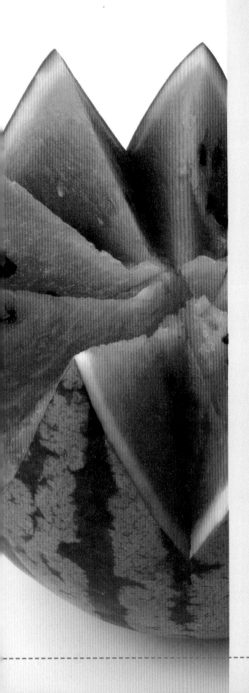

수박은 박과에 속하는 과채류이다. 열대 아프리카가 원산지인 수박은 12세기 중엽 중국으로 전파되어 14세기 중엽 우리나라에 들어왔다.

우리나라에 도입된 경로는 확실하지 않으나 허균이 지은 〈도문대작(屠門大嚼)〉에 "고려를 배신하고 몽고에 귀화하여 고려 사람을 괴롭힌 홍다구(洪茶丘, 1244~1291)가 처음으로 개성에다 수박을 심었다."라는 기록으로 보아 고려 때 도입된 것으로 추정된다.

또한 신사임당(1504~1559)의 그림으로 알려진 〈초충도병풍(草蟲圖屛風)〉의 '수박과 들쥐'라는 그림에 수박이 자세하게 그려져 있는 것으로 보아 조선시대 초기에는 이미 수박의 재배가 보편화되었음을 알 수 있다.

수박은 더위 속에서 신경을 안정시켜주고 갈증을 풀어주어 여름에는 아주 좋은 식품이기 때문에 전세계적으로 인기를 끌고 있다.

현재 우리나라에서 재배되고 있는 개량종은 10여 종이 있는데 이 중 욱대화(旭大和)·대화(大和)·욱도(旭都) 등이 주종을 이룬다.

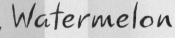

Watermelon

수박은 무더운 여름에 갈증을 풀어주는 식품으로 왕자격이라 할 수 있다.

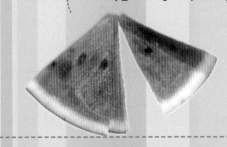

어떤 성분이 들어 있을까?

수박의 주성분은 수분 93.2g, 탄수화물 5.3g, 지질 0.4g, 단백질 0.8g, 섬유소 0.2g, 회분 0.3g 등이다. 수박에 함유되어 있는 미네랄은 칼슘, 나트륨, 칼륨, 인, 철, 마그네슘, 망간, 아연, 코발트, 구리, 요오드 등이고, 비타민은 A(베타카로틴), B2, B3, B5, B6, C, E, 엽산 등이다.

탄수화물로는 당질인 과당이 가장 많고 포도당·설탕·덱스트린이 함유되어 있다. 또한 탄수화물은 과육의 중심부일수록 많은 데, 바깥 부분보다 약 2% 더 많다. 아미노산으로는 이뇨작용과 관계가 있는 시트룰린이 많다.

수박의 적색 과육 색소는 카로티노이드계 색소로 이 중 대부분이 리코펜과 베타카로틴이다. 수박의 당분은 과당으로 저온일수록 감미가 증가한다.

성분표 (per 100g edible potion)					농진청 식품성분표 (2006 seventh revision)	
수박 Watermelon (생것)	에너지kcal	탄수화물g	지질g	단백질g	비타민A 레티놀μg	비타민A 베타카로틴μg
	24	5.3	0.4	0.8	–	856
	비타민B1 티아민mg	비타민B2 리보플라빈mg	비타민B3 나이아신mg	비타민B5 판토텐산mg	비타민B6 피리독신mg	비타민B12μg 시아노코발라민
	–	0.02	0.2	0.22	0.09	0
	엽산μg	비타민Cmg	비타민Dμg	비타민Emg	비타민Kμg	칼슘mg
	18.7	14	–	0.1	0	1
	나트륨mg	칼륨mg	인mg	철mg	마그네슘mg	망간mg
	1	133	12	0.3	14	0.1
	아연mg	코발트μg	구리mg	몰리브덴μg	셀레늄μg	요오드μg
	0.4	0.1	0.07	–	–	1.0

＊ 참고하세요! –: 수치가 애매하거나 측정되지 않음, *Φ*: 식품성분 함량이 미량 존재, /: 분석자료가 존재하지 않음.

어디에 좋을까?

- **이뇨작용이 있다**
  과육 중의 시트룰린과 아르기닌에는 요소 형성을 증진하여 이뇨작용을 유인하는 효능이 있다. 이뇨효과는 껍질쪽이 훨씬 뛰어나다.
- **신장질환 치유에 효과적이다**
  신장 장해의 증상으로 나타나는 부종, 염증을 가라앉히는 효과는 수박에 다량으로 포함되어 있는 과당과 칼륨의 영향이다.
- **전신 부종이나 기타 부종 치유작용에 좋다**
  이뇨작용을 하므로 신장병뿐만 아니라 심장병, 임신, 고혈압 등에 의한 부종을 가라앉히는 데 효과적이다.

- **동맥경화를 예방한다**

  수박씨에는 리놀산이 많이 들어 있어 동맥경화의 예방에 좋으므로 건조시킨 뒤 볶아 먹으면 좋다.

- **신장 기능을 강화한다**

  소변이 쉽게 나오지 않으면 피로해지고 몸이 붓는 것은 세포와 세포 사이에 필요 없는 조직액이 늘어나기 때문이다. 그래서 소변의 양이 적은 경우, 또 몸이 부을 때 신장 기능이 약한 사람은 수박을 먹는 것이 아주 효과적이다.

많이 이용하는 민간요법

- 각기병과 방광염에 잘 익은 수박을 자주 먹으면 효과가 있다. 〈약용식물(藥用植物)〉
- 부종에 수박을 계속 먹으면 이뇨작용으로 부기가 빠진다. 〈경험양방(經驗良方)〉
- 수박을 먹으면 갈증이 그치고 서열(暑熱)이 풀어진다. 〈일용본초〉
- 수박은 속을 청량케 하고 기를 내리며 요도에 이롭고 혈리(血痢)를 다스리며 술독을 푼다. 〈식감본초〉
- 수박은 번갈(煩渴)을 없애고 목구멍의 염증을 다스린다. 〈식물본초(植物本草)〉
- 수박을 먹은 후에 수박 씨를 먹으면 즉시 속이 편하다. 〈상감지(相感志)〉

어떤 독성이 있을까?

- 수박은 몸을 차게 하는 성질이 있으므로 몸이 차고 소화기능이 약한 사람, 설사를 자주 하거나 평소에 물을 많이 먹지 않는 사람이 많이 먹는 것은 좋지 않다.

좋은 수박 선택법

- 두드려 보아 맑은 소리가 나고 줄무늬가 선명하며 물에 넣었을 때 많이 뜨는 것일수록 싱싱한 수박이다.
- 줄무늬가 많을수록 껍질이 얇아 과육이 풍부한 대신 흠집이 생기면 운반하는 동안 쉽게 오염될 우려가 있다.
- 껍질이 얇으면서 연한 연두색을 띠고 검은 줄무늬가 뚜렷한 것이 좋은 수박이다.

※ 서열(暑熱): 찌는 듯한 더위
※ 혈리(血痢): 적리·이질
※ 번갈(煩渴): 가슴이 답답하고 목이 마르는 것

신장 좋게 하는 수박·당근주스

재료 수박 300g, 당근 1개.

만드는 방법
1. 당근을 토막 내서 먼저 즙을 낸다.
2. 1의 당근즙과 씨를 제거한 수박을 함께 믹서한다.

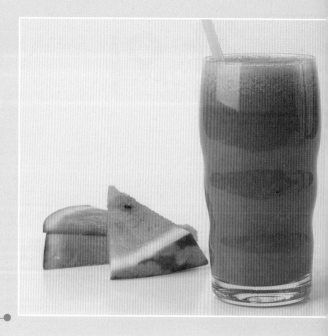

부종을 다스리는
모듬 과일·오미자 화채

재료 수박 1/4통, 바나나 1개, 파인애플링 2개, 딸기 5개, 조청 5큰술, 오미자 3큰술, 생수 500cc.

만드는 방법
1. 오미자를 생수에 하루 정도 담갔다가 시원하게 냉장고에 넣어둔다.
2. 수박은 모형 수저로 예쁘게 모형을 떠 놓는다.
3. 바나나, 파인애플, 딸기 역시 예쁘게 잘라 놓는다.
4. 수박 껍질 통이나 유리그릇에 모듬 과일을 담고 오미자물에 조청을 잘 섞어서 과일 위에 부어 놓는다.

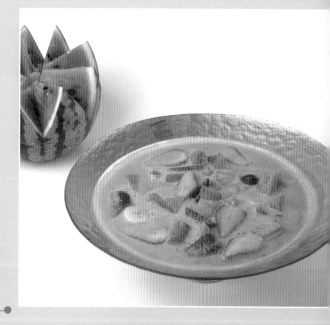

여름철 피로회복에 좋은
참외

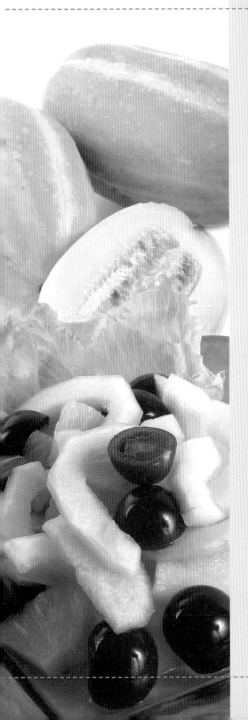

여름의 미각을 대표하는 참외는 박과에 속하는 덩굴성 1년생 재배식물로 인도지방이 원산지로 알려져 있다.

따가운 여름 햇볕을 피해 원두막에서 먹는 참외 맛은 풍류를 곁들인 멋이 아닐 수 없다. 우물에 담가놓은 참외로 갈증을 풀고 입으로 소담스레 씨를 골라내던 추억을 누구나 가지고 있을 것이다.

원줄기는 길게 옆으로 뻗어 다른 물체를 기어 올라가는 덩굴손이다. 열매는 장과(漿果)로 품종에 따라 크기와 모양 그리고 맛이 다양하다.

참외는 단맛이 있고 독특한 향기가 있어 널리 식용되어왔다. 서쪽으로 번져간 참외 원종은 고대 이집트와 유럽으로 들어가 멜론이 되었고, 우리나라에는 삼국시대 때 중국에서 만주를 거쳐 처음 들어왔다.

참외의 기록은 〈향약구급방〉, 〈훈몽자회〉, 〈지봉유설〉 등에도 기록이 있는데 허균이 팔도의 명물식품에 대하여 편찬한 〈도문대작〉에 의하면 참외의 명산지로 의주에 대한 기록이 있는데 의주참외는 매우 달다고 하였다.

〈증보산림경제〉에 의하면 참외의 과피색은 청록색이면서 금빛나는 것 또는 개구리무늬가 있는 것 등이 있었다는 기록이 있다. 참외의 한자 이름은 감과(甘瓜) 또는 진과(眞瓜)라고 한다.

Oriental melon

노란 참외에는
다양한 비타민이 들어 있어
영양만점 과일이다.

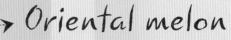

어떤 성분이 들어 있을까?

참외의 주요 성분은 수분 89.0g, 탄수화물 7.5g, 지질 0.4g, 단백질 2.2g, 회분 0.9g 등이다. 참외에 함유되어 있는 미네랄은 칼슘, 나트륨, 칼륨, 인, 철, 마그네슘, 망간, 아연, 구리 등이고, 비타민은 A(베타카로틴), B₁, B₂, B₃, B₅, B₆, C, E, 엽산 등이다.

여름 과일답게 비타민 C의 함량이 많은 것이 특징이다. 또한 다른 과일에 비해서 한 번에 먹는 양이 많기 때문에 영양분의 섭취가 많은 것이 장점이다.

성분표 (per 100g edible potion)					농진청 식품성분표 (2006 seventh revision)	
참외 Oriental Melon (생것)	에너지kcal	탄수화물g	지질g	단백질g	비타민A 레티놀μg	비타민A 베타카로틴μg
	18	7.5	0.4	2.2	–	36
	비타민B1 티아민mg	비타민B2 리보플라빈mg	비타민B3 나이아신mg	비타민B5 판토텐산mg	비타민B6 피리독신mg	비타민B12μg 시아노코발라민
	0.07	0.03	0.6	0.16	0.06	0
	엽산μg	비타민Cmg	비타민Dμg	비타민Emg	비타민Kμg	칼슘mg
	11.2	21	–	0.1	0	6
	나트륨mg	칼륨mg	인mg	철mg	마그네슘mg	망간mg
	10	663	79	3.2	13	0.1
	아연mg	코발트μg	구리mg	몰리브덴μg	셀레늄μg	요오드μg
	0.4	–	0.14			

＊ 참고하세요! –: 수치가 애매하거나 측정되지 않음, Φ: 식품성분 함량이 미량 존재, /: 분석자료가 존재하지 않음.

어디에 좋을까?

• **항암작용이 있다**

참외의 성분 중 쿠쿠르비타신은 동물실험 결과 항암작용이 있는 것으로 증명된 바 있어서 참외를 많이 먹으면 암세포가 확산되는 것을 방지할 수 있고 제암작용을 할 수 있다.

• **이뇨작용이 있다**

참외를 많이 먹으면 밤에 오줌을 싼다고 하는 말이 있는데, 그것은 참외에 수분이 많고 수박과 같은 이뇨작용이 있기 때문이다.

• **영양만점 과일이다**

비타민이 여러 가지 골고루 포함되어 있고 함량은 적으나 다른 과채류보다 한 번에 먹을 수 있는 양이 많기 때문에 영양흡수를 많이 할 수 있는 장점이 있다.

• 피로회복에 효과적이다

체액이 산성으로 기울기 쉬운 여름철에 참외는 좋은 식품이며, 피로회복에도 좋다. 찬 성질이어서 몸 속에 열이 많아 잠을 깊이 자지 못하고 변비가 있거나 목이 마른 사람에게 좋다. 또 더위 먹었을 때 먹어도 효과적이다.

많이 이용하는 민간요법

- 참외에 진해, 거담작용을 하는 성분이 있고 완화작용도 하므로 변비에 도움을 준다.
- 황달 · 수종 · 이뇨 등에도 유효하다고 전해진다.
- 참외꼭지 말린 것은 급체 · 뇌졸중 · 절간 등의 증상에 달여서 마시면 신통한 효과가 있다고 한다.
- 참외는 성(性)이 차고 맛이 달며 독이 없어서 갈증을 멎게 하고 번열을 없애며 소변이 잘 통하고 입과 코의 부스럼을 잘 다스린다. 〈본초서(本草書)〉

어떤 독성이 있을까?

- 참외는 성질이 차기 때문에 너무 많이 먹으면 기운이 떨어지고, 식욕이 없어지는 등 좋지 않으므로 주의한다. 특히 몸이 약하거나 혈압이 높은 사람에게 참외 꼭지를 코에 불어 넣으면 매우 위험하다.

맛있는 피로 회복제 참외샐러드

재료 참외 1개, 파인애플링 1개, 방울토마토 5개, 양상추 1잎, 메이플시럽 1큰술.
소스 올리브 오일 1큰술, 사과소스 100g(사과를 저며서 시럽과 함께 조린 상태).

만드는 방법
1. 참외는 반으로 잘라서 껍질과 씨를 제거하고 얄팍하게 썬다.
2. 파인애플링도 참외 크기로 썬다.
3. 토마토는 꼭지를 따고 반으로 잘라서 도톰한 모양으로 자른다.
4. 참외, 파인애플, 토마토를 메이플 시럽에 잠깐 재워 놓는다.
5. 양상추를 깨끗하게 씻어서 접시에 깔고 재워놓은 4의 과일을 그 위에 담고 소스를 뿌린다.

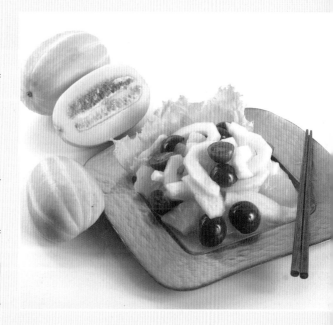

입맛 살리는 별미식 참외겉절이

재료 참외 2개, 양파 1/2개.
양념 고춧가루 1/2큰술, 고추장 1/2큰술, 다진 마늘, 다진 부추, 식초, 참기름, 깨소금 약간씩.

만드는 방법
1. 참외는 4등분 하여 껍질과 씨를 제거해서 4cm 길이의 새끼손가락 두께로 썬다.
2. 양파는 채 썬 뒤 다져서 양념에 섞는다.
3. 접시에 썰어놓은 참외를 가지런하게 놓고 그 위에 양념장을 올린다.

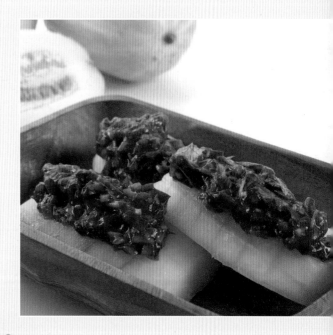

피로회복과 다이어트에 좋은
토마토

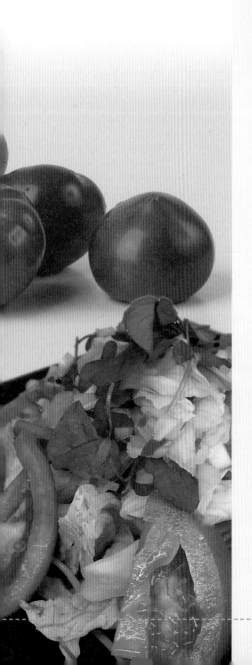

토마토는 가지과에 속하는 수많은 재배변종의 열매로, 60~180cm 정도 자라고 옆으로 퍼지는 많은 가지가 있는 형태다. 잎은 깃털처럼 갈라진 겹잎으로 길이가 45cm에 이른다. 씨는 젤리 같은 과육으로 둘러싸여 있다.

토마토는 남아메리카가 원산지인 신대륙산 식물로 16세기 초반에 멕시코에서 유럽으로 전해진 것으로 추정된다.

비교적 따뜻한 기온과 많은 햇빛을 요구하기 때문에 영국과 유럽 북부에서는 주로 온실에서 기르며 미국과 유럽 남부, 특히 이탈리아에서 가장 많이 재배된다.

영국에서는 '사랑의 사과'라고 하며, 이탈리아에서는 '황금의 사과'라고도 하는 토마토는 생김새로 보나 영양면으로 보나 세계 각국에서 사랑을 듬뿍 받고 있는 식품 중 하나다.

Tomato

토마토는 딸기에 비해 비타민 A가 8배 이상 함유되어 있다.
토마토 2개면 하루에 필요한 비타민 C를 섭취할 수 있다.

어떤 성분이 들어 있을까?

토마토의 주성분은 수분 95.2g, 탄수화물 3.3g, 지질 0.1g, 단백질 0.9g, 섬유소 0.4g, 회분 0.5g 등이다. 토마토에 함유되어 있는 미네랄은 칼슘, 나트륨, 칼륨, 인, 철, 마그네슘, 망간, 아연, 코발트, 구리, 셀레늄, 요오드 등이고, 비타민은 A(베타카로틴), B1, B2, B3, B5, B6, C, E, K 엽산 등이다. 특히 비타민 C는 토마토 두 개 정도만 먹으면 하루 필요한 비타민 C를 섭취할 수 있다.

토마토는 피로를 풀어주는 대표적인 식품이라 할 수 있다. 단맛의 성분은 과당과 포도당이고 신맛의 주성분은 시트르산과 말산이다.

토마토의 색 가운데 황적색은 카로틴, 적색은 리코펜에 의한 것으로 적색 토마토보다 황색 토마토가 비타민 A 효과가 훨씬 크다.

성분표 (per 100g edible potion)				농진청 식품성분표 (2006 seventh revision)	
	에너지kcal	탄수화물g	지질g	단백질g	비타민A 레티놀μg	비타민A 베타카로틴μg
토마토 Tomato (생것)	14	3.3	0.1	0.9	0	542
	비타민B1 티아민mg	비타민B2 리보플라빈mg	비타민B3 나이아신mg	비타민B5 판토텐산mg	비타민B6 피리독신mg	비타민B12μg 시아노코발라민
	0.04	0.01	0.6	0.17	0.07	0
	엽산μg	비타민Cmg	비타민Dμg	비타민Emg	비타민Kμg	칼슘mg
	47.2	11	–	0.6	4	9
	나트륨mg	칼륨mg	인mg	철mg	마그네슘mg	망간mg
	5	178	19	0.3	9	0.1
	아연mg	코발트μg	구리mg	몰리브덴μg	셀레늄μg	요오드μg
	0.8	9.0	0.05	Φ	0.5	1.7

＊ **참고하세요!** –: 수치가 애매하거나 측정되지 않음, Φ: 식품성분 함량이 미량 존재, /: 분석자료가 존재하지 않음.

어디에 좋을까?

• **고혈압, 순환기질환 예방 및 치료에 효과적이다**

토마토는 산성식품을 중화시키는 역할을 할 뿐만 아니라 구연산 · 사과산 등 위액분비를 촉진시키는 성분이 들어 있다. 이런 성분 때문에 아침에 토마토 주스를 한 잔씩 마시면 변비도 오래지 않아 고칠 수 있다.

• **혈압을 낮추는 효과가 있다**

동물실험에서 루틴을 투여한 결과 단시간에 혈압이 내려가고 혈청 콜레스테롤이 저하된다는 사실이 밝혀졌다. 이러한 효과를 기대하고 독일이나 중국에서는 만성적인 고혈압으로 고민하는 사람의 보조요법으로 토마토가 적극적으로 이용되고 있다. 루틴의 다른 이름이 비타민 P인데 삼투압을 조절하고 모세혈관을 강하게 하는 작용을 가지고 있기 때문이다.

- 비만 · 다이어트에 탁월한 효과가 있다

토마토에는 당질대사나 지방대사를 도와주는 작용이 있어 비만을 걱정하고 다이어트에 도전하는 사람이라면 토마토만큼 효과적인 식품도 드물 것이다. 그래서 당뇨병의 보조치료제로도 그 효과가 기대되고 있다.

- 위암 · 전립선암 예방에 효과적이다

미국 하버드대학교 의과대학의 에드워드 죠바누치 박사는 미국 국립암연구소(NCI) 학술지에 발표한 연구보고서에서 "토마토의 항암효과를 다룬 총 72건의 연구 보고서를 종합 분석한 결과 토마토가 전립선암, 폐암, 위암을 예방하는 효과가 있는 것이 분명하며 췌장암, 결장암, 식도암, 구강암, 유방암, 자궁경부암의 위험을 감소시키는 효과가 있는 것으로 나타났다."고 밝혔다.

- 토마토주스나 토마토케첩으로 암을 예방한다

토마토에 함유되어 있는 비타민 C는 다른 과일이나 채소에 함유되어 있는 비타민 C보다 강력하게 발암물질을 억제하는 작용을 한다. 토마토를 몇 개씩 먹기는 힘들지만 토마토의 성분을 농축시킨 식품, 예를 들어 토마토주스나 토마토케첩 등을 섭취하는 것만으로도 암을 예방할 수 있는 것이다.

많이 이용하는 민간요법

- 위에 염증이 있을 때 매일 식후마다 날 토마토를 먹거나 토마토주스를 한 컵씩 먹으면 위산이 조절되고 소화가 촉진된다.
- 가슴이 뛰고 열이 나며 불면 증세일 때 매일 3회씩 식후마다 토마토주스를 장복하면 보조치료 효과가 있으며, 당뇨병에도 좋다.
- 입가에 부스럼이 생길 때 토마토주스를 상복하거나 입술에 바르면 효과가 있다.
- 고기나 생선 등 기름기 있는 음식을 먹을 때 토마토를 곁들이면 위 속에서 소화를 도우며 산성 식품을 중화시키는 역할도 하므로 일거양득의 효과가 있다.

어떤 독성이 있을까?

- 토마토는 산이 함유되어 있어 위산과다증이나 위장이 냉한 사람이 많이 먹으면 좋지 않다.

혈압을 낮추는 **토마토 샐러드**

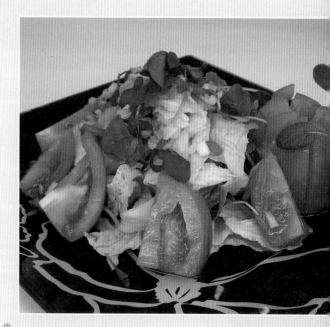

재료　중간 크기 일반 토마토 2개, 샐러드용 채소 약간
　　　　(양상추, 치커리).
드레싱 산야초 1큰술, 다진 양파 약간, 깨소금 약간.

만드는 방법
1. 채소는 깨끗이 씻어 찬물에 담가두어 싱싱하게 두었
   다가 물기를 빼서 그릇에 담는다.
2. 토마토는 씻어 가로 방향으로 4개 정도 칼집을 넣고
   끓는 물에 데쳐서 껍질을 벗긴 다음 꼭지를 떼어낸다.
3. 채소 위에 토마토를 보기 좋게 얹고 드레싱을 살살
   뿌려 내거나 곁들여 낸다.

암을 예방하는
토마토 건강 케첩

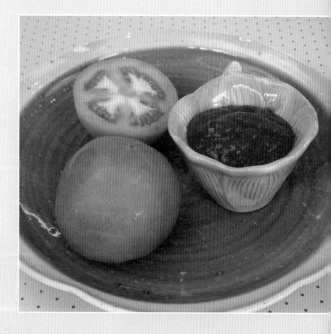

재료　토마토 5개, 감자 100g, 양파 1/2개, 물 1/2컵,
　　　　자연발효식초 1큰술, 소금 약간, 조청 1큰술, 파슬
　　　　리 가루 약간.

만드는 방법
1. 잘 익은 토마토를 끓는 물에 열십자 칼질을 한 후
   데쳐 껍질을 벗기고 적당한 크기로 썬다.
2. 감자와 양파의 껍질을 벗기고 물 1/2컵과 함께 잘
   게 다진다.
3. 다져놓은 토마토를 약한 불에서 끓이다가 감자, 양
   파 다진 것을 넣고 저어가면서 조린다.
4. 소금, 식초 조청으로 간을 맞추어 걸쭉한 농도가
   될 때까지 저어가며 조린다.
5. 불을 끄고 파슬리 가루를 약간 넣어준다.

심장병·혈액정화에 좋은
포도

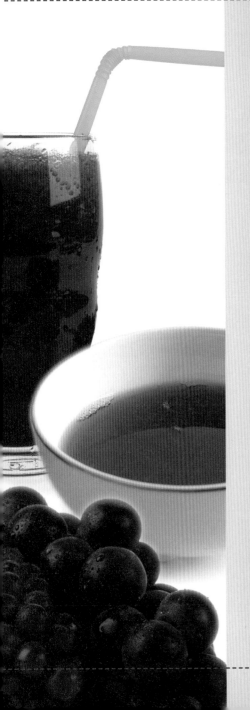

    포도는 포도나무과 포도나무속에 속하는 식물로 잎은 어긋나고 손바닥 모양으로 갈라져 있다. 작은 꽃이 핀 뒤 열매가 맺히는데, 열매는 검은색에서 녹색·붉은색·호박색에 이르기까지 다양하다.

    가장 오래된 원예업 중 하나인 포도재배는 인간의 역사만큼 오래되었는데 처음 시작된 곳은 카스피해 연안이라고 한다.

    포도와 포도주 생산에 관한 상세한 기록이 이집트의 상형문자 문서에 나와있고 성서에는 노아가 포도원을 가꾸었다고 적혀 있기도 하다.

    우리나라에는 고려시대에 중국에서 들여온 것으로 추측되며, 〈조선왕조실록〉 등에도 포도에 관한 기록이 실려있다.

    현대적인 재배는 1910년 이후 수원과 뚝섬에 유럽종과 미국종 포도나무를 도입하여 심은 것이 시작이라고 하며, 경상북도·경기도·충청남·북도에서 널리 재배하고 있다.

    포도는 과일의 여왕이라고 불릴 만큼 영양소를 다량 함유하고 있다. 그래서 포도를 먹으면 과일로서의 맛과 건강에 이로운 영양을 동시에 얻을 수 있다. 특히 포도를 이용한 포도 요법은 건강증진에 탁월한 효과가 있다.

    포도에는 포도당이 많아 소화작용을 거치지 않고 바로 흡수돼 에너지로 변화될 수 있는 특징이 있기도 하다.

Grape

포도는 과일의 여왕이라고 불릴 정도로 다른 과일에 없는 영양가가 골고루 들어 있다.

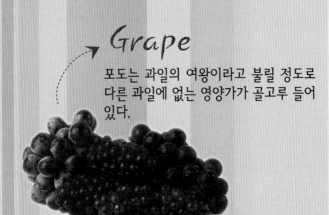

어떤 성분이 들어 있을까?

포도의 주성분은 수분 84.0g, 탄수화물 15.1g, 지질 0.1 g, 단백질 0.5g, 섬유소 0.2g, 회분 0.3g 등이다. 포도에 함유되어 있는 미네랄은 칼슘, 나트륨, 칼륨, 인, 철, 마그네슘, 망간, 아연, 구리, 요오드 등이고, 비타민은 A(베타카로틴), B₁, B₂, B₃, B₅, B₆, C, E, 엽산 등이다. 특히 포도는 당분·유기산·펙틴·고무질·이노시톨·탄닌 등이 들어 있다. 그리고 주석산·능금산·포도산·필수지방산·구연산 등이 함유되어 있으며, 껍질의 자주색은 안토시안계의 색소로 적포도주의 색깔을 나타낸다. 이외에도 현대 과학으로는 밝혀지지 않은 수많은 성분들이 베일에 쌓인 채 들어 있다고 한다.

성분표 (per 100g edible potion)				농진청 식품성분표 (2006 seventh revision)	
	에너지kcal	탄수화물g	지질g	단백질g	비타민A 레티놀μg	비타민A 베타카로틴μg
포 도 Grape (거봉생것)	56	15.1	0.1	0.5	0	15
	비타민B1 티아민mg	비타민B2 리보플라빈mg	비타민B3 나이아신mg	비타민B5 판토텐산mg	비타민B6 피리독신mg	비타민B12μg 시아노코발라민
	0.03	0.01	0.2	0.10	0.05	0
	엽산μg	비타민Cmg	비타민Dμg	비타민Emg	비타민Kμg	칼슘mg
	1.9	2	0	0.5	0	6
	나트륨mg	칼륨mg	인mg	철mg	마그네슘mg	망간mg
	5	173	17	0.4	7	0.1
	아연mg	코발트μg	구리mg	몰리브덴μg	셀레늄μg	요오드μg
	0.1	–	0.06	/	–	0.7

＊ 참고하세요! –: 수치가 애매하거나 측정되지 않음, Φ: 식품성분 함량이 미량 존재, /: 분석자료가 존재하지 않음.

어디에 좋을까?

- **항암 효과가 있다**

  항산화물질 폴리페놀의 유기산 작용으로 몸의 독소를 제거해준다. 포도주의 항산화 능력은 비타민 E의 두 배에 달한다. 한국산 포도주의 경우도 적포도주가 백포도주보다 항산화 능력이 큰 것으로 실험결과 나타났다. 또한 포도주스의 항산화 능력이 포도주보다 높다는 연구결과도 있다. 일본에서 이루어진 연구 결과에 의하면 포도 추출물을 주사한 실험동물의 종양이 더 이상 커지지 않고 부분적인 암 증상이 완전히 치료되는 것으로 나타났다. 이들 연구진들은 포도 껍질을 '항돌연변이원'이라 하였는데, 이것이 암이 되는 세포를 방해하는 물질이라고 밝혔다.

- **심장 기능을 강화시킨다**

  포도는 심장에 놀랄 만한 효과를 가지고 있다. 이러한 치료를 돕는 화합물은 포도에 함유되어 있는 식물섬유인 펙틴으로 동맥경화를 유발하는 침전물을 부분적으로 용해시켜 심장발작과 뇌졸중이 일어나지 않도록 하는 효과가 있다.

- 다이어트에 탁월한 효과가 있다

  포도당과 비타민 성분이 배고픔을 달래주고 원기를 회복시켜주어 다이어트 식품으로 많이 애용되고 있다.

- 콜레스테롤을 낮춰준다

  포도를 매일 먹으면 혈중 콜레스테롤이 현저하게 내려감과 동시에 심장혈관의 건강 유지에 많은 도움을 주는 HDL 콜레스테롤(좋은 콜레스테롤)의 비율이 올라간다.

많이 이용하는 민간요법

- 소변 색깔이 붉으며 잘 나오지 않고 방울방울 떨어질 때 포도즙 300cc 연근즙 300cc, 생지황즙 300cc, 조청 300cc를 잘 섞어 식사 전에 100~150cc씩 먹으면 효과가 있다.
- 포도주는 얼굴빛이 좋아지게 하고 신장을 덥게 하는 술이다. 〈동의보감〉
- 고대 이집트 의사들은 심장병 · 천식 · 피부병 · 우울증 · 분만 시 통증을 치료하는 데 썼다고 한다.
- 고대 그리스에서는 전쟁터에서 입은 상처를 씻는 데 쓰는 살균제였다고 한다.

어떤 독성이 있을까?

- 적포도주는 편두통을 일으킬 수 있고 포도주에 이산화황(효모나 세균의 발육을 억제하기 위해 사용)이 잔류할 경우 천식을 유발할 수 있다.
- 적포도주를 주로 마시는 프랑스인들에게 간경변이 발생하는 빈도가 상당히 높다고 한다.

포도요법 실천하려면…

포도를 이용해 건강을 돌보는 것을 포도요법이라고 한다. 가정에서 누구나 쉽게 이용할 수 있는 포도요법은 다음과 같이 실천하면 된다.

1. 먼저 구충제를 복용한다.
2. 매일 수산화마그네슘 제제를 사용하거나 관장을 하여 창자를 비운다.
3. 식사 대신에 당도가 높은 포도를 준비하여 1일 1~2kg를 3~5회 나누어 먹는다. 소화 상태에 따라 먹는 양을 조절한다. 절대로 다른 음식은 먹지 말아야 한다.
4. 생수를 1일 2ℓ 이상 수시로 조금씩 마신다.
5. 포도요법은 보통 5~10일 정도 하면 효과가 나타난다.
6. 포도요법이 끝나면 회복식을 해야 한다. 회복식은 천천히 음식 양을 늘리는 것이다.
7. 포도요법을 5일간 했으면 5일간 회복식을 하고, 10일간 했으면 10일간 회복식을 한 다음 정상적인 식사를 하도록 한다. 회복식 때도 포도를 어느 정도 먹는 것이 좋다.

심장을 튼튼히 하는 **포도주스**

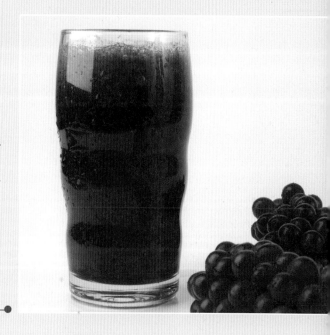

재료 포도 적당량.

만드는 방법
1. 싱싱한 포도를 깨끗한 물에 식초를 적당량 희석하여 포도알을 잘 씻는다.
2. 깨끗한 포도를 씨째 갈아 주스를 만들어 마시는 것도 좋다.

음용 방법 1회에 한 컵(200cc)을 1일 2~3회 마신다.

피를 맑게 하는 **포도차**

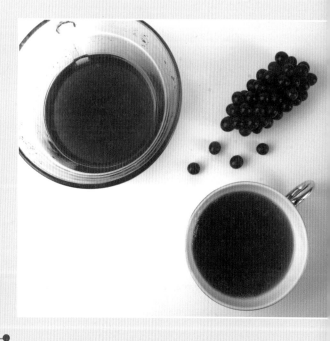

재료 포도, 액상발효효소.

만드는 방법
1. 잘 익은 포도를 흐르는 물에 깨끗이 씻은 뒤 씨째 갈아 포도즙을 만든다.
2. 그런 다음 포도즙을 유리 냄비에 넣고 조린 다음 포도 양의 절반 정도 액상발효효소를 섞으면 포도차가 된다.
3. 이것을 밀폐 용기에 넣은 뒤 한 숟가락씩 뜨거운 물에 타서 마신다.

효능 포도차는 더위를 이기는 데도 좋지만 매일 마시면 피가 맑아지기 때문에 여드름이 없어지기도 한다. 몸에 가려움증이 있을 때도 먹으면 좋다.

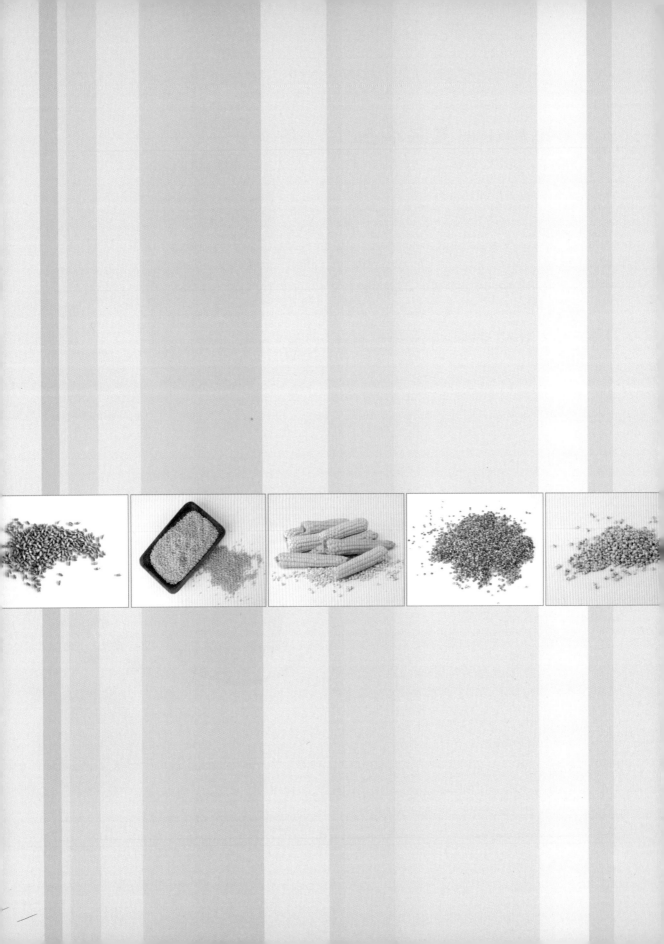

PART 02

내 몸에 약이 되는
웰빙곡류
7가지

Wellbing Cereals

혈압 내리고 소화율 높은
메밀

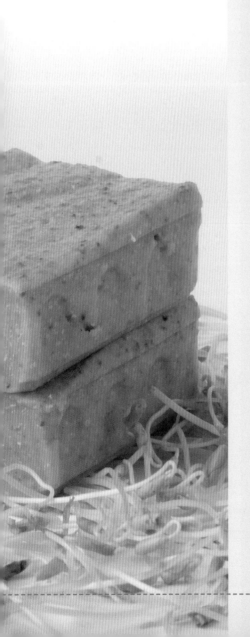

메밀은 모밀이라고도 부르며 마디풀과(Polygonaceae)에 속하는 한해살이로 중앙아시아 북부가 원산지다. 중국에서는 당나라 시대에 이 작물이 알려졌고 송나라 시대에 널리 재배된 듯하다. 우리나라에서는 삼국시대 이전부터 재배하여 왔다고 한다. 현재는 동남아 각지에서 많이 재배한다.

메밀은 가장 서민적인 작물로 빛이 잘 들고 물이 잘 빠지는 곳에서 잘 자라며, 서리가 내리면 씨가 많이 맺히지 않는다. 조금 붉은 빛이 도는 속이 빈 줄기에서 많은 가지가 나오며, 키는 50~80㎝ 정도다. 잎은 3각형이고, 잎밑이 2갈래로 갈라져 줄기를 감싼다. 열매는 갈색 수과(瘦果)로 세모진 난형이며 능선이 3개 있다.

꽃과 잎에서 혈압 강하제인 루틴이라는 물질이 추출된다. 그래서 베갯속을 메밀로 하면 가볍고 잘 부서지지 않으며 통풍이 잘되고 습기가 차지 않아 열기를 없애고 중풍을 막는다고 한다. 그래서 메밀 베개는 침구라기보다는 건강도구로 여길 정도다.

우리나라 강원도 평창은 이효석의 〈메밀꽃 필 무렵〉이라는 소설에 나오는 곳으로 메밀이 맛에 있어서나 질에 있어서 제일 우수하다고 정평이 나 있다.

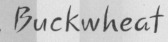

Buckwheat

메밀은 필수 아미노산이 풍부하고
혈관을 튼튼히 하는 우수한 식품이다.

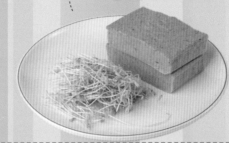

어떤 성분이 들어 있을까?

메밀의 주요 성분은 수분 12.4g, 탄수화물 69.6g, 지질 2.8g, 단백질 13.4g, 섬유소 1.2g, 회분 1.8g 등이다.

메밀에 함유되어 있는 미네랄은 칼슘, 나트륨, 칼륨, 인, 철, 마그네슘, 아연, 구리 등이고, 비타민은 A(레티놀), B1, B2, B3, B5, B6, E, K, 엽산 등이다.

단백질 함량은 13.4% 정도며 특히 쌀이나 밀가루보다 필수아미노산이 풍부하여 단백가가 높다. 곡류에 부족하기 쉬운 트립토판, 트레오닌, 라이신 등이 많이 들어 있다.

메밀에는 효소(아밀라제, 말타아제)가 많아 소화가 잘 되는 반면, 소화 효소 때문에 저장하기 어려운 결점도 있다. 그렇기 때문에 제분하여 냉면, 묵의 재료로 주로 이용한다.

성분표 (per 100g edible potion)				농진청 식품성분표 (2006 seventh revision)	
	에너지kcal	탄수화물g	지질g	단백질g	비타민A 레티놀μg	비타민A 베타카로틴μg
메밀 Buckwheat (가루)	359	69.6	2.8	13.4	31	0
	비타민B1 티아민mg	비타민B2 리보플라빈mg	비타민B3 나이아신mg	비타민B5 판토텐산mg	비타민B6 피리독신mg	비타민B12μg 시아노코발라민
	0.46	0.15	2.9	0.44	0.58	0
	엽산μg	비타민Cmg	비타민Dμg	비타민Emg	비타민Kμg	칼슘mg
	54.0	0		0.3	7	9
	나트륨mg	칼륨mg	인mg	철mg	마그네슘mg	망간mg
	27	485	352	3.0	190	–
	아연mg	코발트μg	구리mg	몰리브덴μg	셀레늄μg	요오드μg
	2.4	–	0.54			

✻ 참고하세요! –: 수치가 애매하거나 측정되지 않음, Φ: 식품성분 함량이 미량 존재, /: 분석자료가 존재하지 않음.

어디에 좋을까?

• 고혈압에 좋다

메밀은 예로부터 통변이 잘 되는 곡물로 알려져 있다. 고혈압에 메밀식이 좋다는 것은 바로 통변성 때문이다. 또 혈관의 저항을 강화시키는 루틴이 들어 있기 때문에 고혈압 환자에게 좋다. 의학자들은 특히 고혈압 환자에게 메밀깍지 베개를 사용할 것을 적극 권장하고 있다.

• 식물성 단백질이 풍부하다

메밀에는 필수 아미노산인 트립토판 · 트레오닌 · 라이신 등이 풍부하므로 식물성 단백질 중 가장 우수하다.

- 소화가 잘 된다

메밀은 기를 보하고 위를 튼튼하게 하며, 장과 위에 음식이 적체되어 있는 것을 풀어주는가 하면 만성설사를 멈추게 한다.

많이 이용하는 민간요법

- 메밀은 장(腸)과 위를 튼튼히 하고 기력을 높인다. 정신을 맑게 하고 오장의 부패물을 제거한다. 〈식료본초(食療本草)〉
- 메밀은 적체(積滯)를 없애고 풍통(신경통)을 그치게 하며 설사를 멎게 한다. 〈본초강목(本草綱目)〉
- 청뇌명목침(淸腦明目沈)으로 활용하면 좋다. 이것은 고혈압이 있는 사람에게 이롭다. 고혈압이 없는 일반 사람도 이 베개를 오래 사용하면 두풍열(頭風熱)을 제거하고 뇌를 청신하게 하고 눈을 맑게 한다. 만드는 방법은 메밀 껍질, 검은콩 껍질, 녹두 껍질, 국화초, 결명자 각각 같은 양을 베개에 넣으면 된다(검은콩과 녹두는 물에 오래 불렸다가 껍질을 벗겨야 한다).
- 위장염, 대장염 등에 메밀가루를 노랗게 볶아 끓인 물을 7.5g씩 매일 3차례 식전마다 먹는다.

어떤 독성이 있을까?

- 만일 메밀을 많이 먹어서 어지럽고 손발이 떨릴 때는 소화제를 먹으면 좋아지지만 소화기가 약하고 속이 찬 사람은 많이 먹지 않는 것이 좋다.

 메밀을 돼지고기나 양고기 그리고 조기와 함께 먹으면 풍을 일으키고 눈썹이 빠지며 모발이 탈락하므로 주의해야 한다.

고혈압 다스리는
메밀묵과 메밀싹 무침

재료 메밀묵 100g, 메밀싹 50g, 깻잎 3잎, 양파채 1/2개, 초고추장 2큰술, 들깨기름 1큰술, 볶은 통들깨 2큰술.

* 초고추장 만드는 법 : 자연발효식초 3큰술+고추장 1큰술+고춧가루 1/2큰술+간장+산야초 2큰술

만드는 방법
1. 메밀싹은 씻어서 물기를 빼서 준비한다.
2. 메밀묵은 먹기 좋게 길이 3cm, 두께 1cm로 썰어서 준비한다.
3. 깻잎 역시 메밀싹처럼 가늘게 채 썰어서 준비한다.
4. 메밀싹과 썰어놓은 깻잎, 양파채를 혼합하여 초고추장과 들깨기름으로 맛을 낸 후 접시에 담은 다음 메밀묵을 가운데로 모아서 가지런히 올린다.
5. 4위에 초고추장을 한 번 뿌린 다음 통들깨를 뿌리고 마무리한다.

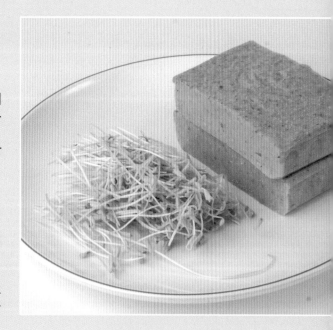

기력을 보강해주는 메밀김치전

재료 메밀가루 100g, 신김치 30g, 홍고추 1개, 쪽파 약간, 들기름 1/2컵, 죽염 약간.

만드는 방법
1. 신김치는 길게 찢어놓고 홍고추는 어슷하게 썰어놓는다.
2. 메밀가루는 물에 풀어 엷게 반죽한다.
3. 달군 팬에 신김치 찢은 것, 파 등을 길게 놓고 메밀반죽을 떠놓아 위에 홍고추로 고명을 올려서 얇게 부친다.

* 주의 : 메밀전은 두툼하면 맛이 없다.

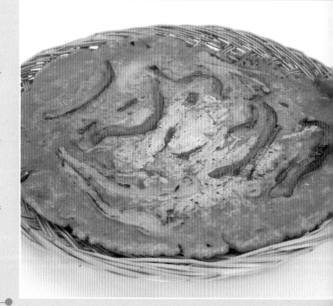

당뇨병 환자에게 좋은 식품

보리

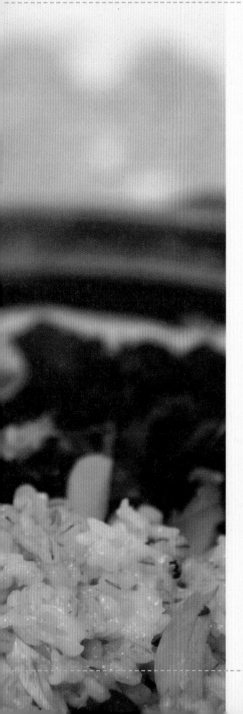

당뇨병 환자에게 좋은 식품인 보리는 벼과에 속하는 한해살이 혹은 두해살이의 재배식물이다. 원산지는 서남 아시아, 이집트이며, 전 세계의 온대지방에서 널리 재배되고 7,000~10,000년의 재배 역사를 갖고 있다. 벌레가 없는 엄동설한에 왕성하게 자라는 무공해 식품인 보리는 불모의 알칼리성 땅에서도 잘 자라는 식물로, 인스턴트 산성식품의 섭취로 약화된 우리 몸을 알칼리화해 건강체질로 만들어준다.

보리는 쌀과 함께 주식으로 쓰이고 있어 쌀 다음 가는 중요한 곡식이다. 보리는 쌀에 비해 섬유성분이 5배나 많기 때문에 소화율이 낮고 단백질은 많으나 단백가가 떨어지며 보리 속에 있는 탄닌계 물질 때문에 맛도 쌀만 못하여 약간 떫고 색도 거무튀튀하다.

그러나 섬유질은 창자의 연동운동을 촉진시켜 변비를 없애주며 쌀에 부족한 비타민 B_1은 당질대사에 큰 도움을 준다. 흔히 쌀 7에 보리 3의 비율이 적합하며 부족한 영양가를 서로 보충해준다.

더욱이 보리는 현미처럼 많이 씹어야 하는 불편함도 없고 덜 씹어도 소화가 잘 될 뿐 아니라 영양분도 현미 이상으로 풍부하다. 단 탄닌계 성분 때문에 맛이 쌀보다 못하고 약간 떫다는 단점이 있다.

보리는 쌀 다음으로 중요한 곡식으로 밥, 감주, 막걸리, 고추장, 수제비, 식혜, 엿기름, 차 등 그 쓰임새가 넓다.

Barley

보리는 산성식품의 섭취로 약화된 우리 몸을 알칼리화 해 건강체질로 만들어 준다.

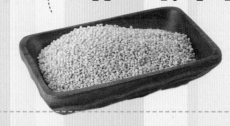

어떤 성분이 들어 있을까?

보리의 주요 성분은 수분 11.8g, 탄수화물 76.7g. 지질 1.2g, 단백질 9.4g, 섬유소 0.5g, 회분 0.9g 등이다.

보리에 함유되어 있는 미네랄은 칼슘, 나트륨, 칼륨, 인, 철, 마그네슘, 망간, 아연, 구리 등이고, 비타민은 B₁, B₂, B₃, B₅, B₆, K, 엽산 등이다.

보리 중에 들어 있는 비타민류는 백미의 경우와는 달리 배유의 내피에 들어 있으므로 정미하더라도 손실은 비교적 적으며 도정의 정도가 낮을수록 건강에 도움을 준다. 즉 백미에는 없는 여러 가지 영양소의 공급원이 되는 것이다.

성분표 (per 100g edible potion)					농진청 식품성분표 (2006 seventh revision)	
보리쌀 Polished grain (도정)	에너지kcal	탄수화물g	지질g	단백질g	비타민A 레티놀µg	비타민A 베타카로틴µg
	344	76.7	1.2	9.4	0	0
	비타민B1 티아민mg	비타민B2 리보플라빈mg	비타민B3 나이아신mg	비타민B5 판토텐산mg	비타민B6 피리독신mg	비타민B12µg 시아노코발라민
	0.20	0.06	3.7	0.28	0.26	0
	엽산µg	비타민Cmg	비타민Dµg	비타민Emg	비타민Kµg	칼슘mg
	23.0	0		Ø	2	19
	나트륨mg	칼륨mg	인mg	철mg	마그네슘mg	망간mg
	5	270	72	1.4	42	1.4
	아연mg	코발트µg	구리mg	몰리브덴µg	셀레늄µg	요오드µg
	2.1	–	0.34			

＊ 참고하세요! –: 수치가 애매하거나 측정되지 않음, Ø: 식품성분 함량이 미량 존재, /: 분석자료가 존재하지 않음.

어디에 좋을까?

• 혈중 콜레스테롤을 낮춘다

동맥경화를 비롯한 심장질환, 고혈압, 당뇨병의 원인이 되는 콜레스테롤치를 낮추는 베타글루칸이라는 수용성 식이섬유를 다량 함유하고 있다. 베타글루칸은 쌀의 50배, 밀의 7배 이상으로 곡물 중 보리가 가장 많다.

• 암을 억제한다

위스콘신대학의 영양학자 찰스 엘슨 박사는 보리에 항암물질이 함유되어 있다고 밝혔다. 이것은 보리를 포함한 모든 종자에 함유되어 있으며, 약효물질은 소위 프로테아제 저해물질이라고 불리고 있는데 장관 내에서 발암물질의 작용을 억제하고 암 생성을 방어하는 역할을 하는 것이라 생각된다.

• 대장의 기능을 높인다

이스라엘의 과학자들은 현재 아무렇게나 버려지고 있는 맥주양조 찌꺼기의 보리를 변비의 치료에 쓰도록 제안하고 있다. 이들은 밀가루 대신 보릿가루를 이용해 비스킷이나 케이크를 만들어 만성변비 환자에게 투여한 결과 변비가 완전히 치료되었으며, 대장의 활동이 좋아졌고 가스가 지나치게 나오지 않으며 복통도 없고 변이 부드러워짐을 관찰하였다. 결국 실험을 통해 보리가 변통에 좋다는 것을 알게 되었다.

• 혈관 노화방지, 각기병 예방, 위장보호 등에 좋다

섬유질이 풍부하며 비타민과 미네랄, 회분, 무기염류 등도 골고루 포함되어 있는 보리는 쌀보다 단백질 함량이 높고 필수아미노산이 많아 효과가 뛰어나다.

• 변비를 예방한다

흰 쌀밥의 소화시간은 2시간 45분인 데 반해 보리밥은 불과 45분이다. 섬유질은 장의 연동운동을 도와 소화흡수가 빠르기 때문에 변비 예방에 탁월한 효과를 발휘한다.

많이 이용하는 민간요법

• '보리를 먹는 사람' 이라고 불리기도 한 로마의 검투사들은 체력을 높이기 위해 보리를 먹었다. 보리가 기본식품으로 되어있는 중동에서는 심장병에 의한 사망률이 낮았다. 파키스탄에서는 보리를 '심장의 약' 이라고 기록하고 있다. 보리가 핏속의 독기를 풀어 피를 맑게 하기 때문에 혈맥을 젊게 하고 얼굴빛을 곱게 한다. 〈본초강목〉

• 이뇨작용이 좋기 때문에 금세 허기가 질 수 있으므로 식사 중간에 보리를 죽으로 만들어 간식으로 먹으면 좋다.

• 항상 나른하고 손발이 저리며 가슴이 울렁거릴 때, 숨이 차며 식욕이 없고 다리가 잘 부을 경우에도 보리를 자주 먹으면 도움이 된다.

어떤 독성이 있을까?

• 맥아는 젖을 말리는 작용이 있으므로 산모가 젖을 먹이는 동안에는 먹지 않아야 한다.

• 몸이 차고 소화기관이 약해서 잘 체하는 사람이 많이 먹는 것은 좋지 않다.

TIP

보리 영양 100% 활용법

보리의 영양분 손실을 최소화하기 위해서는 겉보리를 볶아서 가루로 빻아 먹는 것이 가장 좋은 방법이다. 밥을 지을 때는 시중에서 파는 보리를 그냥 사용하기보다는 절구에서 한 번 더 찧어 먹으면 밥맛이 훨씬 좋아진다. 보리차는 시중에서 볶아나온 것을 그냥 사용하기보다는 직접 보리를 볶아서 차로 사용하면 구수하고 진한 맛을 더 느낄 수 있다. 입에 백태가 잘 끼고 구취가 심할 때도 보리차를 마시면 도움이 된다.

콜레스테롤 낮추는
모듬버섯보리밥

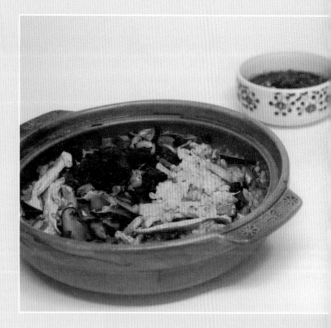

재료　보리쌀 200g, 찹쌀 100g, 표고버섯 3개,
새송이버섯 1개, 느타리버섯 5쪽.
양념장　간장 1큰술, 생수 1큰술, 다진 마늘 1/2큰술,
다진 파 1큰술, 피망(노랑, 파랑, 빨강) 1큰
술, 다진 깨소금, 참기름 약간씩.

만드는 방법
1. 보리쌀은 깨끗하게 씻은 후 불린 다음 한 번 삶아
놓는다.
2. 찹쌀 역시 깨끗하게 씻어서 30분 정도 불린다.
3. 삶아놓은 보리쌀과 불려놓은 찹쌀을 섞어서
1.5배의 물을 넣고 표고버섯, 새송이버섯, 느타
리버섯을 올린 뒤 압력솥에 밥을 한다.
4. 주걱으로 쌀과 보리와 버섯을 잘 섞은 뒤 그릇에
담아내고 양념장은 따로 담아낸다.

혈관 노화 막는 보리떡

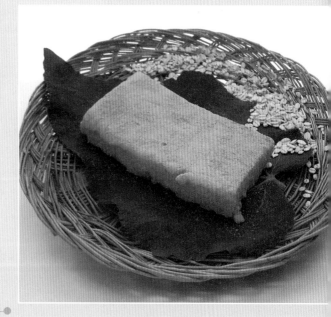

재료　보리쌀가루 500g, 막걸리 200cc, 미지근한
물 1 1/2컵, 베이킹파우더, 죽염 약간씩.

만드는 방법
1. 보리가루에 막걸리, 베이킹파우더, 죽염을 넣어 반
죽한다.
2. 1의 반죽을 30℃에 1차 발효시킨 후 재반죽한 다
음 40℃에서 2차 발효시킨다.
3. 찜솥에 김이 오르면 2의 반죽을 넣고 찐다.

급성 위장염 · 구토 · 설사에 좋은
수수

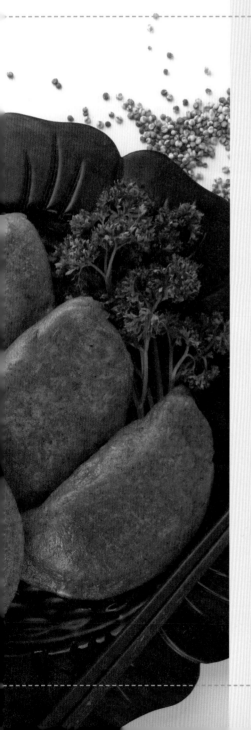

수수는 벼과(Gramineae/Poaceae)에 속하는 풀 또는 녹말이 들어 있는 식용 씨앗으로 한해살이 곡물이다. 고량(高粱), 촉서(蜀黍) 또는 당서(唐黍)라고도 부른다.

원산지는 인도를 중심으로 동아시아에서 중앙아시아에 걸쳐 있는 대륙성 기후의 온대지방으로 추정되며, 키가 0.5~2.5m까지 자라고 종종 4.5m에 이르기도 한다.

우리나라에는 중국을 거쳐 들어온 것으로 알려져 있는데, 함경북도 회령의 청동기시대 유적에서 수수가 발견된 일이 있으며, 경기도 여주군의 흔암리 선사시대 주거지에서도 탄화미와 함께 수수껍질이 출토되어 아주 오래 전부터 심어온 것으로 추정된다.

수수 씨앗은 식용 또는 사료로 이용되었으며 수수대로 수수비를 만들어 이용하기도 하였다.

수수는 봄에 씨를 뿌리면 가을에야 거두어들이는 게 보통이지만 빨리 자라는 조생종은 생육기간이 매우 짧아서 씨를 뿌리고 약 80일 가량만 지나면 거두어들일 수 있을 정도다.

수수의 빛깔은 흰색, 누런색, 갈색, 적갈색 등 여러 가지인데 녹말의 성질에 따라 메수수와 찰수수로 나눈다. 메수수는 가축의 사료나 고량주의 원료로 많이 쓰이고 찰수수로는 밥이나 떡 등을 만들어 먹는다.

→ *Sorghum*

수수는 항돌연변이 효과가 있는 식품이다.

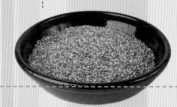

어떤 성분이 들어 있을까?

수수의 주요 성분은 수분 8.7g, 탄수화물 76.5g, 지질 3.1g, 단백질 10.5g, 섬유소 2.6g, 회분 1.2g 등이다.

수수에 함유되어 있는 미네랄은 칼슘, 나트륨, 칼륨, 인, 철, 마그네슘, 아연, 구리 등이고, 비타민은 B₁, B₂, B₃, B₅, B₆, E, 엽산 등이다.

찰수수의 배유전분은 거의 100% 아밀로펙틴으로 조성되어 있고, 메수수는 22~24%의 아밀로오스로 조성되어 있다. 특히 인, 철 등의 무기질이 풍부하다.

성분표 (per 100g edible potion)				농진청 식품성분표 (2006 seventh revision)	
	에너지kcal	탄수화물g	지질g	단백질g	비타민A 레티놀µg	비타민A 베타카로틴µg
수수 Sorghum (알곡)	333	76.5	3.1	10.5	0	0
	비타민B1 티아민mg	비타민B2 리보플라빈mg	비타민B3 나이아신mg	비타민B5 판토텐산mg	비타민B6 피리독신mg	비타민B12µg 시아노코발라민
	0.32	0.11	2.0	1.42	0.31	0
	엽산µg	비타민Cmg	비타민Dµg	비타민Emg	비타민Kµg	칼슘mg
	54.0	0	0	0.7	0	10
	나트륨mg	칼륨mg	인mg	철mg	마그네슘mg	망간mg
	4	524	191	2.1	160	–
	아연mg	코발트µg	구리mg	몰리브덴µg	셀레늄µg	요오드µg
	2.7	–	0.44	–	–	–

* 참고하세요! –: 수치가 애매하거나 측정되지 않음, Φ: 식품성분 함량이 미량 존재, /: 분석자료가 존재하지 않음.

어디에 좋을까?

• 항암효과가 뛰어나다

쌀, 현미, 통보리, 통밀, 수수, 차조, 율무 등 대표적인 몇 가지 곡류를 가지고 항돌연변이 및 항암효과에 대한 연구를 실시한 결과 수수의 항돌연변이 효과가 가장 우수하다고 발표했다. 수수의 항돌연변이 효과는 무려 86%로 현미(60%)보다 뛰어나다는 것이다. 뿐만 아니라 수수의 추출물을 가지고 발암을 억제하는 효과까지도 밝혀냈다. 그리고 수수의 겉껍질에 들어 있는 각종 색소들 역시 항암작용에 한몫을 할 것으로 기대된다.

• 해독작용이 강하다

수수의 뿌리를 삶아서 그 진액을 마시면 이뇨작용이 강하고 신진대사를 도와주고 주독이나 약물 중독증을 해독시켜 준다.

- 식욕을 증진시킨다

  구미와 식욕이 없을 때는 수수로 빚은 술을 매일 한 잔씩 마시면 좋다.

- 머리 염색제로 이용된다

  수수 적색소의 주요성분은 스쿠텔라린 등의 성분으로서 머리 염색제로 이용하기도 한다. 수수의 적색소 중의 플라본과 플라보놀류의 분자력을 이용하여 머리카락 표면에 견고하게 붙게 하거나 머리카락 내에 들어가며, 여러 가지 비례 배합방법으로 다양한 색상을 얻을 수 있다.

- 아이의 두뇌 계발을 돕는다

  수수는 아기 이유식에 많이 사용되며(두뇌계발), 콜레스테롤을 현격히 감소시킨다.

- 그밖의 효과

  수수는 체온유지, 위장 보호작용, 소화 촉진작용에 효과가 있다.

많이 이용하는 민간요법

- 천식으로 인한 기침과 해소에 수수와 차조기 그리고 은행을 각각 같은 양으로 넣어 달여서 하루에 세 번씩 식전에 마시면 효과가 좋은 것으로 알려져 있다.

어떤 독성이 있을까?

- 수수는 청산을 함유하여 날 것으로 과량 먹으면 중독현상을 일으킬 수도 있으니 주의하자.

 어린아이의 생일이나 돌에는 수수경단을 만들어 먹이는 데, 이것은 나쁜 귀신이 붉은색을 싫어하므로 귀신의 접근을 막고 건강하게 자라라는 의미를 담고 있다.

세포의 돌연변이 막는 항암밥

수수 · 차조밥

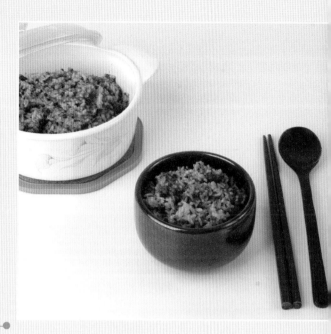

재료 수수 150g, 차조 100g, 찹쌀 250g, 죽염 약간.

만드는 방법

1. 수수, 차조, 찹쌀을 깨끗하게 씻어서 6시간 이상 담가 불린다.
2. 불려놓은 곡식을 압력솥에 1.5배의 물을 넣고 죽염으로 간해서 밥을 짓는다.

아이의 두뇌 계발 돕는 # 수수부꾸미

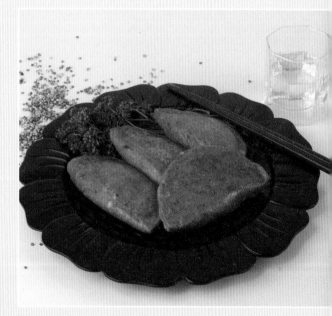

재료 수숫가루 1컵, 찹쌀가루 1/2컵, 죽염 약간, 잣이나 대추 약간, 물 5큰술, 팥앙금 1컵, 포도씨유 약간.

만드는 방법

1. 수숫가루와 찹쌀가루를 뜨거운 물에 죽염 간하고 말랑하게 익반죽한다.
2. 반죽을 적절한 원형 크기로 납작하게 빚어놓고 팥앙금은 밥통모양으로 만들어 준비한다.
3. 팬이 달구어지면 기름을 두르고 반죽을 넣어 한쪽이 익으면 뒤집어 팥앙금을 올려놓고 반죽을 반으로 접는다.
4. 접시에 담고 반달모양의 부꾸미 위에 잣이나 대추로 고명하여 완성한다.

* 접시에 붙지 않게 하기 위해 조청을 약간 바르고 부꾸미를 놓으면 좋다.

천연 이뇨제

옥수수

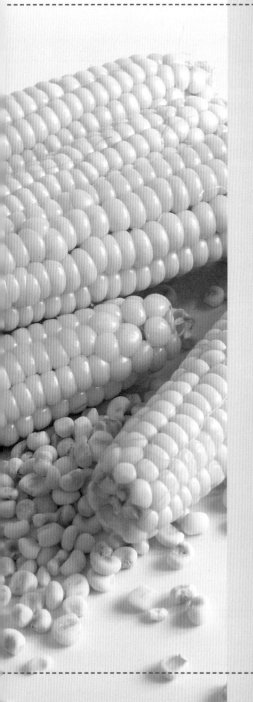

옥수수는 포아풀과에 속하는 일년초인데 척박한 땅에도 잘 자라는 강한 식물이고 성장기간이 짧은 것이 특색이다. 옥수수는 콜럼버스에 의해 유럽으로 전파된 이후 재배에 적당한 세계의 모든 지역으로 퍼져나갔다.

우리나라에는 조선시대에 씌어진 〈산림경제(山林經濟)〉에 옥수수 재배법이 실려 있는 점으로 미루어 16세기 경 중국을 거쳐 들어온 것으로 추정된다.

옥수수는 세계적으로 가장 널리 분포하는 식용작물 중 하나로 밀 다음으로 경지 면적이 넓다. 찌거나 구워서 먹거나 다른 잡곡과 섞어 잡곡밥으로 먹으며, 녹말을 만들어 빵·과자·알코올 등을 만든다. 씨눈으로는 기름을 짜기도 한다.

세계의 많은 지역에서 주로 식량으로 이용하고 있으나 다른 곡류에 비해 영양가가 떨어진다는 게 단점이다.

튀겨 먹는 팝콘은 폭열종인데 소화가 가장 잘된다. 감미종은 당분의 함량이 많아 구워 먹거나 요리용에 알맞고 단백질과 지질이 다른 종류보다 많다. 나종은 끈기가 많아 공업 원료와 옥수수떡에 알맞은 것이다.

옥수수는 주식으로 사용되기도 하며, 가축의 사료로도 이용된다. 또한 각종 통조림이나 과자의 원료로 사용하고, 샐러드용으로 사용된다.

Glutinous corn

옥수수는 여름철 대표 영양 간식이다.
신경 시스템의 파수꾼인 티아민으로
정서를 안정시키며 노란 옥수수 낱알로
눈의 건강까지 챙긴다.

어떤 성분이 들어 있을까?

옥수수의 주요 성분은 수분 65.7g, 탄수화물 25.4g, 지질 1.4g, 단백질 6.6g, 섬유소 2.3g, 회분 0.9g 등이다.

옥수수에 함유되어 있는 미네랄은 칼슘, 나트륨, 칼륨, 인, 철, 마그네슘, 아연, 구리 등이고, 비타민은 A(베타카로틴), B1, B2, B3, B5, B6, E, 엽산 등이다.

단백질은 질이 낮으며 니아신도 부족한데, 옥수수를 주로 하는 식사를 하게 되면 니아신 결핍으로 펠라그라(피부질환과 소화계 및 신경계 장애)에 걸리기도 한다.

성분표 (per 100g edible potion)				농진청 식품성분표 (2006 seventh revision)		
찰옥수수 Glutinous corn (찐 것)	에너지kcal	탄수화물g	지질g	단백질g	비타민A 레티놀μg	비타민A 베타카로틴μg
	123	25.4	1.4	6.6	0	42
	비타민B1 티아민mg	비타민B2 리보플라빈mg	비타민B3 나이아신mg	비타민B5 판토텐산mg	비타민B6 피리독신mg	비타민B12μg 시아노코발라민
	0.08	0.07	1.4	0.57	0.39	0
	엽산μg	비타민Cmg	비타민Dμg	비타민Emg	비타민Kμg	칼슘mg
	28.0	0	0	1.5	0	21
	나트륨mg	칼륨mg	인mg	철mg	마그네슘mg	망간mg
	1	326	122	2.3	37	–
	아연mg	코발트μg	구리mg	몰리브덴μg	셀레늄μg	요오드μg
	1.0	–	0.10	–	–	–

＊ **참고하세요!** ‒ : 수치가 애매하거나 측정되지 않음, Φ: 식품성분 함량이 미량 존재, / : 분석자료가 존재하지 않음.

어디에 좋을까?

• 암을 예방하는 화학물질을 함유하고 있다

옥수수는 씨앗식품이므로 실험동물의 암을 예방한다고 알려져 있는 프로테아제 저해물질을 아주 많이 함유하고 있다.

• 콜레스테롤을 낮춘다

옥수수기름은 다른 다가불포화지방산을 많이 함유하고 있는 어떤 식물성기름보다도 혈중 콜레스테롤치를 낮추어 주는 효과가 있다는 것이 알려졌다.

• 정장작용이 있다

옥수수의 섬유질은 장을 자극하여 운동을 활발하게 한다. 하지만 과식을 하면 설사 증상을 일으키는 등 장을 지나치게 자극하는 경향이 강하다.

- 결장암 · 유방암 · 전립선암을 예방한다

1981년 루이지애나 주립대학 메디컬센터의 페라요 코레라 박사는 결장암 · 유방암 · 전립선암으로 인한 사망률과 옥수수 · 콩 · 쌀 등을 먹는 사람들 간에 역학 관계가 있다고 밝혔다. 이런 식품의 소비가 증가할수록 사망률이 저하되었던 것이다.

- 피부의 건조, 노화 예방, 피부 습진을 개선한다

단백질, 지질, 당질, 섬유소, 무기질, 비타민 등의 성분을 가지고 있어 피부 건조와 노화 예방, 피부 습진 등의 저항력을 높이는 데 좋다.

- 체력을 증강하고 신장병을 치료한다

옥수수 단백질에는 필수아미노산인 트립토판, 라이신의 함량은 적으나, 비타민류인 A, B, E가 함유되어 있다. 그 중에서도 비타민 E가 풍부하여 체력 증강, 신장병에 효과를 나타낸다.

많이 이용하는 민간요법

- 옥수수 수염을 약재로 이용한다. 옥수수 수염은 가을에 수염이 마르기 전에 채취하여 말려서 사용한다. 옥수수 수염의 효능은 소변을 잘 나가게 하고 열을 내리며, 얼굴로 치밀어 오르는 열기를 내려준다.
- 옥수수 수염을 약으로 복용할 때는 하루 10~20g을 달여서 2~3회씩 나누어 마시면 된다. 체질에 관계없이 먹으면 좋다.

어떤 독성이 있을까?

- 전문가들은 옥수수 기름과 같은 불포화지방산을 고농도로 함유한 식물성 기름은 지방 총섭취량의 10%를 넘지 말아야 한다고 경고하였다.
- 퓨사리움 독은 퓨사리움 속 곰팡이가 옥수수에 기생하여 생성된 여러 가지 독성 물질로서 각종 생리 장해를 일으킨다.
- 옥수수를 주식으로 하는 지역에서는 트립토판의 결핍으로 펠라그라(얼굴과 손 등에 나타나는 피부염) 피부병이 발생되기 쉽다.

TIP

노란 옥수수 빛깔의 숨은 비밀

옥수수의 노란색은 몸에 이로운 성분들을 더 많이 담고 있다는 뜻이다. 노란색 속에 들어 있는 루테인과 제악산틴은 안반(眼斑, macula)이라고 부르는 눈의 아주 민감한 부분을 보호하고 있다. 인간은 안반이 없이는 가는 글씨도 못 보고 운전도 할 수 없으며 우리 눈 바로 앞에 서 있는 물체도 정확히 볼 수 없다. 이 루테인과 제악산틴이 안반의 노화에 따른 시력저하와 심지어는 시각장애인이 되는 것을 예방해 준다.

편안한 잠을 자게 하는 **옥수수죽**

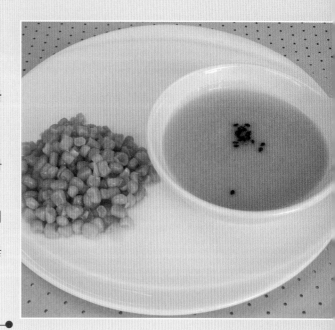

재료 캔 옥수수 2컵, 불린 쌀 1/2컵, 죽염 약간, 물 8컵.

만드는 방법

1. 캔옥수수는 깨끗하게 씻어서 물 2컵과 함께 믹서하여 체에 밭친다.
2. 불린 쌀도 물 1컵과 믹서하여 체에 밭친다.
3. 냄비에 남은 5컵의 물을 넣고 끓이다가 2의 믹서한 쌀을 넣어 저어가며 끓인다.
4. 끓으면 1의 옥수수를 넣고 보드랍게 저어가며 끓인 후 죽염으로 간을 하고 완성한다.

피부 노화 막는 **옥수수빵**

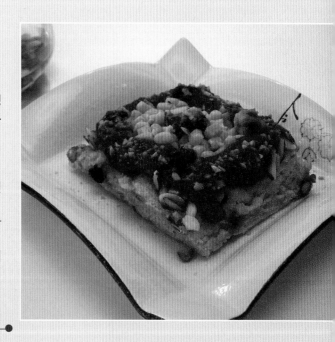

재료 우리밀가루 200g, 옥수수가루 100g, 베이킹파우더 2작은술, 캔옥수수 200g, 포도씨유 100g, 죽염 약간, 콩물이나 두유 50cc.

만드는 방법

1. 옥수수가루+우리밀가루+베이킹파우더를 체에 3번 정도 걸러주면서 골고루 섞는다.
2. 두유·콩물·죽염으로 간하고 1의 가루를 반죽하며 오일을 넣고 가볍게 섞는다
3. 그릇에 반죽을 담고 위에 옥수수를 골고루 뿌려 예열된 오븐이나 찜솥에 30분 정도 쪄낸다.

스태미나 식품으로 각광!
율무

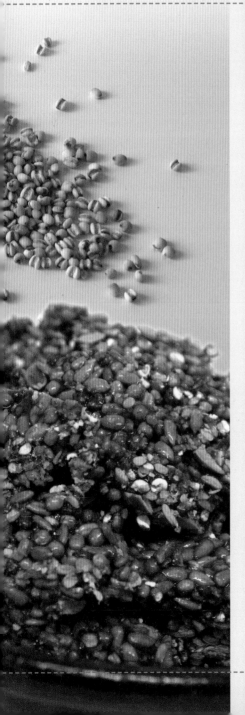

율무는 벼과(一科Poaceae)에 속하는 1년생 식물로 키가 1~1.5m이며 곧추서는 줄기는 속이 딱딱하고 여러 대로 갈라진다. 잎은 어긋나고 피침형(披針形)이며 가장자리가 거칠고 밑부분이 잎집으로 되어 있다. 꽃은 7월에 피며 열매는 타원형이다. 성질이 약간 차고 단맛과 담담한 맛이 있다.

베트남이 원산지인 율무는 열매가 성숙하면 잎집이 딱딱해지고 암갈색이 된다. 씨는 식용 또는 약용으로 쓰는데 한방에서 의이인(薏苡仁)이라 하여 건위·이뇨·진경·진통 등에 사용하며, 물사마귀 제거에 차로 끓여 복용하기도 한다.

옛날부터 율무를 먹여서 키운 말들은 몸이 날렵하고 강해서 병이 들지 않고 천리를 하루에 달려도 피로를 모른다고 했다. 그래서 선천적으로 뚱뚱한 사람들이 율무를 오랫동안 먹으면 몸이 새처럼 가벼워진다고 한다. 요즘처럼 살이 쪄서 걱정인 사람들에게 좋은 보약이다.

Job's tears

율무는 비만에 효과가 있어
다이어트 식품으로 많이 애용된다.

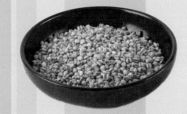

어떤 성분이 들어 있을까?

율무의 주요 성분은 수분 9.4g, 탄수화물 70.5g, 지질 3.2g, 단백질 15.4g, 섬유소 69.9g, 회분 1.5g 등이다. 율무에 함유되어 있는 미네랄은 칼슘, 나트륨, 칼륨, 인, 철, 마그네슘, 아연, 구리 등이고, 비타민은 B1, B2, B3, B5, B6, 엽산 등이다. 율무는 다른 곡류에 비해서 단백질, 지질이 많은 편이고, 탄수화물은 대부분 녹말이며 찰기가 있다.

성분표 (per 100g edible potion)				농진청 식품성분표 (2006 seventh revision)	
	에너지kcal	탄수화물g	지질g	단백질g	비타민A 레티놀μg	비타민A 베타카로틴μg
	374	70.5	3.2	15.4	0	0
율무 Job's tears (도정곡)	비타민B1 티아민mg	비타민B2 리보플라빈mg	비타민B3 나이아신mg	비타민B5 판토텐산mg	비타민B6 피리독신mg	비타민B12μg 시아노코발라민
	0.49	0.13	2.7	0.16	0.07	0
	엽산μg	비타민Cmg	비타민Dμg	비타민Emg	비타민Kμg	칼슘mg
	16.0	0	0	$\varnothing$	0	10
	나트륨mg	칼륨mg	인mg	철mg	마그네슘mg	망간mg
	4	324	290	3.7	12	
	아연mg	코발트μg	구리mg	몰리브덴μg	셀레늄μg	요오드μg
	0.4	–	0.11			

* 참고하세요! –: 수치가 애매하거나 측정되지 않음, $\varnothing$: 식품성분 함량이 미량 존재, /: 분석자료가 존재하지 않음.

어디에 좋을까?

- **각종 암 예방식으로 효과적이다**
  율무쌀에서 추출한 아세톤 성분은 종양이 자라는 것을 억제해 각종 암에 효과가 있다.
- **방광결석 예방하고, 이뇨효과도 뛰어나다**
  몸 속의 이물질과 노폐물을 배출시키는 데 뛰어난 약리작용을 하여 방광결석, 이뇨에 효과가 있다.
- **거친 피부 개선하고 기미·주근깨에도 좋다**
  거친 피부, 습진, 버짐 등은 율무 삶은 물로 자주 씻어주면 호전된다. 사마귀가 생겼을 때 율무 가루를 밥풀에 개어 하루에 몇 차례 붙여주거나, 율무를 한 달 가량 달여 먹으면 없어진다. 목이 부어 아플 때에는 율무가루를 먹으면 낫는다. 율무쌀로 떡을 해먹으면 비장을 튼튼하게 하고 식욕이 나며 위가 강해진다.
  각종 간질환, 황달은 율무 삶은 물을 자주 마셔주면 치유된다. 율무를 달여 먹거나 죽을 끓여 먹으면 근육통과 신경통에 잘 듣는다.

율무쌀로 밥을 짓거나 죽을 끓여 먹으면 폐병에 좋은 효과를 볼 수 있다. 묵이나 밥, 차로 만들어 장복하면 암이나 각종 성인병을 예방해준다. 기력이 쇠하거나 근육의 경련을 진정시켜주는 데도 좋다. 척추 디스크, 신경통, 류머티즘, 어깨 결림에도 효과가 있다. 비만에도 효과가 있어 다이어트 식품으로 많이 애용된다. 기미와 주근깨에도 좋아 미용식으로 사용하고 있다.

많이 이용하는 민간요법

- 위에 좋으며, 비장을 튼튼하게 하고 폐를 보한다. 그밖에 열과 풍을 없애주며, 습(濕)을 이기게 한다. 예로부터 약이라기보다는 영양이 풍부한 곡물로서 쌀과 밥, 떡 등으로 먹었다.
- 한방에서는 부기를 빼거나 식욕을 억제하는 데 쓴다. 〈본초강목(本草綱目)〉

어떤 독성이 있을까?

- 지나치게 먹으면 해로우니 유의해야 한다.
- 특히 임신 중인 여성은 태아에게 유해하므로 절대 피해야 한다.

비만한 경우 효과 만점 '율무밥'

불린 율무와 쌀을 1:3 정도로 하여 밥을 짓는다. 율무밥은 물살과 같이 몸에 습기가 많아서 비만한 경우에 효과적인 식사가 될 수 있다.

율무에 우유를 넣어 콘플레이크처럼 먹을 수도 있다. 율무는 하얗고 둥근형으로 팝콘 정도로 딱딱하게 볶은 것을 구입한다. 조금 딱딱한 편이지만 천천히 씹어 먹으면 소화와 분해를 도와주고 지방이 축적되는 것을 방지해 준다.

각종 암 예방식 율무주스

재료 율무 100g, 죽염 약간, 메주콩 30g.

만드는 방법
1. 율무와 콩을 따로 씻어서 불린다.
2. 불린 율무는 완전히 푹 삶아서 건진다.
3. 불린 콩은 끓는 물에 살짝 데쳐서 준비한다.
4. 불린 콩으로 콩물을 만든다.
5. 콩물에 율무를 믹서하여 소금으로 간하여 완성한다.
 * 쉽게 하려면 두유에 삶은 율무를 믹서하면 된다.

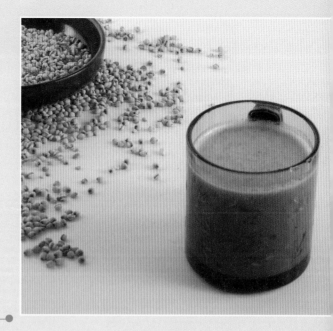

기미·주근깨 없애는 미용식
율무·씨앗강정

재료 볶은 율무 500g, 볶은 땅콩 100g, 볶은 서리 태콩 100g, 죽염 약간, 조청 1kg.

만드는 방법
1. 볶은 율무, 땅콩, 서리태콩 재료를 섞어 놓는다.
2. 오목한 팬에 조청을 쏟아넣고 낮은 불에 끓이다가 되직해지면 재료를 넣고 불을 끈 다음 재빨리 섞어서 나무판이나 적절한 그릇에 쏟은 다음 얇게 펴서 식힌다.
3. 굳었으면 먹기 좋은 크기로 잘라서 냉동보관해서 쓰일 때마다 꺼내서 쓴다.
4. 시럽이나 설탕이 들어가지 않았기 때문에 냉동보관하지 않으면 녹는다.

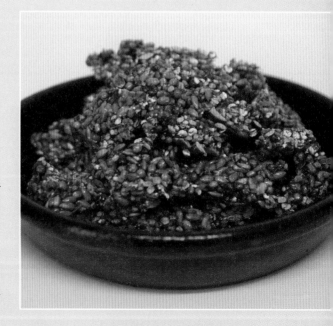

자연이 준 최고의 변비약
통밀

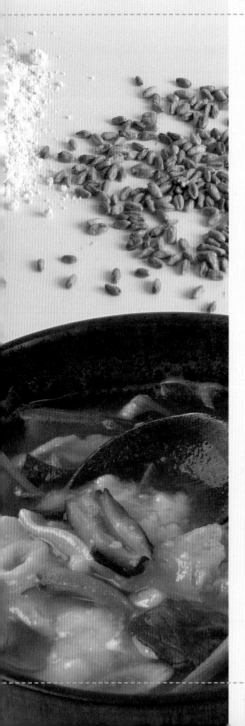

밀은 포아풀과에 속하는 1년생(봄밀), 또는 2년생(가을밀) 식물이다. 밀의 원산지는 서아시아이며, 우리나라에는 기원 초기 중국으로부터 들어왔고, 4, 5세기에 일본으로 건너갔다.

쌀과 함께 인류의 주식을 담당하고 있는 밀은 곡류의 대표적인 품종이라고 할 수 있다. 현재 세계에서 재배되고 있는 것은 빵 소맥 이외에도 마카로니소맥 등을 포함하여 10여 종이다. 이 중에서 널리 재배되는 것은 빵 소맥으로 빵, 국수류, 과자의 원료로 쓰인다.

밀가루나 흰쌀을 주식으로 하는 경우는 단백질 식품이나 채소 등을 부식으로 충분히 섭취해야 한다. 모르모트 실험에서 다른 식품은 아무것도 주지 않고 쌀과 밀가루만 각각 먹여서 실험해 본 결과 쌀만 먹은 흰쥐는 계속 생명을 유지했지만 밀가루만 먹은 흰쥐는 그렇지가 못했다는 보고가 있었다. 이 실험 결과로 보면 쌀보다 밀가루는 표면적인 영양은 우수하지만 완전식품면에서는 떨어진다는 결과가 된다.

밀가루의 품질은 강력분, 중력분, 박력분으로 구성된다. 강력분은 제빵용으로 이용하고, 중력분은 국수류로, 그리고 박력분은 과자, 만두, 카스테라나 튀김 등에 많이 이용된다.

Wheat

밀은 우리밀 콩국수나 우리밀 수제비로 만들어 먹을 때가 제일 맛이 좋다.

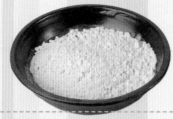

어떤 성분이 들어 있을까?

밀의 주요 성분은 수분 9.2g, 탄수화물 74.6g, 지질 1.5g, 단백질 13.2g, 섬유소 1.4g, 회분 1.5g 등이다.

밀에 함유되어 있는 미네랄은 칼슘, 나트륨, 칼륨, 인, 철, 마그네슘, 망간, 아연, 코발트, 구리, 몰리브텐, 셀레늄, 요오드 등이다. 비타민은 B₁, B₂, B₃, B₅, B₆, E, K, 엽산 등이다.

밀의 성질은 차고 맛은 달다. 비타민은 쌀보다 약간 많은 편이다. 밀의 단백질에는 리신, 트립토판, 트레오닌, S-함유 아미노산이 적게 함유되어 있으므로 밀로 만든 음식을 먹을 때는 특히 리신이 많이 함유된 고기 음식과 같이 먹는 것이 좋다. 서양인들이 고기를 먹지 않으면 몸이 약해지는 것은 바로 이런 이유 때문이다.

성분표 (per 100g edible potion)				농진청 식품성분표 (2006 seventh revision)	
통밀 Whole grain (알곡)	에너지kcal	탄수화물g	지질g	단백질g	비타민A 레티놀μg	비타민A 베타카로틴μg
	372	74.6	1.5	13.2	0	57
	비타민B1 티아민mg	비타민B2 리보플라빈mg	비타민B3 나이아신mg	비타민B5 판토텐산mg	비타민B6 피리독신mg	비타민B12μg 시아노코발라민
	0.52	0.23	2.6	1.03	0.35	0
	엽산μg	비타민Cmg	비타민Dμg	비타민Emg	비타민Kμg	칼슘mg
	38.0	0	0	1.4	7	19
	나트륨mg	칼륨mg	인mg	철mg	마그네슘mg	망간mg
	6	323	795	16.2	80	2.0
	아연mg	코발트μg	구리mg	몰리브덴μg	셀레늄μg	요오드μg
	2.6	11.0	0.35	36	28.0	1.4

＊ 참고하세요! ―: 수치가 애매하거나 측정되지 않음, Φ: 식품성분 함량이 미량 존재, /: 분석자료가 존재하지 않음.

어디에 좋을까?

• 습관성 변비에 좋다

밀을 많이 섭취하여 장 운동을 원활하게 해주면 배설이 부드러워진다. 가루상태가 더 효과적이며 조금씩 양을 늘려가는 것이 좋다. 한꺼번에 많이 먹고 치료를 기대하는 어리석음은 범하지 말아야 한다.

영국의 브라이튼 제너럴 병원에서 이루어진 실험에서 변비가 심한 고령의 신체장애자 환자에게 하루에 15g(4분의 1컵)의 밀을 시리얼과 우유, 수프, 토스트, 푸딩 그 외 다른 요리에 섞어서 주었더니 특히 남성에게 효과적으로 나타났다. 같은 방법으로 뉴저지 주에서 밀 100g의 시리얼을 하루에 약 14g씩 오트밀에 넣어 주었더니 변비 환자의 약 60%가 치료되었다.

• 결장암을 예방한다

밀의 성분이 있는 변은 결장을 빨리 통과하므로 발암성 물질이 배설된다. 동시에 밀은 결장의 점액을 변화시켜 종양 발생을 초기에 예방한다. 치질, 게실증(방광·식도·장 등 내장벽의 일부가 밖으로 나와 주머니 모양으로 확장된 것)에도 효과가 있다.

많이 이용하는 민간요법

• 식은땀이 나거나 유별나게 땀이 많이 나는 사람은 밀껍질을 노랗게 볶은 다음 밥물에다 10g씩 섞어 먹으면 좋다.
• 여러 종류의 부스럼에는 밀을 태워 검은 가루를 낸 다음, 참기름에 개어서 바르면 좋다.
• 유방의 종기 또는 젖이 아프고 굳게 뭉쳤을 경우 밀을 볶아 노란 가루를 낸 뒤 이것에 식초를 넣고 죽을 쒀 두텁게 그 부위에 바르면 좋다.

어떤 독성이 있을까?

• 밀가루의 산도는 주로 인 산화물과 약간의 유기산에 의한 것인데 위산과다증이 있는 사람이 밀가루 음식을 먹으면 생목이 오르고 소화가 잘 되지 않는 이유가 되고 있다.
• 밀을 많이 섭취하면 이뇨의 원인이 될 수도 있다.

정제하지 않은 곡식류는 내 몸에 '약' 된다

밀도 쌀과 마찬가지로 하얗게 정제한 부드러운 밀가루는 녹말만 가득하여 밀배아와 껍질(기울)에 들어 있는 각종 비타민과 무기질 그리고 미량원소 등이 없는 불완전한 식품이기는 마찬가지다. 이런 식품을 소위 쓰레기 식품(junk food), 빈 영양식이라고 부른다.
사람이 통밀과 현미 등 정제하지 않은 곡식류(통곡)만 상식하면 영양문제도 해결되고 비만, 당뇨, 고혈압을 비롯한 각종 성인병도 예방될 수 있다고 알려져 있다.

변비를 예방하는 **들깨수제비**

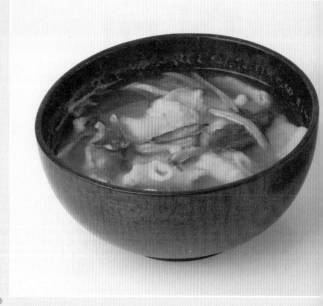

재료 우리밀가루 10g, 들깻가루 30g, 국간장, 죽염
약간씩.
육수 채썬 양파 1/2개, 표고버섯 2개, 다시마 1쪽,
대파 약간.

만드는 방법
1. 냄비에 육수를 올려놓는다.
2. 우리밀가루를 죽염으로 간하여 수제비 반죽한다.
3. 육수가 끓으면 수제비를 얇게 뜯어 넣고 끓인다.
4. 수제비가 익어서 동동 뜨기 시작하면 그때 들깻가
   루를 넣고 끓인 후 국간장으로 간을 맞추어 완성
   한다.

노릇노릇 맛있는 **통밀부추전**

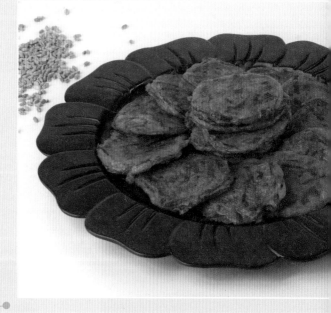

재료 우리밀 통밀가루 100g, 부추 약간, 죽염 약간,
홍고추 1개, 해바라기씨유 1/2컵.

만드는 방법
1. 부추는 씻어서 1cm 가량 썰어놓고 홍고추는 다져
   놓는다.
2. 통밀가루에 부추와 홍고추를 넣어 죽염으로 간하
   고 달궈진 팬에 한 숟가락씩 떠서 지져낸다.

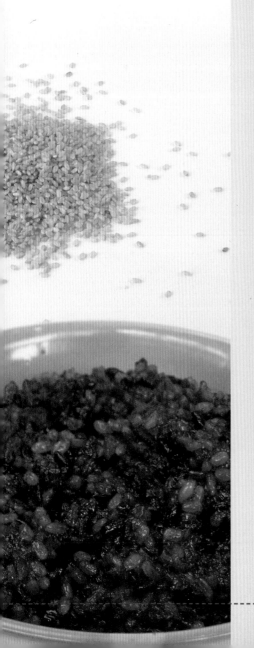

체질 개선과 뇌에 좋은
현미

현미는 벼에서 왕겨를 살짝 벗겨낸 쌀로 '살아있는 쌀'이라고 불리며, 배아가 남아있는 상태다. 현미는 밀·보리와 함께 세계 3대 곡물의 하나다. 현미에는 외층이 붙어 있어 배아를 단단히 지켜주고 배유를 완벽하게 감싸준다. 따라서 현미는 전체적으로 완벽함을 유지하고 있다. 백미에 비해 충해나 미생물의 해가 적어 저장성이 좋지만 맛이 떨어지고 영양분이 충분히 소화·흡수되지 않는다.

쌀을 뜻하는 한자 '米'는 상형문자로 벼이삭을 본뜬 것인데, 어떤 이는 '米'를 '八十八'로 파자(破字:한자를 깨뜨려서 뜻을 풀이하는 방법)해 노동집약적이며 잔손질이 많이 가는 벼농사의 특성을 표현한 글자라고 풀이하기도 한다 (즉 쌀을 생산하는 데 88번의 손질이 필요하다는 뜻).

쌀은 동서양을 막론하고 인류 역사를 통해 가장 중요한 식품의 하나로 여겨졌으며, 여러 문헌에서 쌀과 관련된 기록이 발견되고 있다.

중국 후한 시대의 장릉(張陵)이 창시한 오두미도(五斗米道)는 쌀과 관련된 역사적 사건 가운데 하나다. 장릉은 장생(長生)의 도를 닦고 그 가르침을 받으러 온 사람들에게서 오두미(五斗米)를 받았는데 이들이 종교집단을 형성하고 세력을 키워나가면서 미적(米賊)으로도 불렸다.

현미는 정미기에서 정백되어 백미가 된다. 상품으로 취급되는 백미는 현미에서 8%의 쌀겨층을 제거한 쌀로, 정백 비율은 92%이다. 5분도 미는 현미의 쌀겨가 50%, 7분도 미는 70%의 쌀겨가 제거된 것이다. 배아미는 현미를 특수한 방법으로 정백하여 배아를 남긴 쌀이다.

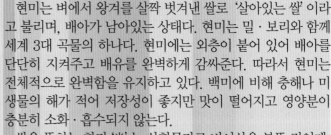

Brown rice

현미는 식습관을 바꾸고 체질을 개선하는 데 최고의 식품이다.

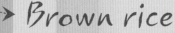

어떤 성분이 들어 있을까?

현미의 주요 성분은 수분 11.6g, 탄수화물 77.1g, 지질 2.1g, 단백질 7.6g, 섬유소 2.7g, 회분 1.6g 등이다.

현미에 함유되어 있는 미네랄은 칼슘, 나트륨, 칼륨, 인, 철, 마그네슘, 아연, 구리 등이고, 비타민은 B_1, B_2, B_3, B_5, B_6, E, 엽산 등이다.

균형 있게 조성된 현미를 정백하여 백미로 만들어버리면 대부분 당질만 남게 돼 영양이 별로 없는 하얀 식품이 되어버린다.

비타민과 지방은 쌀의 배아에 많고, 특히 비타민 E는 배아에만 함유되어 있다. 쌀겨와 배아에 많은 비타민 B_1은 아주 중요하다. 이것은 당질대사에 빠뜨릴 수 없는 물질이며, 현대인처럼 정백된 쌀과 빵을 비롯해 당질이 많은 식사를 하는 경우 반드시 필요한 영양소다.

성분표 (per 100g edible potion)				농진청 식품성분표 (2006 seventh revision)	
에너지kcal	탄수화물g	지질g	단백질g	비타민A 레티놀μg	비타민A 베타카로틴μg
350	77.1	2.1	7.6	0	Ø
비타민B1 티아민mg	비타민B2 리보플라빈mg	비타민B3 나이아신mg	비타민B5 판토텐산mg	비타민B6 피리독신mg	비타민B12μg 시아노코발라민
0.23	0.08	3.6	1.36	0.45	0
엽산μg	비타민Cmg	비타민Dμg	비타민Emg	비타민Kμg	칼슘mg
27.0	0	0	1.3	0	6
나트륨mg	칼륨mg	인mg	철mg	마그네슘mg	망간mg
79	326	279	0.7	110	
아연mg	코발트μg	구리mg	몰리브덴μg	셀레늄μg	요오드μg
1.8	–	0.27			

현미 쌀 Brown rice (일반형)

＊ 참고하세요! –: 수치가 애매하거나 측정되지 않음, Φ: 식품성분 함량이 미량 존재, /: 분석자료가 존재하지 않음.

어디에 좋을까?

• 체질을 개선한다

체질 개선에는 현미밥과 채식이 제일이다. 보통 현미밥은 20번에서 30번만 씹어도 괜찮다고 하지만 100번 정도 씹으면 정말 좋다. 그러나 100번 씹는 일은 쉬운 일이 아니다. 그러므로 100번 씹겠다는 목표를 확실하게 정하고 시작해야 한다. 현미밥을 오래 씹으면 참맛이 나타나고, 위장이 좋아지고, 정신적인 안정감도 생긴다. 정신적인 안정감은 음식을 오래 씹게 되면 두뇌의 활동을 촉진시켜 뇌의 건강 증진에 도움이 되기 때문이다. 오래 씹는 것은 치아를 튼튼하게 만든다. 이가 튼튼한가 그렇지 않은가는 씹는 것에 의한 물리적인 영향도 크게 작용하고 있다.

- 중금속을 배설하는 해독작용이 뛰어나다

현미 외피의 주성분인 피틴산과 섬유소는 인체에 축적되기 쉬운 수은 등 중금속을 배설시키는 작용이 탁월하다.

- 대장암을 예방한다

대변의 양을 증가시키고 대변의 장내 통과시간을 단축하기 때문에 대장암을 예방한다.

- 당뇨병 예방에도 효과적이다

현미 중의 섬유소는 당분이 장으로부터 혈액에 흡수될 때 과잉의 당분 흡수를 저지하거나 흡수 속도를 지연시켜 인슐린을 분비하는 췌장의 부담을 경감하는 작용을 하기 때문이다.

- 적혈구의 생성을 도와 빈혈을 예방한다

빈혈이란 혈액의 생성이 불충분하게 되어 혈액 중에 적혈구가 적어지는 병인데 이것은 미네랄, 비타민의 부족으로 일어난다. 현미에는 적혈구 생성에 중요한 역할을 하는 비타민 B군, 엽산, 철분이 많이 함유되어 있다.

많이 이용하는 민간요법

- 〈본초강목〉의 글을 인용한 글이 〈동의보감〉에 기록되어 있다. 이 기록에 따르면 "경미(粳米 : 멥쌀)는 성질이 평(平)하고 맛이 달며 무독(無毒)해서 위기(胃氣)를 평(平)하고 기육(肌肉)을 기르며 온중(溫中), 지리(止痢), 익기(益氣), 제번(除煩)한다."고 했다.
- 또한, 나미(찹쌀)는 "성질이 차고, 맛이 감고(甘苦)하며 무독하니 보중익기(補中益氣)하고 곽란을 그치게 하나 열이 나고 대변이 굳어진다."고 했다.

어떤 독성이 있을까?

- 현미 한 그릇은 백미 19그릇을 먹는 것과 동일한 효과가 있다. 쌀 속의 지방, 탄수화물, 단백질 등의 영양소는 95% 이상이 쌀겨와 쌀눈(배아)에 집중되어 있으나 백미는 이러한 영양소가 모두 떨어져 나간 죽은 쌀로 현미에 비해 영양소가 5% 정도밖에 남아 있지 않다.

당뇨병을 예방하는 **현미죽**

재료 현미 50g, 죽염, 참기름 약간, 잣가루.

만드는 방법
1. 현미는 깨끗하게 씻어서 10시간 이상 불린다.
2. 불린 현미를 믹서에 갈아서 냄비에 붓고 저어가며 끓인다.
3. 끓으면 불을 줄이고 서서히 20분 동안 저어가며 끓이다가 죽염으로 간을 맞추고 참기름 한방울을 떨어뜨려 마무리한다.
4. 죽을 그릇에 담고 잣가루를 위에 뿌린 다음 완성한다.

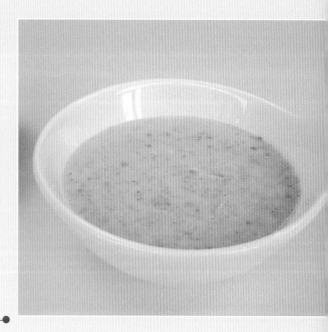

체질을 개선하는 **현미잡곡밥**

재료 현미(10시간 정도 물에 불린 것), 차조, 수수, 율무, 우리밀, 콩, 죽염 약간.

만드는 방법
1. 압력솥에 현미와 잡곡을 넣고 약간의 죽염을 넣은 뒤 곡식 양의 1.5배 정도 물을 넣어 압력밥솥에 밥을 하면 쉽고 간편하다.

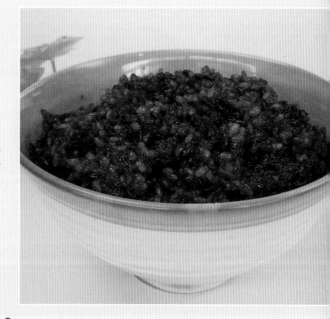

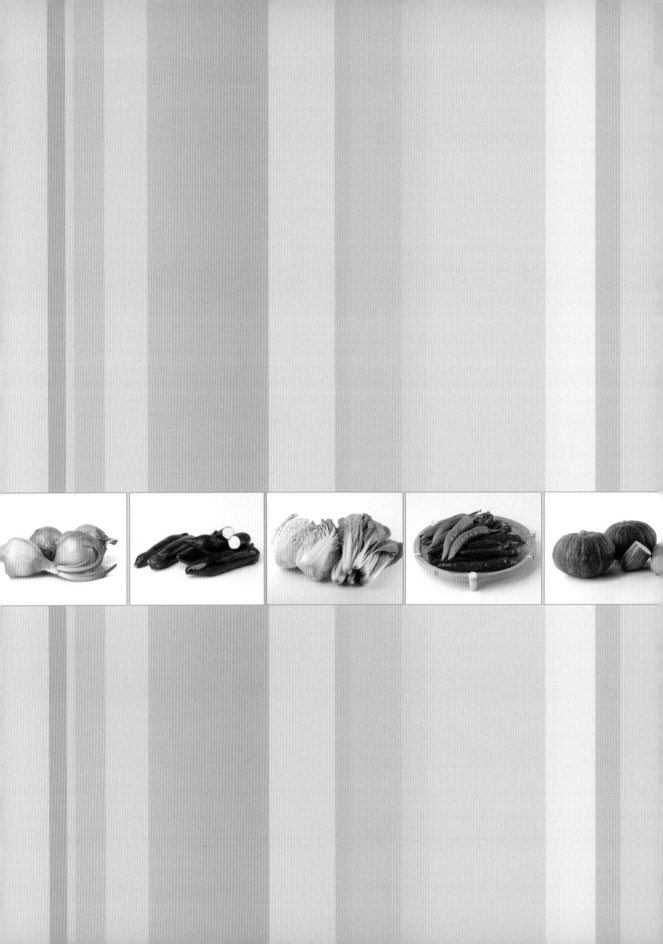

내 몸에 약이 되는
웰빙채소류
19가지

Wellbing Vegetables

암세포 증식을 억제하는
가지

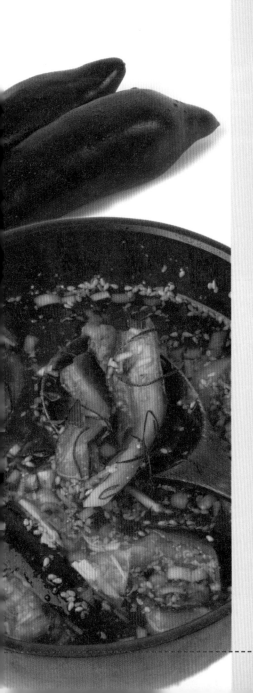

가지는 가지과에 속하는 부드러운 다년생식물로 감자와 밀접한 관계가 있다. 원산지는 아시아 남·동부로 다육질의 열매 때문에 오랜 옛날부터 심어왔으며, 열매를 얻기 위해서는 보통 일년생으로 기른다.

줄기는 곧고 털이 많으며 때로는 가시가 조금 덮여 있다. 잎은 크고 타원형이며 약간 패여있다. 꽃은 지름이 약 5cm 정도로 보라색이고 흔히 한 송이씩 피며 아래로 늘어진다.

열매인 가지는 달걀 모양의 큰 장과(漿果)로 짙은 자주색부터 붉은색, 노르스름한 색 또는 흰색까지 아주 다양하다. 가끔 줄무늬가 있는 것도 있으며 겉이 반들반들하다.

따뜻한 기후에서 잘 자라며 아시아 동남부·미국에서 널리 심고 있다. 종종 오븐이나 석쇠에 굽거나 튀겨서 또는 삶아서 먹기도 하며, 요리의 장식용으로 쓰기도 한다.

Eggplant
가지는 성질이 차므로
열이 많은 사람에게 좋다.

어떤 성분이 들어 있을까?

가지의 주요 성분은 수분 93.6g, 탄수화물 4.8g, 지질 0.1g, 단백질 1.1g, 섬유소 0.6g, 회분 0.4g 등이다.

가지에 함유되어 있는 미네랄은 칼슘, 나트륨, 칼륨, 인, 철, 마그네슘, 망간, 아연, 코발트, 구리, 셀레늄, 요오드 등이고, 비타민은 A(베타카로틴), B1, B2, B3, B5, B6, C, E, K, 엽산 등이다.

가지는 과육이 스펀지 상태로 되어 있어 기름을 잘 흡수하는 특징이 있다. 그리고 단백질과 염기 외에 질산류와 탄수화물 환원당이 많이 들어 있다.

가지에는 스코폴레틴(Scopoletin)과 스코파론(Scoparone)이라는 경련 억제 성질을 갖는 성분이 함유되어 있다.

성분표 (per 100g edible potion)				농진청 식품성분표 (2006 seventh revision)	
	에너지kcal	탄수화물g	지질g	단백질g	비타민A 레티놀μg	비타민A 베타카로틴μg
가지 Eggplant (삶은것)	19	4.8	0.1	1.1	0	15
	비타민B1 티아민mg	비타민B2 리보플라빈mg	비타민B3 나이아신mg	비타민B5 피리독신mg	비타민B6 판토텐산mg	비타민B12μg 시아노코발라민
	0.03	0.03	0.3	0.29	0.03	0
	엽산μg	비타민Cmg	비타민Dμg	비타민Emg	비타민Kμg	칼슘mg
	22.0	1	0	0.3	10	16
	나트륨mg	칼륨mg	인mg	철mg	마그네슘mg	망간mg
	3	210	33	0.3	17	0.2
	아연mg	코발트μg	구리mg	몰리브덴μg	셀레늄μg	요오드μg
	0.2	–	0.05	/	0.4	/

＊ **참고하세요!** –: 수치가 애매하거나 측정되지 않음, Φ: 식품성분 함량이 미량 존재, /: 분석자료가 존재하지 않음.

어디에 좋을까?

- **기력 저하를 치료하는 데 효과가 있다**

  가지는 추웠다 더웠다 하는 기력 저하를 치료하는 데 효과가 있다. 민간요법에서는 가지보다 가지 꼭지가 더 많이 이용된다. 가지 꼭지는 기침에 효과가 좋다.

- **지혈작용과 소염작용을 한다**

  고령자나 고혈압 증상이 있을 경우에는 가지 삶은 물을 자주 마시거나 가지 음식을 자주 섭취하면 좋다. 또한 해독작용과 함께 통증을 완화시켜 주고 고혈압과 동맥경화를 예방해 준다.

- **혀의 염증 치유, 맹장염 예방 등에 효과가 있다**

  가지 꼭지는 약효가 좋아 이 부분을 달여서 즙으로 마시면 입안이나 혀의 염증 치유에 좋으며, 맹장염 예방 등에도 효과가 있다.

많이 이용하는 민간요법

- 사마귀나 땀띠, 티눈 등이 생겼을 때는 생가지를 잘라 문지르면 효과가 있다.
- 독버섯에 중독되었을 때는 가지 꼭지를 달여 마신다든가, 생가지를 먹으면 해소된다.
- 등창이 났을 때는 생가지를 쪼개 붙이면 효과적이다.
- 기미ㆍ주근깨가 생겼을 때는 생가지를 얇게 썰어 문지르면 큰 효과를 볼 수 있다.
- 우리나라의 전통의학에서도 가지를 요통, 홍역, 위암, 알코올 중독 등의 치료에 쓰고 있다.

어떤 독성이 있을까?

- 가지 열매 자체는 기침이 심한 사람이 먹으면 더 심해질 우려가 있다.
- 목을 많이 쓰는 아나운서, 성우, 가수 등의 직업을 가진 사람이 가지를 많이 먹으면 목소리가 거칠어져 목소리를 해칠 우려가 있으므로 조심해야 한다.
- 가지는 기운이 워낙 차기 때문에 몸이 차고 대변이 무른 사람이 지나치게 많이 먹으면 없었던 병이 나타나기도 한다.
- 가지는 냉기의 작용이 강하기 때문에 여자가 지나치게 많이 먹으면 자궁이 상할 수도 있다. 그러나 자주 화를 내고 과격한 사람에게는 열을 식혀주는 효과가 있다.

가지의 항암효과는 열에 강하다

TIP

지방질을 잘 흡수하는 성질이 있어서 튀김으로 조리해서 먹기에 알맞다.
가지는 떫은 맛이 강하므로 물에 헹군 다음 조리하도록 하자.
가지의 암 발생 억제 성분은 가열해도 거의 아무런 영향을 받지 않는다.
그러므로 조림, 구이, 튀김, 볶음, 장아찌 등 기호에 맞는 요리법으로 어떤 요리를 만들어 먹어도 무방하다.

고혈압·동맥경화 예방식 **가지무침**

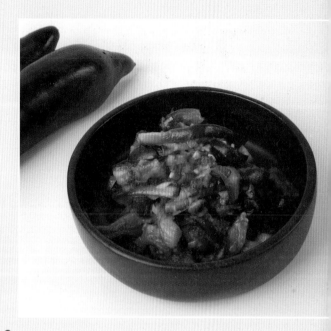

재료 가지 5개, 간장 1큰술, 깨소금 1큰술, 참기름,
다진 파·고춧가루·다진 마늘 1/2큰술씩, 죽
염 약간, 실파 약간.

만드는 방법
1. 싱싱한 가지를 깨끗이 씻어 손질한 후 2등분한다.
2. 실파는 깨끗이 다듬어 씻은 후 송송 썬다.
3. 찜통에 김이 오르기 시작하면 2등분한 가지를 찐다.
4. 알맞게 찐 가지는 큼직큼직하게 손으로 찢는다.
5. 가지에 간장, 고춧가루, 깨소금, 참기름, 다진 파,
   다진 마늘, 죽염을 넣고 손으로 살살 무친다.
6. 그릇에 골고루 무친 가지를 담고 송송 썬 실파와
   실고추를 살짝 얹어낸다.

기운 부족을 치료하는 **가지냉국**

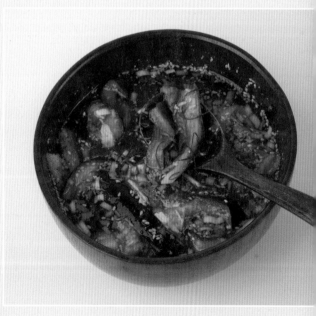

재료 가지 2개, 생수, 죽염, 자연발효식초, 다진 파,
다진 마늘, 깨소금 약간.

만드는 방법
1. 가지는 꼭지를 떼고 깨끗이 씻어서 길게 2등분한
   다음 찜통에서 푹 쪄낸다.
2. 1의 가지를 세로로 길게 찢은 다음 다진 파, 마늘,
   깨소금, 죽염, 식초로 양념하여 무친다.
3. 끓여서 차갑게 식힌 물을 양념한 가지에 붓고 죽
   염으로 간을 하여 실고추를 얹는다.

암 예방에 탁월한 효과
감자

감자는 가지과 가지속에 속하는 1년생초인 식물로 키가 50~100cm 정도다.

대부분의 식물학자들은 페루-볼리비아에 걸쳐 있는 안데스 산맥을 감자의 원산지로 여기고 있다. 세계적으로 중요한 식용작물 중의 하나로 덩이줄기(땅속줄기의 끝부분이 부풀어 오름)를 먹는다는 것이 특징이다.

감자는 영양 측면에서 일반적인 곡물과 다름없는 훌륭한 에너지를 공급하는 동시에 과일과 채소류에 많은 비타민 C의 공급원으로서도 훌륭한 역할을 한다. 그렇기 때문에 채소가 부족한 겨울철에 감자는 비타민을 보충하기에 안성맞춤인 식품이다. 특히 육식을 많이 하는 사람에게는 끼니마다 식탁에 없어서는 안 되는 식품이다.

감자는 맛이 담백하고 조리법도 다채로워 계속해서 먹어도 싫증이 안 나는 것이 특색이다. 100세가 넘은 장수자가 많은 나라에서는 대부분 감자를 많이 먹고 있다.

독일의 저명한 작가 괴테는 "신대륙에서 온 것 중에는 악마의 저주와 신의 혜택이 있다. 전자는 담배이고 후자는 감자다."라는 말을 남기기도 했다.

북유럽 사람들은 미국의 신대륙에서 감자가 넘어와서 건강 상태가 갑자기 좋아졌다고 한다. 그러니 장수를 바라고 건강을 위해서는 매일 한 개 이상의 감자를 먹어야 한다.

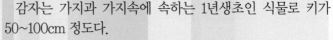

Potato

감자에는 비타민 C가 풍부하고 겨울철 비타민 공급원으로 안성맞춤 식품이다.

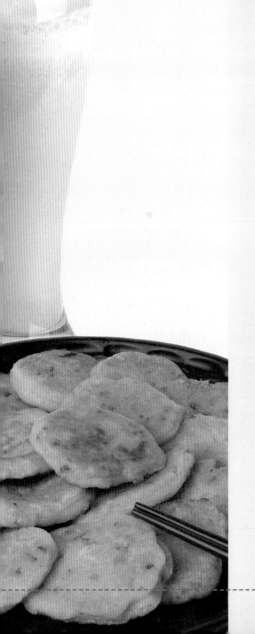

어떤 성분이 들어 있을까?

감자의 주요 성분은 수분 80.6g, 탄수화물 15.3g, 지질 0g, 단백질 3.0g, 섬유소 0.2g, 회분 1.1g 등이다.

감자에 함유되어 있는 미네랄은 칼슘, 나트륨, 칼륨, 인, 철, 마그네슘, 아연, 구리 등이고, 비타민은 B_1, B_2, B_3, B_5, B_6, C, E, 엽산 등이다.

영양성분은 주로 탄수화물로 그 대부분이 전분이다. 전분 입자는 매우 크고 입자 형태는 타원형이다. 반면 단백질, 지방은 적고 고구마에 비해 수용성 당분이 적어 맛이 담백한 편이다.

감자에는 칼슘, 인, 칼륨 등 무기질이 풍부한 데 칼륨이 많이 들어 있는 관계로 알칼리성식품으로 분류되고 있다.

감자는 비타민 B_1과 C가 풍부하다. 특히 비타민 C는 전분에 둘러싸여 있기 때문에 열에 파괴되지 않는다. 또 감자 속에는 펙틴 물질이 들어 있어 건강식으로 인식되고 있다.

성분표 (per 100g edible potion)				농진청 식품성분표 (2006 seventh revision)	
	에너지kcal	탄수화물g	지질g	단백질g	비타민A 레티놀μg	비타민A 베타카로틴μg
감자 Potato (찐 것)	69	15.3	∅	3.0	0	0
	비타민B1 티아민mg	비타민B2 리보플라빈mg	비타민B3 나이아신mg	비타민B5 판토텐산mg	비타민B6 피리독신mg	비타민B12μg 시아노코발라민
	0.11	0.04	0.9	0.52	0.18	0
	엽산μg	비타민Cmg	비타민Dμg	비타민Emg	비타민Kμg	칼슘mg
	22.0	30	0	0.1	0	4
	나트륨mg	칼륨mg	인mg	철mg	마그네슘mg	망간mg
	3	484	67	0.7	20	–
	아연mg	코발트μg	구리mg	몰리브덴μg	셀레늄μg	요오드μg
	0.2	–	0.08			

＊ 참고하세요! –: 수치가 애매하거나 측정되지 않음, ∅: 식품성분 함량이 미량 존재, /: 분석자료가 존재하지 않음.

어디에 좋을까?

• 암 예방과 점막을 강화하는 작용이 있다

비타민 C와 판토텐산은 점막에 생기기 쉬운 암을 예방하는 데 큰 힘을 발휘하기도 한다. 위암·폐암·자궁암과 같은 점막에 생기는 암의 예방 및 치료에는 감자를 충분히 먹는 것이 매우 중요하다. 그렇기 때문에 위 상태가 나빠서 십이지장궤양이나 위궤양을 일으키기 쉬운 사람, 또는 이미 그 병에 걸린 사람으로서 위암이 걱정되는 사람들은 감자를 충분히 먹으면서 점막을 강화시키는 것이 좋다.

- **혈관벽을 강하게 만들어준다**

  감자에는 비타민 B와 C가 풍부하여 혈관벽을 강하게 해준다. 콜레스테롤의 합성을 억제하여 동맥경화를 막아주고 당뇨병 예방, 감기에도 면역력을 상승시키는 역할을 한다. 특히 여성들의 피부 미용에 좋다.

- **경련 완화 효과가 크다**

  감자는 위경련을 진정시키는 강력한 작용을 한다. 감자의 생즙은 특히 궤양, 경련성 통증을 완화시킨다. 감자에는 아트로핀과 같은 물질이 함유되어 있어 경련을 진정시키는 작용을 한다.

많이 이용하는 민간요법

- **생감자즙 요법**: 생감자즙은 암, 간장병, 당뇨병, 위궤양 등 각종 만성퇴행성질환과 생활습관병을 개선하는 강력한 효과가 있는 건강 음료이다. 만드는 방법은 중간 크기의 감자 3~4개의 씨눈과 껍질을 벗긴다. 그리고 강판에 간 다음 꼭 짠다. 100~200cc를 아침과 저녁 공복에 매일 마신다.

어떤 독성이 있을까?

- 감자의 푸른 부분과 씨눈에는 유독성 알칼로이드인 솔라닌이 함유되어 있다. 솔라닌은 미숙한 감자의 녹색 발아부에 존재하며, 특히 껍질과 눈에 많다. 이러한 감자를 먹게 되면 쉽게 중독되지만 감자의 껍질과 눈을 제거해서 먹으면 안전하다. 중독 증세로는 목 부분이 타는 듯하고 두통, 피로, 구토, 복통, 설사가 나타난다.

혈관벽을 튼튼하게~
감자 · 파프리카전

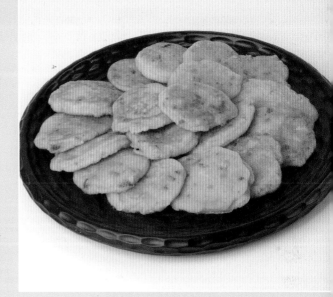

재료 감자 5개, 양파 1개, 파프리카(노랑, 파랑, 빨강 1/2개씩), 우리밀가루 2큰술, 깻잎 2장, 포도씨기름 적당량, 죽염 약간.

만드는 방법

1. 감자와 양파는 깨끗하게 껍질을 손질하여 믹서에 간다.
2. 파프리카는 색깔대로 적절하게 다져놓는다.
3. 깻잎 역시 굵은 채로 썰어 적절하게 준비한다.
4. 우리밀가루를 차가운 물로 반죽하여 죽염으로 간 하고 1, 2, 3재료를 넣어서 섞는다.
5. 팬에 포도씨기름을 두르고 한 숟가락씩 떠서 지져 낸다.
6. 양념장에 먹어도 되지만 깨소금에 찍어 먹으면 더 담백하고 맛있다.

암 예방하는 항암주스
감자 · 두유주스

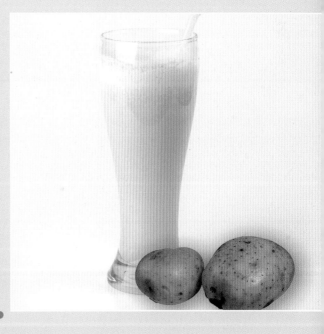

재료 햇감자 2개, 삶은 콩 1컵, 잣 1큰술, 조청 · 죽염 약간씩.

만드는 방법

1. 감자는 껍질을 벗겨 씻은 후 적절한 크기로 썰어 놓는다.
2. 삶은 콩, 잣, 감자를 함께 믹서에 갈아서 입맛에 따라 조청과 죽염으로 간하여 먹는다.

피부를 곱게~ 배변을 원활히~
고구마

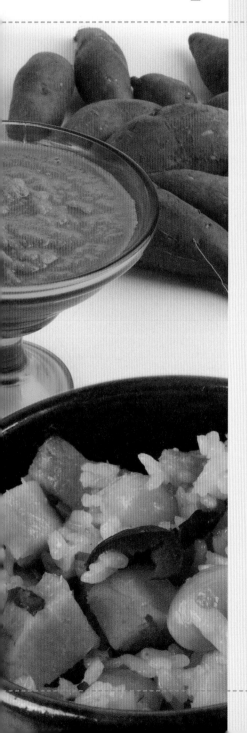

고구마는 메꽃과의 여러해살이 식물로 식용식물이다. 원산지는 중앙아메리카로 열대와 따뜻한 온대지방에서도 널리 기른다. 뿌리에는 녹말이 아주 많고 오렌지색을 띠는 변종에는 카로틴이 풍부하다.

우리나라에서는 조선시대 영조 39년(1783)부터 구황작물의 일종으로 재배했는데, 그 당시 일본에 사신으로 갔던 사람이 고구마를 들여온 것으로 알려지고 있다.

흔히 간식으로 먹지만 옛날에는 쌀이 떨어졌을 때 밥 대신 먹었다고 한다. 찌거나 구워서 또는 기름에 튀겨 먹거나 밥이나 떡에 섞어 먹기도 한다. 알코올이나 녹말의 원료로도 쓰이며, 특히 녹말로는 당면을 만든다. 줄기나 잎을 나물로 먹으며 가축의 먹이로도 쓴다.

겨울의 정취로 군고구마를 파는 사람들이 대로변에서 훈훈한 겨울 경치를 만들어낸다. 따끈따끈한 군고구마를 봉투에 담아 들고 늦게 퇴근하는 아버지의 모습이 얼마나 아름다워 보이는지 모른다.

고구마는 대개 삶아 먹는다. 삶거나 찌는 데는 밤고구마가 좋지만 굽기에는 점질성이며 당도가 높은 물고구마가 입에 착 달라붙어 좋다. 삶은 고구마나 생고구마를 썰어 말린 걸 절간 고구마라 한다. 절간 고구마는 밥에 섞어 먹거나 죽을 쑤었다.

Sweet potato

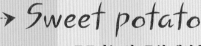

고구마는 암, 특히 폐암을 예방할 수 있는 것으로 밝혀졌다.

어떤 성분이 들어 있을까?

고구마의 주요 성분은 수분 66.3g, 탄수화물 31.2g, 지질 0.2g, 단백질 1.4g, 섬유소 0.9g, 회분 0.9g 등이다.

고구마에 함유되어 있는 미네랄은 칼슘, 나트륨, 칼륨, 인, 철, 마그네슘, 망간, 아연, 코발트, 구리, 몰리브덴, 셀레늄 등이고, 비타민은 A(베타카로틴), B₁, B₂, B₃, B₅, B₆, C, E, 엽산 등이다.

칼륨 성분을 사람이 많이 먹게 되면 나트륨과의 길항작용이 있어 몸 밖으로 나트륨이 많이 빠져나가게 된다. 따라서 칼륨이 많은 고구마를 먹게 되면 소금의 소비가 많아지게 되므로 소금기가 많은 김치를 곁들여 먹는 일은 매우 합리적이라고 할 수 있다. 비타민 C는 조리과정을 거쳐도 70~80%가 남는 장점이 있다. 노란색이 진한 고구마에는 카로틴이 많아서 비타민 A의 효과를 낸다.

성분표 (per 100g edible potion)				농진청 식품성분표 (2006 seventh revision)	
	에너지kcal	탄수화물g	지질g	단백질g	비타민A 레티놀 μg	비타민A 베타카로틴 μg
	128	31.2	0.2	1.4	0	113
	비타민B1 티아민mg	비타민B2 리보플라빈mg	비타민B3 나이아신mg	비타민B5 판토텐산mg	비타민B6 피리독신mg	비타민B12μg 시아노코발라민
고구마 Sweet potato (생것)	0.06	0.05	0.7	0.96	0.15	0
	엽산μg	비타민Cmg	비타민Dμg	비타민Emg	비타민Kμg	칼슘mg
	13.0	25		0.4	0	24
	나트륨mg	칼륨mg	인mg	철mg	마그네슘mg	망간mg
	15	429	54	0.5	19	2.0
	아연mg	코발트μg	구리mg	몰리브덴μg	셀레늄μg	요오드μg
	0.3	21.5	0.13	57	7.1	

* **참고하세요!** –: 수치가 애매하거나 측정되지 않음, ϕ: 식품성분 함량이 미량 존재, /: 분석자료가 존재하지 않음.

어디에 좋을까?

• **통변을 원활하게 한다**

고구마에는 섬유질뿐 아니라 수지(樹脂)성분이 들어 있어 배설을 촉진시킨다. 생고구마를 잘라보면 하얀 진액이 나오는 데 이것이 수지배당체인 얄라핀이라는 성분이다. 고구마를 먹으면 피부가 좋아진다고 말하는 것은 통변을 원활하게 하는 성분이 들어 있기 때문이다.

• **허약 체질을 개선한다**

고구마는 비타민 B군과 미네랄, 카로틴 등이 많이 들어 있어 영양가가 높다. 특히 허약 체질인 사람이 생고구마를 갈아먹으면 건강 증진에 효과가 있다.

- 폐암을 예방한다

고구마가 암, 특히 폐암을 완전히 예방할 수 있다는 것은 증명된 사실이다. 폐암에 걸린 남성과 걸리지 않은 남성을, 섭취 음식의 빈도수에 따라 조사한 결과 폐암을 예방하는 식품으로 가장 으뜸인 것이 진한 황색 채소, 즉 고구마 · 양배추 · 인삼 등이었다. 미국 국립암연구소의 연구진에 의하면 고구마 · 양배추 · 인삼을 섞어 하루에 반 컵 정도 마시면 마시지 않는 사람에 비해 폐암에 걸릴 확률이 절반으로 줄어든다고 한다.

- 혈중 콜레스테롤을 낮춘다

최근의 실험에서 고구마는 항콜레스테롤제인 콜레스티랄민과 같은 효과를 나타냈다. 사람의 소화 과정을 연구한 실험에서 과일 및 채소의 식물섬유, 고구마의 식물섬유가 콜레스테롤이 가지는 순기능 정도를 충분히 보충하는 효과를 나타냈으며, 고구마의 식물섬유는 콜레스티랄민과 같은 정도로 콜레스테롤을 제거하였다.

많이 이용하는 민간요법

- 고구마는 허약 체질을 보하고 기운을 올리며 비위를 튼튼히 하고 신(腎)을 강하게 한다. 〈본초강목〉
- 고구마를 삶아 먹으면 비위를 보하고 풍한(風寒)을 막고 안색이 좋아지는 효과가 있다. 〈음식보(飮食譜)〉
- 고구마는 담즙성 통증을 신속히 낫게 하고 또한 부드럽게도 해준다. 임산부의 입덧에도 특히 도움을 주고 있다. 〈현대초본지〉

어떤 독성이 있을까?

- 고구마에 흑반병이라는 이포메아마론이라는 물질이 생기는 데 이 물질은 특유의 향기와 강한 쓴맛을 지니며, 독성과 항생작용이 있으므로 흑반병이 생긴 고구마는 먹어서는 안 된다.

폐암을 예방하는 **고구마 영양밥**

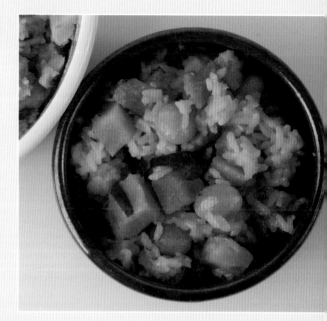

재료 불린 멥쌀 2컵, 불린 현미찹쌀 1컵, 불린 검은쌀 약간, 고구마 2개, 은행 10개, 대추 3개.

만드는 방법
1. 고구마는 깍두기 모양으로 썰어서 물에 담갔다가 건진다.
2. 은행은 팬에 약간의 식용유를 두르고 볶아서 껍질을 제거한다.
3. 대추는 씨를 빼고 돌돌 말아서 얇게 모양대로 썬다.
4. 불린 쌀을 냄비에 담고 고구마, 은행, 대추를 넣고 생수를 부은 다음 압력솥으로 밥을 한다.

대장암을 예방하는 **고구마 · 당근 주스**

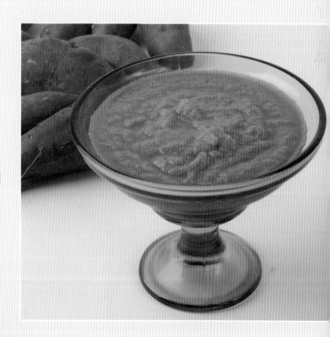

재료 당근 2개, 고구마 2개.

만드는 방법
1. 고구마 · 당근을 깨끗하게 씻어서 껍질째 믹서에 간다.

효과 장기능 강화와 대장암 치료에 좋다.

지방연소 촉진하는 다이어트 식품
고추

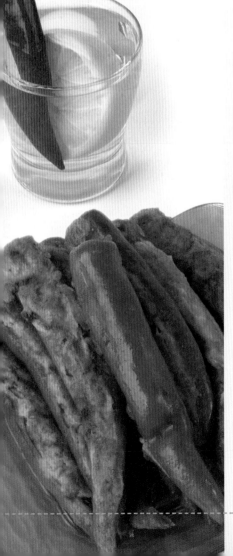

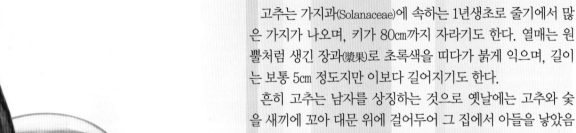

고추는 가지과(Solanaceae)에 속하는 1년생초로 줄기에서 많은 가지가 나오며, 키가 80㎝까지 자라기도 한다. 열매는 원뿔처럼 생긴 장과(漿果)로 초록색을 띠다가 붉게 익으며, 길이는 보통 5㎝ 정도지만 이보다 길어지기도 한다.

흔히 고추는 남자를 상징하는 것으로 옛날에는 고추와 숯을 새끼에 꼬아 대문 위에 걸어두어 그 집에서 아들을 낳았음을 알리기도 했다. 고추는 옛날부터 사람들이 써왔기 때문에 많은 품종들이 만들어졌다. 원래는 남아메리카에서 자라던 다년생 식물이지만 우리나라에서는 1년생 식물로 널리 심고 있다. 우리나라에서는 담배와 거의 같은 시기에 일본과 중국을 거쳐 들어온 것으로 추정된다.

고추는 크게 말린 고추로 쓰는 종류들과 풋고추로 쓰는 종류로 나눈다. 그밖의 품종으로는 외국에서 들어온 피망이 있으며, 열매를 먹기 위해서가 아니라 감상하기 위해서 심는 애기고추 · 아우로라고추 · 노랑고추 · 무늬잎고추 · 화초하늘고추 등이 있다.

Red pepper

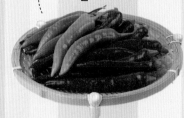

고추가 함유하고 있는 캡사이신은 체지방을 분해하므로 다이어트에 효과가 있다.

어떤 성분이 들어 있을까?

고추의 주요 성분은 수분 84.6g, 탄수화물 10.3g, 지질 1.7g, 단백질 2.6g, 섬유소 5.0g, 회분 0.8g 등이다.

고추가 함유하고 있는 미네랄은 칼슘, 나트륨, 칼륨, 인, 철, 마그네슘, 망간, 아연, 구리 등이고, 비타민은 A(베타카로틴), B₁, B₂, B₃, B₅, B₆, C, E, K, 엽산 등이다.

고추에는 비타민 A와 C가 아주 많이 함유되어 있다. 고춧잎에도 비타민 A가 많고 단백질 함유량도 비교적 많은 편이다.

풋고추는 매운 맛이 적으면서도 카로틴을 많이 함유하고 있어 녹색채소로서 가치가 높다. 또 고추는 몸 속에서 지방연소를 촉진해 다이어트 식품으로서도 주목받고 있다.

성분표 (per 100g edible potion)					농진청 식품성분표 (2006 seventh revision)	
고추 Red pepper (붉은고추, 생것)	에너지kcal	탄수화물g	지질g	단백질g	비타민A 레티놀µg	비타민A 베타카로틴µg
	39	10.3	1.7	2.6	–	6466
	비타민B1 티아민mg	비타민B2 리보플라빈mg	비타민B3 나이아신mg	비타민B5 판토텐산mg	비타민B6 피리독신mg	비타민B12µg 시아노코발라민
	0.13	0.21	2.1	0.95	1.00	0
	엽산µg	비타민Cmg	비타민Dµg	비타민Emg	비타민Kµg	칼슘mg
	41.0	116	0	9.1	27	16
	나트륨mg	칼륨mg	인mg	철mg	마그네슘mg	망간mg
	12	284	56	0.9	42	–
	아연mg	코발트µg	구리mg	몰리브덴µg	셀레늄µg	요오드µg
	0.5	–	0.23			

＊ 참고하세요! –: 수치가 애매하거나 측정되지 않음, Φ: 식품성분 함량이 미량 존재, /: 분석자료가 존재하지 않음.

어디에 좋을까?

• **소화력을 높여준다**
고추의 매운 맛의 주성분은 캡사이신인데, 이 성분은 혈관을 확장시키고 혈행을 좋게 하며 위액 분비를 촉진해 식욕을 돋우고 소화를 좋게 하는 작용이 있다.

• **비만을 예방, 치료한다**
캡사이신은 체지방을 분해하고 지방을 연소시킨다. 자주 먹으면 비만 예방과 치료에 효과가 있다.

• **면역기능을 높여준다**
자율신경에는 교감신경과 부교감신경이 있다. 이 두 신경이 균형을 잘 유지할 때 건강하고 면역기능이 왕성하게 된다.

그러나 균형이 깨어져 부교감신경이 긴장을 하게 되면 코의 점막이 붓고 혈관이 확장되어 콧물이 나고 코막힘 등의 증상이 발생한다. 이때 고추를 먹으면 캡사이신이 교감신경을 자극하여 부기가 가라앉고 염증이 치유되며, 부어올랐던 혈관이 수축되어 막혔던 코가 뚫리게 된다.

많이 이용하는 민간요법

- 설사가 계속될 때는 고추의 뿌리 50g을 물 1/2컵에 넣고 중간 불에서 물의 양이 반으로 줄 때까지 달인다. 하루 2~3번, 10~15㎖씩 식전에 마신다.
- 감기에 걸렸을 때는 물 500cc에 흰파 1뿌리, 작은 생강 1개를 찧어 넣은 후 고춧기름을 찻숟가락으로 1숟가락 정도 떨어뜨린다. 아침 저녁으로 찻잔으로 한 잔씩 마신다.

어떤 독성이 있을까?

- 고추를 지나치게 많이 먹으면 점막의 자극이 심해져 위궤양이 발생하기 쉽고 간 기능에도 영향을 주게 된다. 그러므로 아무 음식에나 고춧가루를 너무 많이 넣어 먹는 것은 삼가야 한다.
- "작은 고추가 맵다"라는 말이 있는 것처럼 진짜 작은 고추는 매운 맛이 강하다. 심하게 매운 것을 먹으면 피부에 반점이 생기기도 하며, 위를 상하게 할 수도 있다. 따라서 위궤양이나 십이지장궤양이 있는 사람은 매운 고추를 적게 먹는 것이 좋다.

냉증을 치료하는 **붉은 고추술**

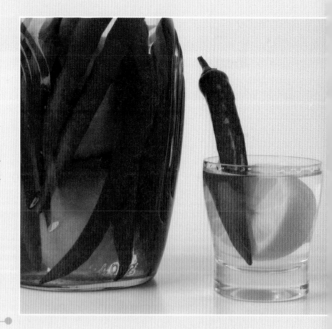

재료 붉은 고추 20개, 레몬 3개, 소주 1병.

만드는 방법
1. 껍질이 두껍고 씨가 적은 붉은 고추를 골라 깨끗이 씻은 다음 물기를 닦아낸다. 레몬은 씻어 4등분한다.
2. 손질한 붉은 고추, 레몬과 소주를 밀폐 용기에 넣고 뚜껑을 닫은 다음 서늘한 곳에 둔다.
3. 약 2주가 지나면 젓가락으로 고추를 골라내고, 2개월이 지나면 레몬을 건져낸 뒤 술을 따라 마신다. 붉은 고추술은 냉증을 치료하고 식욕을 증진시켜 주는 효과가 있다.

면역력 높이는 **고추전**

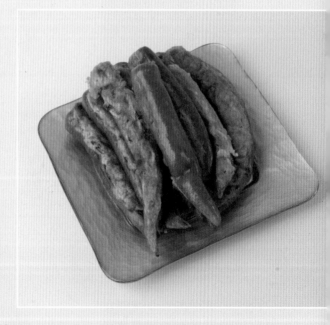

재료 청고추 10개, 두부 1/3모, 표고버섯 다진 것 2큰술, 다진 파 1큰술, 다진 마늘 약간, 죽염 약간, 후추 약간, 녹말가루 1큰술, 참기름 1큰술.

만드는 방법
1. 고추는 1/2 등분하여 씨를 제거한다.
2. 표고 다진 것을 팬에 넣고 참기름과 죽염으로 간하여 살살 볶다가 다진 파, 마늘, 후추, 두부를 함께 섞은 다음 카레가루와 혼합한다.
3. 2등분한 고추 안쪽에 녹말가루를 뿌리고 2의 재료를 채운 다음 팬에서 약한 불로 양념장을 먼저 익힌 후 등쪽을 얼른 한 번 둘렀다 꺼낸다.
※ 고추색깔을 살리는 것이 중요하다.

시력보호와 피부미용에 최고!

당근

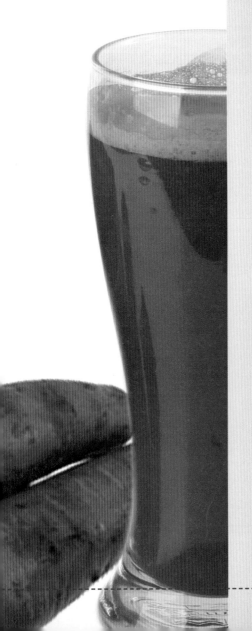

당근은 산형과(傘形科:Apiaceae)에 속하는 2년생 식물로 원뿌리를 먹을 수 있다. 이 식물은 춥거나 온화한 기온을 좋아해 여름철에는 더운 지방에서 자라지 못한다.

뿌리는 둥근 모양에서 긴 것까지 다양하며 맨 끝이 무디거나 길고 뾰족한 것까지 여러 변종들이 있다. 색깔도 오렌지색·하얀색·노란색·자주색 등 여러 가지가 알려져 있다.

당근은 아프가니스탄과 그 근처 지역이 원산지로 추정되며, 야생 당근은 유럽·미국 및 다른 온대지방에 잡초로 퍼지게 되었다.

지중해 지역에서는 예수가 태어나기 전, 중국과 유럽 북서부에서는 13세기 경에 심었으며, 지금은 온대지방에 걸쳐 널리 자라고 있다.

20세기 들어 카로틴(carotene)의 중요성이 알려지면서 당근을 많이 찾게 되었다.

중국에는 원나라 때 서쪽에서 들어왔다고 전해지고 있으며, 호나복(胡蘿蔔)이라고 부른다. 일본에는 중국을 거쳐 들어간 것으로 알려져 있는데, 당근이 일본의 기후에 알맞아 많은 품종들이 개발되고 있다. 우리나라에서는 당나라에서 도입되었기 때문에 당근이라고 부르고 있다.

Carrot

당근은 채소 중에서
비타민 A의 왕자다.

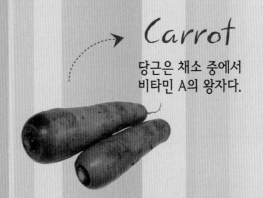

어떤 성분이 들어 있을까?

당근의 주요 성분은 수분 89.5g, 탄수화물 8.6g, 지질 0.1g, 단백질 1.1g, 섬유소 0.8g, 회분 0.7g 등이다.

당근에 함유되어 있는 미네랄은 칼슘, 나트륨, 칼륨, 인, 철, 마그네슘, 망간, 아연, 코발트, 구리, 셀레늄, 요오드 등이고, 비타민은 A(베타카로틴), B₁, B₂, B₃, B₅, B₆, C, E, K, 엽산 등이다.

당근이 주홍빛을 띠는 것은 베타카로틴이라는 성분 때문으로 색깔이 진할수록 베타카로틴이 많이 들어 있다.

당질로서는 설탕, 녹말, 판토텐산이 있어 당근의 단맛을 낸다. 무기질로 인보다 칼슘이 많기 때문에 당근은 알칼리성 식품이다.

성분표 (per 100g edible potion)				농진청 식품성분표 (2006 seventh revision)	
	에너지kcal	탄수화물g	지질g	단백질g	비타민A 레티놀μg	비타민A 베타카로틴μg
당근 Carrot (생것)	34	8.6	0.1	1.1	0	7620
	비타민B1 티아민mg	비타민B2 리보플라빈mg	비타민B3 나이아신mg	비타민B5 판토텐산mg	비타민B6 피리독신mg	비타민B12μg 시아노코발라민
	0.06	0.05	0.8	0.40	0.07	0
	엽산μg	비타민Cmg	비타민Dμg	비타민Emg	비타민Kμg	칼슘mg
	28.8	8	0	0.3	3	40
	나트륨mg	칼륨mg	인mg	철mg	마그네슘mg	망간mg
	30	395	38	0.7	12	0.3
	아연mg	코발트μg	구리mg	몰리브덴μg	셀레늄μg	요오드μg
	0.4	2.0	0.06	–	2.2	7.0

* 참고하세요! –: 수치가 애매하거나 측정되지 않음, *Φ*: 식품성분 함량이 미량 존재, /: 분석자료가 존재하지 않음.

어디에 좋을까?

- **암을 예방한다**

  베타카로틴은 강한 항산화 성분으로 항암작용을 한다. 폐암, 후두암, 식도암, 전립선암, 자궁암 등을 예방하는 효과가 있다.

- **시력을 보호하고 야맹증을 막는다**

  당근의 베타카로틴이 우리 몸 안으로 들어가면 비타민 A로 변한다. 비타민 A는 시력을 보호하고 야맹증을 예방, 개선한다.

- **피로를 풀고 혈압을 낮춘다**

  비타민 A가 피로 회복을 도와 만성피로를 물리친다. 특히 혈압과 혈당, 혈중 콜레스테롤을 낮춰 고혈압, 당뇨병 등 성인병을 예방하는 효과가 있다.

- **스트레스에 효과적이다**
당근의 칼륨이 신경의 흥분과 근육섬유의 수축을 조절해 스트레스로 인한 초조감과 불안함을 없애는 데 도움을 준다.

- **빈혈을 예방한다**
비타민 A와 철분이 조혈작용을 돕고 혈액순환을 좋게 해 빈혈을 예방한다.

- **변비를 예방한다**
당근의 식이섬유가 변의 부피를 늘리고 부드럽게 해 변비를 개선한다. 변의 부피가 늘면 변에 들어 있는 발암물질이 희석되기 때문에 결장암의 위험도 줄어든다.

많이 이용하는 민간요법

- 간장병일 때는 당근을 20~30g씩 하루에 2~3번 생으로 먹는다. 꾸준히 지속적으로 실천한다.
- 백일해에는 당근 200g과 대추 12개를 통째로 넣고 3컵의 물을 부어 1컵으로 줄어들 때까지 달여 마신다. 10번 이상 한다.

어떤 독성이 있을까!

- 당근을 지나치게 많이 먹으면 황달에 걸린 것처럼 피부가 노랗게 되는 데 건강에 직접 해를 주지 않으며, 먹는 것을 중지하면 곧 정상으로 된다.
- 당근은 성질이 따뜻하기 때문에 몸이 더운 양인 체질은 생으로, 몸이 찬 음인 체질은 익혀서 먹는 것이 좋다.

당근 섭취시 주의하세요!

당근에도 오이와 마찬가지로 비타민 C 파괴 효소인 아스코르비나제가 들어 있다. 그 양이 오이보다 적긴 하지만, 역시 생 당근은 다른 채소와 함께 먹지 않는 것이 좋다.
식초를 넣는 것도 좋지 않다. 식초를 넣으면 비타민 C의 손실을 막을 수는 있지만, 그 대신 당근의 주요 영양소인 베타카로틴을 파괴하기 때문이다. 당근을 익히면 아스코르비나제의 활동을 억제할 수 있다.

피로 풀고 혈압 낮추는

당근 · 셀러리 녹즙

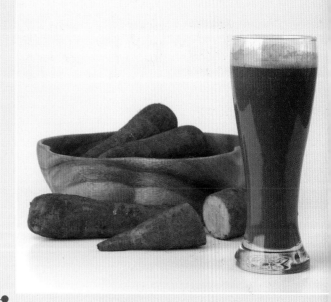

재료 당근 2개, 셀러리 1개, 사과 1/4개.

만드는 방법
 1. 당근을 씻어서 사과와 같이 껍질째 썬다.
 2. 셀러리는 섬유질을 제거한 후 잎까지 같이 녹즙기
    에 간다.

효과 몸을 이완시켜주고 두통에 좋다.

각종 암 예방식 **당근 초절임**

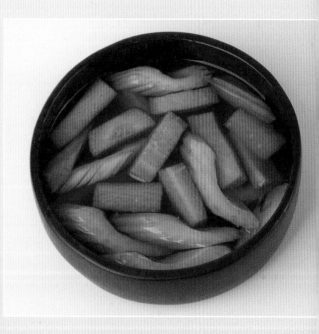

재료 당근 3개, 자연발효식초, 셀러리 2개.

만드는 방법
 1. 당근 3개 정도를 껍질을 벗기고 밑동을 잘라낸 뒤
    먹기 좋은 크기(어른 새끼손가락 정도)로 썬다.
 2. 자른 당근을 입구가 큰 병에 넣는다. 셀러리는 섬
    유질 제거 후 1cm 크기로 잘라 같이 넣는다.
 3. 당근이 잠길 때까지 식초를 붓고 뚜껑을 잘 닫아
    냉장고에 넣는다. 이렇게 해서 2~3일간 지나면
    먹을 수 있다.
 4. 아침과 저녁으로 2, 3개씩 먹으면 된다. 절일 때 시
    럽이나 고추 등으로 입맛에 맞게 맛을 내도 좋다.

호흡기질환의 명약
도라지

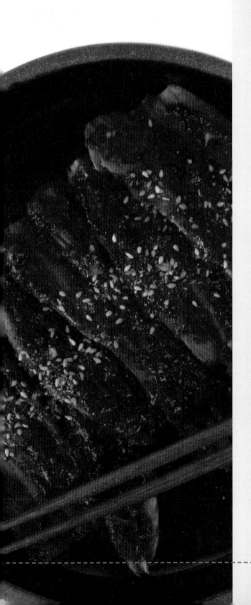

도라지는 예로부터 '일(一) 인삼, 이(二) 더덕, 삼(三) 도라지'라는 말이 있듯이 더덕과 도라지는 생김새뿐만 아니라 약효가 인삼과 비슷하다.

초롱꽃과 도라지속에 속하는 하나뿐인 동아시아산 다년생초로, 풍선처럼 생긴 꽃눈이 자라 꽃이 된다.

열매는 다 익으면 5조각으로 갈라지는 씨꼬투리로 맺히며 끝이 터진다. 잎은 계란 모양으로 끝이 뾰족하며 잎자루가 없다. 길이 30~70㎝ 정도 자라는 줄기의 끝으로 갈수록 잎의 너비가 점점 좁아진다.

꽃은 연보랏빛이 도는 파란색 또는 흰색을 띠며, 갈라진 끝은 뾰족하고 지름 5~7㎝ 정도다.

뿌리는 봄과 가을에 캐서 날것으로 먹거나 나물로 만들어 먹는다. 뿌리는 섬유질이 주요성분이며 당질·철분·칼슘이 많고 또한 사포닌이 함유되어 있어 약재로도 쓰인다.

일찍부터 식용·약용으로 써오던 도라지는 '도라지타령'에서 볼 수 있듯 우리 민족의 생활과도 매우 친근한 식물이다. 최근 22년생 도라지에서 산삼에 버금가는 약효가 과학적으로 입증되며 장생도라지에 많은 관심이 모아지고 있다.

Balloom flower

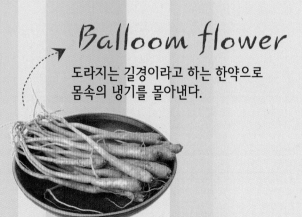

도라지는 길경이라고 하는 한약으로
몸속의 냉기를 몰아낸다.

어떤 성분이 들어 있을까?

도라지의 주요 성분은 수분 72.2g, 탄수화물 24.1g, 지질 0.3g, 단백질 2.4g, 섬유소 1.5g, 회분 1.0g 등이다.

도라지에 함유되어 있는 미네랄은 칼슘, 나트륨, 칼륨, 인, 철, 아연 등이고, 비타민은 B_1, B_2, B_3, B_6, C, E, 엽산 등이다.

도라지를 한약명으로는 길경이라고 하는데 예부터 폐의 기능을 좋게 하고 뱃속의 냉기는 물론 한열을 없애주는 역할, 인후의 보호작용 등 여러 가지 질환에 약으로 쓰였다.

도라지 뿌리에는 풍부한 칼슘과 섬유질, 철분을 비롯하여 사포닌(saponin), 무기질, 단백질, 비타민 등이 함유되어 있다. 오래 묵은 도라지가 산삼(山蔘)이나 인삼(人蔘)에 버금간다는 말은 나이 많은 도라지일수록 사포닌 성분이 많기 때문이다.

성분표 (per 100g edible potion)				농진청 식품성분표 (2006 seventh revision)	
	에너지kcal	탄수화물g	지질g	단백질g	비타민A 레티놀μg	비타민A 베타카로틴μg
도라지 Balloom flower (생것)	96	24.1	0.3	2.4	0	0
	비타민B1 티아민mg	비타민B2 리보플라빈mg	비타민B3 나이아신mg	비타민B5 판토텐산mg	비타민B6 피리독신mg	비타민B12μg 시아노코발라민
	0.10	0.14	0.7	/	/	/
	엽산μg	비타민Cmg	비타민Dμg	비타민Emg	비타민Kμg	칼슘mg
	/	27	/	0.39	/	35
	나트륨mg	칼륨mg	인mg	철mg	마그네슘mg	망간mg
	23	453	95	4.1	/	/
	아연mg	코발트μg	구리mg	몰리브덴μg	셀레늄μg	요오드μg
	/	/	/	/	/	/

❋ 참고하세요! −: 수치가 애매하거나 측정되지 않음, ϕ: 식품성분 함량이 미량 존재, /: 분석자료가 존재하지 않음.

어디에 좋을까?

• 가래를 삭히는 효과가 있다

마취한 개에게 도라지 달인 물을 체중 1kg당 1g의 비율로 내복시킨 결과 호흡기관의 점액 분비량이 현저하게 증가됐다. 또 마취한 고양이에도 같은 실험을 한 결과 호흡기관의 점액 분비를 촉진하는 작용이 확인되었다.

이 같은 실험을 통해 도라지에 들어 있는 사포닌이 기관지의 점액 분비 기능을 촉진시켜 가래를 삭히는 것으로 검증되었다. 이같은 효과 때문에 도라지는 급만성 편도선염, 급만성 기관지염, 화농성 기관지염, 인후염 등에 두루 사용된다.

- **혈당과 콜레스테롤 수치를 낮춘다**

  도라지의 사포닌은 간 속의 콜레스테롤 수치를 낮출 뿐만 아니라 스테로이드와 갤릭 엑시트 (gallig acide)의 분비를 증강시키므로 콜레스테롤 대사에 영향을 미치는 것이다. 그러므로 당뇨병이나 고혈압 환자는 도라지를 자주 먹는 것이 좋다.

- **기관지 천식을 치료한다**

  도라지는 엉기어 있는 폐의 기운을 소통시키고 뭉쳐 있는 심장의 기운을 잘 통하게 한다. 도라지의 쓴맛은 플라틴 코틴, 사포닌 등인데 이러한 성분에 항염증, 거담, 항궤양, 진해, 해열, 진통 등의 약리작용이 있다. 오랫동안 복용해도 부작용이 없으며 해열, 소염작용을 하고 머리와 눈을 맑게 해준다.

많이 이용하는 민간요법

- 가슴 답답증, 담혈(痰血)이 있을 때는 도라지 약 37.5g (날 것이면 10뿌리 정도)과 감초 75g을 물 3ℓ에 삶아 1ℓ 정도가 되면 이것을 매일 3차례 식후마다 먹는다.
- 갑작스러운 오한이나 더위로 위복통이 일어났을 때는 도라지 37.5g과 생강 5조각을 함께 삶아 그 물을 자주 마신다.
- 술독과 취기를 풀려고 할 때는 도라지 37.5g, 갈근(칡뿌리 말린 것) 37.5g을 삶아 황설탕을 타 자주 마시면 된다.
- 눈이 빨갛게 부어 아플 때는 도라지 37.5g, 치자 약 16g을 물 3~4그릇으로 달여 반이 되면 매일 3~5차례 자주 마시면 효과가 있다.

어떤 독성이 있을까?

- 도라지의 쓴맛 성분은 아직 확실히 밝혀져 있지 않으나 알칼로이드류와 배당체류에 속한 여러 물질 등이 아닌가 한다. 도라지의 쓴맛 성분을 찬물로 우려낸 다음에 음식을 만드는 것이 좋다.

기관지천식을 치료하는
통도라지 양념구이

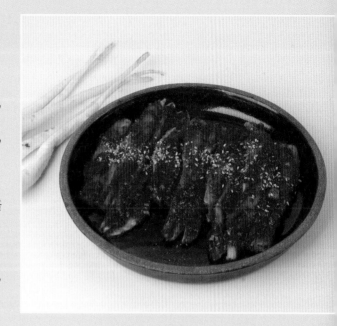

재료 통도라지 300g, 실파 3줄기, 샐러드유 약간,
기름장 재료(참기름 2큰술, 간장 1큰술).
양념장 고추장 2큰술, 간장 1큰술, 다진 마늘, 깨소금,
참기름, 청주, 다진 파, 조청 1큰술.

만드는 방법
1. 통도라지는 반으로 가른 뒤 소금물에 담가 쓴맛을
우려낸다.
2. 도라지는 물기를 뺀 뒤 방망이로 두들겨 편다.
3. 볼에 참기름, 간장을 넣고 섞어 기름장을 만든다.
4. 볼에 분량의 고추장, 간장, 마늘, 깨소금, 참기름,
조청, 파를 넣어 양념장을 만든다.
5. 도라지에 기름장을 발라서 준비한다.
6. 프라이팬에 기름을 두른 뒤 도라지를 넣고 굽는다.
7. 도라지에 양념장을 발라 약한 불에서 타지 않도록
뒤집어가며 굽는다.

콜레스테롤 낮추는 # 도라지나물

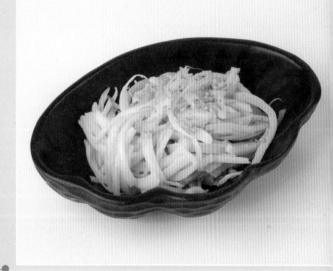

재료 통도라지 200g, 소금 2큰술, 다진 파 약간,
마늘 2작은술, 통깨 약간, 현미유 적당량.

만드는 방법
1. 통도라지는 껍질을 벗기고 가느다란 쇠꼬챙이로 잘
게 쪼갠 다음 소금을 넣고 주물러 씻어 쓴맛을 뺀다.
2. 끓는 물에 손질한 도라지를 넣고 살짝 데쳐 물기를
꼭 짠다.
3. 프라이팬에 기름을 두르고 뜨거워지면 도라지를
넣고 볶다가 다진 파, 다진 마늘을 함께 볶는다.
4. 도라지가 볶아지면 소금으로 간하고 통깨를 뿌려
맛을 낸다.

피로회복과 허약체질 개선!

마늘

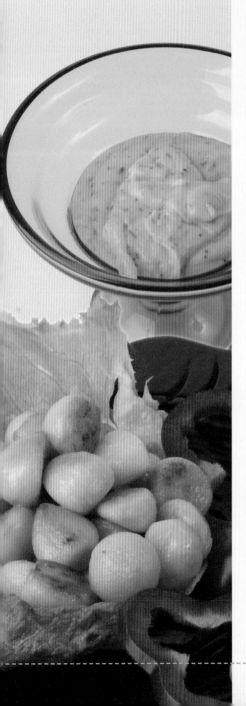

마늘은 백합과에 속하며 비늘줄기가 있는 다년생 식물로 예로부터 여러 나라에서 써왔으며, 양파 같은 냄새가 나고 찌르는 듯한 자극적인 맛이 있다.

마늘의 원산지는 중앙아시아나 이집트로 추정되며, 중국을 거쳐 전래된 것으로 추측하고 있다.

우리나라의 마늘 도입 시기에 대한 기록 또한 자세한 것은 없으나 〈단군신화〉에 마늘이 등장하고 있으며, 〈삼국사기〉에도 마늘의 재배 기록이 남아있는 것으로 보아 이미 통일신라 시대에는 마늘의 재배와 이용이 널리 행해졌음을 말해준다.

〈단군신화〉에서 웅녀(곰)를 사람으로 변신하게 하는 신비의 식물로 묘사한 마늘에 관한 기록 중 빼놓을 수 없는 것은 〈단군신화〉일 것이다. 마늘과 쑥을 먹고 여인이 된 곰과 하늘의 아들인 환웅 사이에서 태어난 시조 〈단군신화〉는 마늘의 신비성과 함께 기초적 약용식물로 활용되어 왔음을 알 수 있다. 단군신화에 등장할 만큼 우리 민족에게 마늘은 없어서는 안될 친숙한 관계임을 증명해 준다.

현대의 과학적인 연구를 통해 마늘의 많은 특성들이 입증되었는데, 20세기 후반에는 순환계에 미치는 마늘의 효능이 의학적으로 큰 관심을 끌기도 했다.

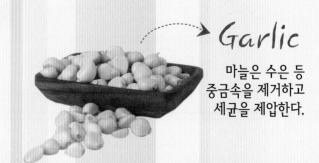

Garlic

마늘은 수은 등 중금속을 제거하고 세균을 제압한다.

어떤 성분이 들어 있을까?

마늘의 주요 성분은 수분 63.1g, 탄수화물 30.0g, 지질 0g, 단백질 5.4g, 섬유소 1.0g, 회분 1.5g 등이다.

마늘에 함유되어 있는 미네랄은 주로 칼슘, 인, 철, 칼륨, 마그네슘, 아연, 코발트, 구리, 셀레늄, 요오드 등이고 비타민은 B_1, B_2, B_3, B_5, B_6, C, 엽산 등이다.

마늘 특유의 냄새인 정유를 생성하며, 마늘의 자극 성분은 혈액순환 촉진, 발한, 이뇨, 살균, 냉증, 빈혈증, 저혈압에 좋다.

성분표 (per 100g edible potion)				농진청 식품성분표 (2006 seventh revision)	
에너지kcal	탄수화물g	지질g	단백질g	비타민A 레티놀μg	비타민A 베타카로틴μg
126	30.0	0	5.4	-	0
비타민B1 티아민mg	비타민B2 리보플라빈mg	비타민B3 나이아신mg	비타민B5 피리독신mg	비타민B6 판토텐산mg	비타민B12μg 시아노코발라민
0.15	0.32	0.4	0.55	0.50	0
엽산μg	비타민Cmg	비타민Dμg	비타민Emg	비타민Kμg	칼슘mg
63.0	28	0	0	Ø	10
나트륨mg	칼륨mg	인mg	철mg	마그네슘mg	망간mg
3	664	164	1.9	23	0.3
아연mg	코발트μg	구리mg	몰리브덴μg	셀레늄μg	요오드μg
1.0	0.9	0.14	-	77.1	94.0

(마늘 Garlic (생것))

* **참고하세요!** -: 수치가 애매하거나 측정되지 않음, *Ø*: 식품성분 함량이 미량 존재, /: 분석자료가 존재하지 않음.

어디에 좋을까?

• **건강을 증진하는 효과가 있다**
실험에 의하면 마늘을 섭취한 쥐를 물에서 헤엄치게 했더니 일반 쥐보다 4배 이상 오래 헤엄을 쳤다고 한다. 이것은 마늘을 섭취한 쥐가 그렇지 않은 쥐보다 체력이 월등히 강해졌다는 사실을 의미한다. 실제로 마늘에는 회분 · 칼슘 · 인 · 철 · 비타민 · 티아민 · 리보플라빈 · 나이아신 · 아스코르빈산 등이 있어 건강증진 효과가 탁월하다.

• **체력증강, 강장효과 및 피로회복 작용이 있다**
게르마늄이 비타민 B_1과 결합 시 비타민 B_1을 무제한으로 흡수해 체내에 저장하여 몸이 지치거나 피로 시에 효과가 있다.

• **살균과 항균작용이 뛰어나다**
화학자 체스트너는 1944년 마늘이 가지고 있는 화합물 알리신을 분리해 이것이 항생물질이라고 밝혔다. 여러 번의 실험 결과 마늘은 페니실린이나 테트라마이신보다 항균력이 더 강하다는 것이 알려졌다.

많이 이용되는 민간요법

• 감기 치유와 예방에 효과적이다. 마늘의 알리신에는 강한 살균력을 가진 항바이러스 작용이 있으므로 감기나 인플루엔자의 바이러스를 살균하거나 그 활동을 현저하게 약화시키는 기능을 한다.
• 마늘의 알리신과 그 복합적 효과에 의해 장의 기능이 정상화되므로 변비나 설사, 배뇨 곤란 등의 배설 기능 이상을 치료하는 힘이 있다. 특히 변비로 고생하는 사람들은 마늘을 장복하면 좋은 효과를 볼 수 있다.
• 혈액순환을 촉진한다. 나이가 들수록 노폐물이 쌓여 혈관이 막힌다. 특히 손, 팔, 다리, 심장, 뒷머리에서 빈발하는 데 이러한 혈전을 녹여 막힌 혈관을 뚫고 혈액순환을 촉진한다.

어떤 독성이 있을까?

• 배가 고플 때 생마늘은 금물이다. 공복에 생마늘을 먹으면 위 점막을 자극해 위통을 일으켜 뒹굴 정도로 고통을 받을 수 있다. 생으로 먹는 것이 가장 효과적인 방법이지만 섭취량을 조절해야 한다. 위의 상태를 잘 생각해서 공복에는 생으로 먹지 않는 것이 좋다.

혈액 술술 잘 흐르게 하는 **마늘소스**

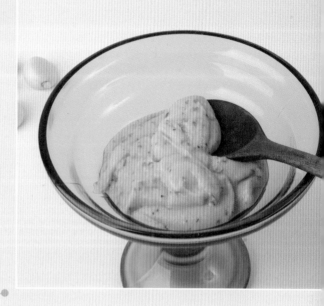

재료 깐 마늘 1컵, 올리브오일 1/2컵, 양파 약간, 조청 약간, 식초 약간, 파슬리 약간, 죽염 약간.

만드는 방법
1. 깐 마늘을 식초물에 삶아서 건져놓는다.
2. 파슬리는 다진 뒤 거즈에 싸서 찬물에 헹구어 꼭 짜서 준비한다.
3. 삶아놓은 마늘과 올리브와 죽염을 함께 믹서한다.
4. 믹서한 소스에 파슬리가루를 혼합한다.

중금속 해독에 좋은 **마늘구이**

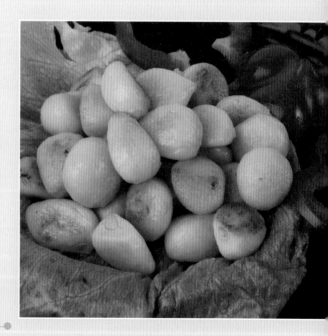

재료 마늘, 포도씨기름, 죽염, 후추, 식초.

만드는 방법
1. 마늘의 뿌리 부분을 잘라내고 끓는 식초물에 익을 때까지 삶은 뒤 건진다.
2. 팬에 포도기름을 두르고 마늘을 살살 볶다가 죽염과 후추로 간을 맞춘다.

효과 마늘 구이요법은 중금속 해독에 효과가 있다.

소화 돕고 기침에 특효!

무

무는 겨자과에 속하는 1년생풀로 키는 60~100cm 정도고, 연한 보라색 꽃이 핀다. 뿌리는 희고 살이 많아 잎과 함께 식용하며, 비타민과 단백질의 함유량이 많아 약용으로도 쓰인다.

무의 원산지는 코카서스 남부에서 그리스에 이르는 지중해 연안으로 알려져 있다.

우리나라에서는 언제부터 무를 심기 시작했는지 확실하지 않다. 지중해 지방에서 자라던 무가 중국으로 전해져 BC 400년쯤에 재배되고, 이것이 다시 우리나라로 건너온 것으로 추정된다.

무는 동북아시아 사람들이 즐겨 먹는데, 그 중에서도 우리나라 사람들이 제일 많이 먹는다. 과거 무는 구황식품이었다. 쌀이 모자라면 무를 잔뜩 썰어 넣어서 무밥을 해 먹고, '눈깔사탕'도 사먹을 수 없는 아이들은 밭으로 가 무를 뽑아 먹었다.

무는 배추와 함께 우리나라 2대 채소 중의 하나로, 소화가 잘 되는 식품이다. 이것은 소화효소 디아스타제 때문이다.

고도로 발달된 현대의학 속에 살고 있지만 더욱 중요한 것은 무와 같이 우리 생활 속에 자리잡은 우리 식생활의 건전성을 확립해 나가는 것이 더욱 중요하리라 생각된다.

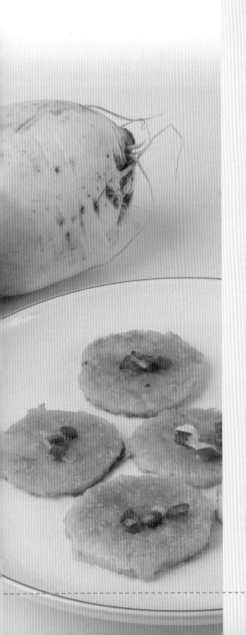

Radish

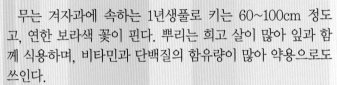

옛날부터 무를 많이 먹으면 속병이 없다는 말이 있을 정도로 소화가 잘 되는 식품이다.

어떤 성분이 들어 있을까?

무의 주요 성분은 수분 94.3g, 탄수화물 4.4g, 지질 0.1g, 단백질 0.8g, 섬유질 0.6g, 회분 0.4g 등이다.

무에 함유되어 있는 미네랄은 칼슘, 나트륨, 칼륨, 인, 철, 마그네슘, 망간, 아연, 구리 등이고, 비타민은 A, B1, B2, B3, B5, B6, C, 엽산 등이다.

무의 달착지근한 맛은 포도당과 설탕이 주성분이고, 매운 맛과 향기성분은 유황 화합물 중 겨자유(mustard oil)와 머캡탄(methul mexcaptan) 때문인데, 특히 날무를 먹고 트림을 하면 그 성분이 휘발되어 고약한 냄새를 내게 되는 것이다.

옛날부터 무를 많이 먹으면 속병이 없다는 말이 있는데, 그 이유는 무 속에는 소화효소인 아밀라제(amylase)가 많기 때문이다.

성분표 (per 100g edible potion)				농진청 식품성분표 (2006 seventh revision)	
	에너지kcal	탄수화물g	지질g	단백질g	비타민A 레티놀μg	비타민A 베타카로틴μg
	18	4.4	0.1	0.8	0	46
	비타민B1 티아민mg	비타민B2 리보플라빈mg	비타민B3 나이아신mg	비타민B5 판토텐산mg	비타민B6 피리독신mg	비타민B12μg 시아노코발라민
무 Radish (조선무, 생것)	0.03	0.02	0.4	0.18	0.01	0
	엽산μg	비타민Cmg	비타민Dμg	비타민Emg	비타민Kμg	칼슘mg
	9.1	15	0	0	–	26
	나트륨mg	칼륨mg	인mg	철mg	마그네슘mg	망간mg
	13	213	23	0.7	7	0.3
	아연mg	코발트μg	구리mg	몰리브덴μg	셀레늄μg	요오드μg
	0.3	–	0.08			

★ **참고하세요!** –: 수치가 애매하거나 측정되지 않음, Φ: 식품성분 함량이 미량 존재, /: 분석자료가 존재하지 않음.

어디에 좋을까?

• **혈압을 내려주는 역할을 한다**
무에 다량 함유되어 있는 비타민 B는 모세혈관을 강하게 해주어 혈압을 내려주는 역할을 한다.

• **겨울철 감기 증세에 도움을 준다**
무에는 비타민 C가 다량 함유되어 있어 겨울철 감기 증세에 도움을 준다. 특히 점막의 병을 고치는 작용, 가래가 끊이지 않고 기침이 자주 나올 때 좋은 효과가 있다.

- **해독작용을 한다**

  무에 함유되어 있는 옥시다제는 해독작용이 있어 생선에 무즙을 곁들이면 생선이 탈 때 생성되는 발암물질을 없애준다.

- **대장암 예방과 부스럼 치료에 좋다**

  날 무는 몸을 차갑게 하는 작용이 있어 숙취, 속이 쓰린 증세에 효과적이다. 무의 식물성 섬유는 장내 노폐물을 청소하는 작용을 하므로 대장암 예방과 부스럼 치료에도 좋다.

많이 이용하는 민간요법

- 기침에 특효다. 무가 가지고 있는 우수한 수분과 많은 비타민 C가 기침을 멎게 하는 데 작용한다. 무를 1cm 네모로 썰어 병에 담고 위에 조청이나 꿀을 부어 2~3일 두면 무의 물이 다 빠져 맑은 물이 괸다. 기침이 날 때 이 물을 먹으면 기침도 멎고 아픈 목도 잘 낫는다.
- 위산과다증에 좋다. 생무의 즙과 생강즙을 조금 타서 식후마다 복용하면 위에 좋다고 알려져 있다.
- 과식했을 때는 무즙을 내어 먹으면 소화가 잘 될 뿐 아니라 그러한 식품의 산도를 중화시켜 주기도 한다.

어떤 독성이 있을까?

- 일반적으로 채소에 다량의 질산염이 함유되어 있어도 성인에게는 영향을 미치지 않는다. 그러나 유아일 경우는 사정이 다르다. 질산염은 미생물에 의해 아질산염으로 환원되는데 이런 환원작용은 유아의 소장 상부에서 이루어진다. 흡수된 아질산염은 메트헤모글로빈을 생성하고 적혈구의 호흡기능을 제어한다.
- 생후 15개월 이하인 유아의 헤모글로빈은 성인의 헤모글로빈에 비해 2배의 빠르기로 메트헤모글로빈으로 산화되어 사망한다는 보고가 나와 있다.

혈압을 내려주는 **무밥**

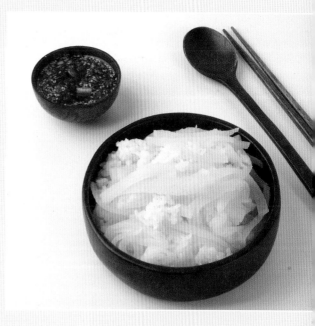

재료 무 1/3개, 불린 쌀 2컵, 죽염 약간.
양념장 간장 3큰술, 참기름 2큰술, 육수물 2큰술, 다진 마늘과 다진 파 약간씩, 다진 홍고추 1개.

만드는 방법
1. 불린 쌀에 물과 죽염을 약간 넣어서 밥을 짓는다.
2. 무는 껍질을 벗겨 5cm 길이로 채 썰어 놓는다.
3. 1의 밥이 뜸들 때쯤 무를 넣어서 뜸을 푹 들인다.
4. 무에서 물이 나오기 때문에 일반 밥보다 물을 적게 잡아 밥을 짓는다.
5. 무밥은 양념간장과 비벼서 먹으면 된다.

겨울 감기 잡는 **무 · 파프리카 전**

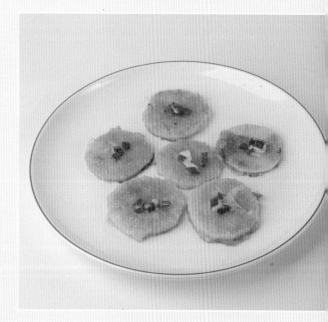

재료 무 1/4개, 청 · 홍 파프리카 1/2개씩, 찹쌀가루 5큰술, 포도씨기름 적당량.
양념장 진간장 1큰술, 청주 1큰술, 들기름 1/2큰술, 다진 파 · 다진 마늘 약간씩, 깨소금 약간.

만드는 방법
1. 원형으로 얄팍하게 자른 무에 찹쌀가루를 묻힌다.
2. 청 · 홍 파프리카는 다져 놓는다.
3. 찹쌀가루는 죽염으로 간하고 걸쭉하게 반죽한다.
4. 찹쌀가루를 묻혀놓은 무에 반죽을 한 번 더 묻혀 청 · 홍 파프리카를 가운데 올려서 포도씨기름을 두른 팬에서 지진다.

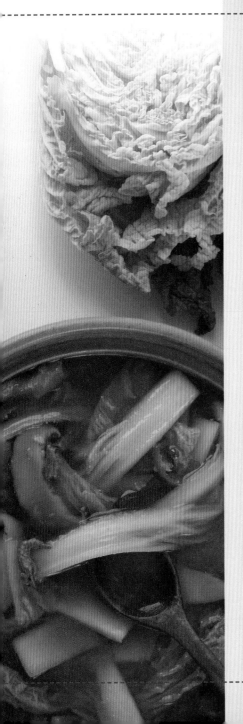

비타민 · 무기질 풍부한 영양채소

배추

배추는 십자화과에 속하는 1~2년생 식물로 뿌리에서 잎이 모여 나온다. 중국 북부지방이 원산지로 화북 일대에 발달한 것이 한반도와 일본으로 전파되었으며, 각 지역에 따라 독특한 형의 품종으로 개량되었다.

우리나라에서는 정확하게 언제부터 재배되기 시작했는지는 알 수 없지만, 고려시대에 쓰여진 〈향약구급방(鄕藥救急方)〉에 기록되어 있는 점으로 보아 이보다 훨씬 이전부터 재배된 것으로 추정된다.

배추는 김치의 주재료로 우리의 식생활에서 빼놓을 수 없는 채소이며, 일년 내내 김치와 국 또는 찌개 등으로 식탁을 장식하는 알칼리성 식품이다.

김치는 어디에나 자신 있게 내놓을 수 있는 식품으로 우리나라 사람은 김치 없이는 밥을 못 먹을 정도다. 김치 속에는 풍부한 유산균이 들어 있어 위와 장의 소화 활동을 돕는다. 유산균 양은 요구르트보다 많다. 또한 중국 · 일본과 함께 동양 3국에서 중요한 채소 중 하나로 취급된다. 구미 각국에서는 샐러드용으로만 약간씩 재배되고 있다.

Chinese Cabbage

배추에는 풍부한 비타민과 섬유질이 들어 있고 녹황색 채소로서 항암효과도 크다.

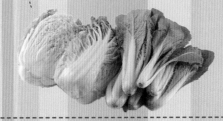

어떤 성분이 들어 있을까?

배추의 성분은 수분이 95.6g, 탄수화물 3.0g, 지질 0g, 단백질 0.9g, 섬유소 0.7g, 회분 0.5g이다. 배추에 함유돼 있는 미네랄은 칼슘, 나트륨, 칼륨, 인, 철, 마그네슘, 망간, 아연, 구리 등이고, 비타민은 A(베타카로틴), B₁, B₂, B₃, B₅, B₆, C, E, K, 엽산 등이다.

배추는 소금 절임에 의해 성분의 변동이 많으며 가정에서 소금 절임 시 중량의 약 50%로 한다. 그 결과 절인 배추는 소금의 농도가 2~3% 정도 된다. 배추 속에 들어 있는 단백질을 구성하는 아미노산은 우수한 편이다. 배춧국을 끓였을 때 구수한 향미가 나는 데 그 성분 중의 하나는 시스틴이라는 아미노산이 있기 때문이다.

성분표 (per 100g edible potion)					농진청 식품성분표 (2006 seventh revision)	
배추 Chinese cabbage (생것)	에너지kcal	탄수화물g	지질g	단백질g	비타민A 레티놀μg	비타민A 베타카로틴μg
	10	3.0	0	0.9	–	1
	비타민B1 티아민mg	비타민B2 리보플라빈mg	비타민B3 나이아신mg	비타민B5 판토텐산mg	비타민B6 피리독신mg	비타민B12μg 시아노코발라민
	0.06	0.03	0.5	0.25	0.09	0
	엽산μg	비타민Cmg	비타민Dμg	비타민Emg	비타민Kμg	칼슘mg
	37.7	17	0	0.5	59	37
	나트륨mg	칼륨mg	인mg	철mg	마그네슘mg	망간mg
	32	239	25	0.5	11	0.2
	아연mg	코발트μg	구리mg	몰리브덴μg	셀레늄μg	요오드μg
	0.4	–	0.08			

＊ 참고하세요! –: 수치가 애매하거나 측정되지 않음, Φ: 식품성분 함량이 미량 존재, /: 분석자료가 존재하지 않음.

어디에 좋을까?

• **겨울철에 꼭 필요한 영양분이다**

겨울철에는 싱싱한 과일이나 채소류를 구하기 힘들었기 때문에 비타민의 공급이 문제가 되지 않을 수 없었다. 배추에 들어 있는 비타민 C는 특히 겨울철에 필요한 영양분이다.

• **감기에 특효약이다**

감기의 예방과 치료에 비타민 C가 큰 효능을 가지고 있는 것은 널리 알려진 사실이다. 뿐만 아니라 비타민 C는 추위에 잘 견디게 하고 질병에 대한 저항력을 증강하는 효력도 인정되고 있다.

• **소화를 돕는다**

배추는 침의 분비를 원활하게 하여 소화를 돕는다. 특히 김장 배추는 겨울에 부족하기 쉬운 비타민과 섬유질을 보충해준다. 또한 녹황색 채소로서 항암효과도 있다.

많이 이용하는 민간요법

- 내화상즙에 효과적이다. 내장에 열이 높으면 침이 마르고 입술과 혀가 갈라지기도 하며 잇몸이 붓거나 피가 나는 수가 있다고 한다. 한방에서는 잠재적 병 때문에 갑자기 내장에 열이 오르는 것을 내화상즙(內貨上汁)이라고 하는데, 비타민 C가 풍부한 배추요리를 먹으면 잘 낫는다고 알려져 있다.
- 화상을 입거나 생인손을 앓을 때는 배추를 데쳐서 상처 부위에 붙인다.
- 옻독이 올라 가렵고 괴로울 때는 배추의 흰 줄기를 찢어서 즙을 낸 다음 바른다.
- 변비에는 배춧잎의 즙을 짜서 매일 식간마다 한 컵씩 오래도록 마시면 좋다.
- 술에 취해서 깨지 못할 때는 배추씨를 찧어 냉수로 마시면 곧 깨어난다. 배추즙도 좋다.
- 탈모증에는 배추씨로 기름을 짜서 항상 바르면 탈모가 줄어든다. 아직 모공이 남아 있을 경우에는 곧 머리털이 난다.
- 철기에 녹이 날 때는 배추씨 기름을 바르면 절대로 녹이 슬지 않는다.
- 손과 발에 열이 날 때는 항상 배추즙을 마시면 된다.

어떤 독성이 있을까?

- 배추에는 독성이 없는 것으로 밝혀졌다.

좋은 배추 고르는 법(결구종 배추)
① 배추 상부를 눌러보아 단단하게 뭉쳐 있는 것이 좋다.
② 배추 밑부분이 잘 뭉쳐 있는 것이 좋다.
③ 배추 뿌리는 둥글며 절단부에 금이 없고, 갈색화되지 않은 것이 좋다.
④ 배춧잎이 넓고 얇으며 두껍지 않은 것이 좋다.

감기에 특효!
배추 속배기 된장국

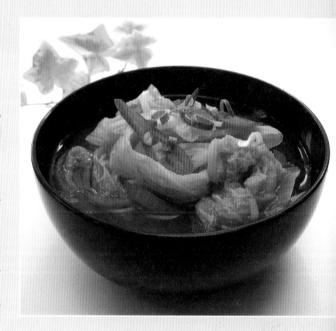

재료 속배기 배춧잎 10장, 불린 표고 2개, 다시마 5쪽, 홍고추·청고추 1개씩, 다진 마늘 약간, 집된장 1큰술.

만드는 방법
1. 속배기 배춧잎을 소금물에 살짝 데쳐서 된장에 다진 마늘을 넣고 조물조물하게 해 놓는다.
2. 냄비에 생수를 넣고 불린 표고와 다시마를 넣어 끓이다가 국물이 우러나면 체에 건더기를 건져낸 다음 1의 배춧잎을 넣어주고 불린 표고를 어슷어슷 썰어서 넣는다.
3. 한소끔 끓으면 된장을 풀어넣고 홍고추, 청고추를 어슷어슷 썰어 넣은 뒤 간을 맞춘다.

소화 잘 되는
어린 배추·두부탕 수프

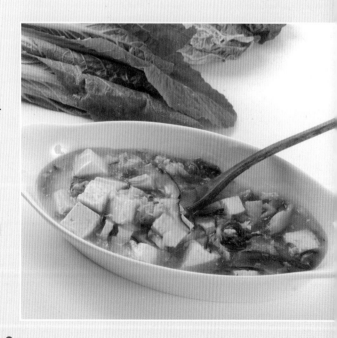

재료 배추, 두부, 녹말가루, 불린 표고 채 썰어 놓은 것, 육수(다시마 우린 물), 죽염 적당량.

만드는 방법
1. 배추를 잘게 썰어서 준비한다.
2. 두부 역시 작은 깍둑썰기를 해 놓는다.
3. 표고를 채 썰어서 준비한다.
4. 육수에 배추, 두부, 표고를 넣고 녹말가루를 풀어서 입맛이 없을 때 식사를 대신한다.

장에 좋은 정력 채소
부추

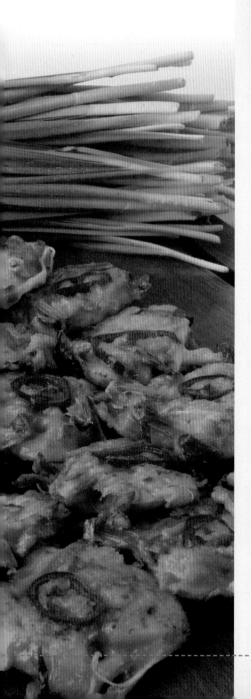

부추는 백합과에 속하는 다년생 식물로 작은 비늘줄기는 섬유로 싸여 있으며 밑에 뿌리줄기가 붙는다. 잎은 곧추서며 가늘고 길지만 조금 두툼하고 연하다. 길이는 20~30cm 정도로 자라고 선명한 초록색을 띠며 독특한 냄새를 지닌다.

중국이 원산지로 알려져 있는데, 우리나라에는 고려시대에 쓰여진 〈향약구급방〉에 부추가 기록된 점으로 보아 그 이전부터 널리 심어왔던 것으로 추정된다.

부추는 한 번 종자를 뿌리면 그 다음 해에도 뿌리에서 싹이 돋아나 몇 해고 계속 자라는 것이 특징이다. 대개 1년 중 봄부터 가을까지 3~4회 잎이 돋아나 수확하지만 온실에서 재배하면 일년내내 수확할 수 있다.

아무리 솎아내도 잘 자라는 생명력 때문에 마늘에 버금가는 정력 채소로 알려져 있다.

여름철에는 잎 사이에서 푸른 줄기가 나와 그 끝에 흰빛의 작은 꽃이 피는 데 열매는 익으면 저절로 터진다.

특히 부추는 중국인들이 즐기는 채소로 중국 요리나 빵 고물로 많이 이용된다. 그러나 우리나라에서는 강한 냄새를 좋아하지 않아 상대적으로 요리에 적게 사용하는 편이다.

우리나라에서는 부추전 · 부추김치 · 부추잡채 · 부추짠지를 만들어 먹거나 오이소박이의 속으로 넣어 먹었으며, 살짝 데쳐 먹기도 했다.

→ Chinese chive

부추는 강장효과가 뛰어난 식품이다.

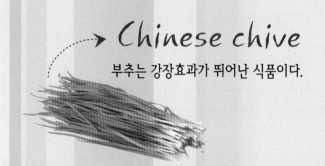

어떤 성분이 들어 있을까?

부추의 주요 성분은 수분 91.4g, 탄수화물 3.9g, 지질 0.5g, 단백질 2.9g, 섬유 1.1g, 회분 1.3g 이다.

부추에 함유된 미네랄은 칼슘, 나트륨, 칼륨, 인, 철, 마그네슘, 아연, 구리 등이고, 비타민은 A, B_1, B_2, B_3, B_5, B_6, C, E, K, 엽산 등이다.

부추의 독특한 맛을 내는 알리신 성분은 비타민 B의 흡수를 돕고 체내에 오래 머물도록 하는 작용을 한다. 잎의 당질은 대부분 포도당 또는 과당으로 구성되는 단당류이다. 부추에서 나는 향은 알릴 황화물이 주성분인데 마늘과 비슷한 강장효과가 인정되고 있다.

일반 파에서와 같이 알릴 황화물에 의한 강한 냄새를 풍기는 데 따뜻한 물에 데치면 그 냄새가 약해진다.

성분표 (per 100g edible potion)				농진청 식품성분표 (2006 seventh revision)	
	에너지kcal	탄수화물g	지질g	단백질g	비타민A 레티놀μg	비타민A 베타카로틴μg
부추 Chinese chive (생것)	21	3.9	0.5	2.9	0	3094
	비타민B1 티아민mg	비타민B2 리보플라빈mg	비타민B3 나이아신mg	비타민B5 판토텐산mg	비타민B6 피리독신mg	비타민B12μg 시아노코발라민
	0.11	0.18	0.8	0.50	0.16	0
	엽산μg	비타민Cmg	비타민Dμg	비타민Emg	비타민Kμg	칼슘mg
	100.0	37	0	2.6	180	47
	나트륨mg	칼륨mg	인mg	철mg	마그네슘mg	망간mg
	5	446	34	2.1	18	–
	아연mg	코발트μg	구리mg	몰리브덴μg	셀레늄μg	요오드μg
	0.3	–	0.07	–	–	–

* 참고하세요! –: 수치가 애매하거나 측정되지 않음, Ø: 식품성분 함량이 미량 존재, /: 분석자료가 존재하지 않음.

어디에 좋을까?

• **에너지대사를 활발하게 한다**
부추는 몸을 덥게 하는 보온효과가 있어 몸이 찬 사람에게 좋으며, 상식하면 감기도 예방한다.

• **소화를 돕고 장을 튼튼하게 한다**
부추의 알릴 성분은 소화를 돕고 장을 튼튼하게 하며 강정(强精)효과가 있다.

• **혈액정화, 강장, 강심제로 쓰인다**
부추의 열매는 '구자'라고 하여 비뇨기계 질환의 약재며, 혈액정화, 강장, 강심제로 쓰인다.

많이 이용하는 민간요법

- 〈본초강목〉에 의하면 부추는 위장을 튼튼하게 하는 작용을 해 예로부터 이질이나 구토에 사용돼 왔으며 고혈압이나 당뇨, 빈혈, 천식, 변비, 산후 통증에도 효과가 있는 것으로 전해지고 있다.
- 목이 부어서 아프고 음식이 넘어가지 않을 때는 날 부추를 찧어 약간 볶아 목 외부에 붙이고 식으면 갈아 붙이면 된다.
- 잠자면서 식은땀을 흘릴 때는 부추 뿌리 50개 정도에 물 2ℓ를 부어 물이 1ℓ 가량 될 때까지 달여서 이것을 여러 번 나눠서 마시면 곧 좋아진다.
- 치질로 몹시 아플 때는 부추 잎사귀와 뿌리(날 것) 2근(1.2kg)을 삶은 물에서 나오는 뜨거운 김으로 환부를 쐬고 그 물로 여러 번 씻는다.
- 머리가 빠져서 나지 않을 때(탈모증)는 부추 뿌리를 불에 구워 말린 후 가루로 갈아 참기름에 개어 머리 빠진 곳에 바르면 효과가 있다.
- 소변이 막혀서 통하지 않을 때는 부추씨를 살짝 볶아서 가루로 만든 뒤 매일 3번 식전마다 약 12g씩 먹으면 된다. 소아는 분량을 반으로 줄인다.

어떤 독성이 있을까?

- 부추는 성질이 약간 따뜻하고 맛은 시고 맵고 떫으며 독이 없다.
- 꿀이나 쇠고기와 같이 먹으면 배에 종기가 난다고 하였으니 주의해야 한다.

영양만점 정력제 부추전

재료 부추 100g, 소금 약간, 우리밀가루 1/2컵, 찹쌀
가루 2큰술, 현미유, 붉은 고추.

만드는 방법
1. 부추는 물에 헹궈 씻어 4cm 길이로 자른다.
2. 붉은 고추는 채로 썬다.
3. 볼에 밀가루, 찹쌀가루 및 물을 넣고 반죽한다.
4. 손질해 둔 부추, 붉은 고추에 밀가루를 솔솔 뿌려
   반죽에 섞는다.
5. 팬에 기름을 두르고 한 국자씩 지져낸다.
6. 그릇에 담고 양념장을 곁들인다.

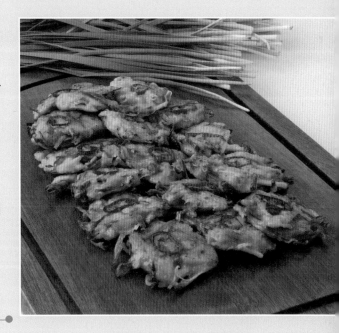

냉증을 다스리는 부추 · 케일즙

재료 부추 100g, 케일 500g, 사과 1개.

만드는 방법
1. 재료들을 씻어 적당한 크기로 잘라 모두 녹즙기에
   넣고 갈아 매일 아침 마신다.

효과 부추는 몸을 따뜻하게 해주는 성질이 있기 때문
에 혈액순환을 촉진하며 정혈작용을 해 부인병
에도 효과가 있다.
여기에 비타민 A가 풍부한 케일을 넣으면 세포
형성을 활발하게 하고 사과의 유기산이 신진대
사를 촉진해 냉증을 다스리는 데 도움이 된다.

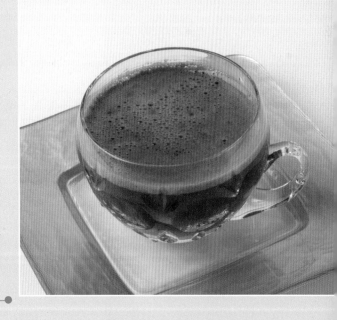

전 세계가 인정하는 최고의 항암식품
브로콜리

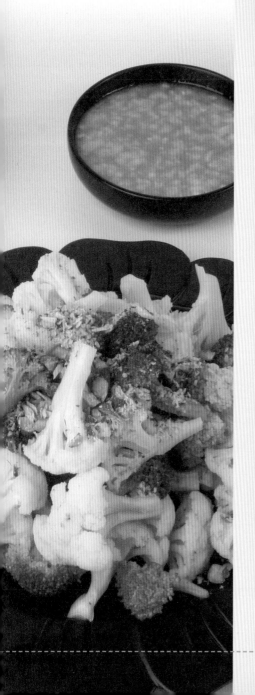

브로콜리는 십자화과에 속하는 양배추의 한 종류로 빨리 자라는 1년생 식물이다. 가지를 치고 곧추 자라며 키가 60~90㎝ 정도다.

브로콜리의 원산지는 지중해 동부와 소아시아이며, 이탈리아에서는 고대 로마시대부터 재배했다. 영국에는 1720년 경, 미국에는 식민지시대에 들어온 것으로 보인다. 우리나라에 들어온 것은 1960년대다.

온화한 기후에서 서늘한 기후까지 잘 자라고 씨로 번식하는 데, 씨를 밭에 바로 뿌리거나 모판에 뿌렸다가 밭에 옮겨 심는다.

19세기 중반 아시아에서도 재배하기 시작했으며, 우리나라는 최근 재배하기 시작한 것으로 알려져 있다.

맛은 양배추와 비슷하지만 약간 순하다. 싱싱한 브로콜리는 암록색이고 단단한 꼭지와 빽빽한 꽃눈이 있다. 날 것으로 또는 요리해서 먹는다.

미국의 암 예방 식품 연구 결과 토마토와 함께 최고의 식품으로 손꼽히면서 전세계적으로 주목받고 있는 브로콜리. 최근 우리나라에서도 인기를 끌기 시작하면서 동네 마트에서 손쉽게 볼 수 있다.

Broccoli

브로콜리는 활성산소의 발생을 억제해 노화를 막는 식품이다.

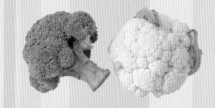

어떤 성분이 들어 있을까?

브로콜리의 주요 성분은 수분 88.6g, 탄수화물 5.8g, 지질 0.2g, 단백질 4.4g, 섬유소 1.4g, 회분 1.1g 등이다.

브로콜리에 함유되어 있는 미네랄은 칼슘, 나트륨, 칼륨, 인, 철, 마그네슘, 망간, 아연, 구리, 몰리브덴, 요오드 등이고, 비타민은 A(베타카로틴), B₁, B₂, B₃, B₅, B₆, C, E, K, 엽산 등이다.

브로콜리는 특히 기적의 원소라 불리는 셀레늄의 함량이 매우 높은, 〈타임〉지가 선정한 10대 건강음식 중 하나다. 철분도 다른 채소에 비해 두 배나 더 많이 들어 있을 뿐만 아니라 동맥경화와 대장암을 예방하는 식물성 섬유질도 다량 함유되어 있고, 몸의 노화를 촉진시키는 활성산소의 발생을 억제하는 데도 큰 역할을 하는 것으로 알려졌다.

성분표 (per 100g edible potion)				농진청 식품성분표 (2006 seventh revision)	
	에너지kcal	탄수화물g	지질g	단백질g	비타민A 레티놀μg	비타민A 베타카로틴μg
브로콜리 Broccoli (데친것)	28	5.8	0.2	4.4	0	480
	비타민B1 티아민mg	비타민B2 리보플라빈mg	비타민B3 나이아신mg	비타민B5 판토텐산mg	비타민B6 피리독신mg	비타민B12μg 시아노코발라민
	0.04	0.09	0.9	0.78	0.12	0
	엽산μg	비타민Cmg	비타민Dμg	비타민Emg	비타민Kμg	칼슘mg
	120.0	64	0	1.7	150	47
	나트륨mg	칼륨mg	인mg	철mg	마그네슘mg	망간mg
	8	13	78	1.2	17	–
	아연mg	코발트μg	구리mg	몰리브덴μg	셀레늄μg	요오드μg
	0.3	–	0.06	–	–	–

* **참고하세요!** –: 수치가 애매하거나 측정되지 않음, Φ: 식품성분 함량이 미량 존재, /: 분석자료가 존재하지 않음.

어디에 좋을까?

• **비타민 U가 풍부한 위장병의 명약이다**

흔히 위장병에 좋은 식품으로 양배추를 꼽는다. 그 이유는 비타민 U 때문인데 브로콜리 속에는 양배추보다 훨씬 많은 비타민 U가 들어 있다. 뿐만 아니라 위암과 위궤양을 일으키는 헬리코박터 파일로리균을 죽이는 설포라페인이라는 성분이 들어 있어 위궤양과 위암에 효과가 있다.

• **항암작용을 한다**

브로콜리 속에 풍부하게 들어 있는 셀레늄은 노화를 촉진하는 활성산소를 중화시키는 작용을 하고 항암작용이 탁월한 것으로 알려져 있다. 암 중에서도 주로 전립선암, 대장암, 폐암, 간암, 유방암, 췌장암 등에 효과가 크다.

- 면역력을 키워준다

브로콜리 속에는 비타민 A가 풍부한데, 비타민 A는 피부나 점막의 저항력을 강화해 감기나 세균의 감염을 예방하는 효과가 있어 꾸준히 먹으면 질병을 예방할 수 있다. 특히 브로콜리 싹에는 비타민 A의 전구물체인 베타카로틴이 다량 들어 있어 면역력 증진은 물론 야맹증에도 좋다.

- 빈혈을 예방한다

브로콜리는 빈혈을 예방하는 철분 함량이 채소 중에서 단연 으뜸이다. 특히 브로콜리의 풍부한 식이섬유는 장 속의 유해물질을 흡착해 몸 밖으로 배출시키는 작용을 하여 대장암 예방에 탁월한 효과가 있다.

많이 이용하는 민간요법

- 살짝 데쳐 먹는다. 생것으로 먹는 것이 좋지만 먹기에 부담스러우므로 데쳐 먹는 것이 손쉬운 방법이다. 살짝 데치면 영양 성분을 대부분 고스란히 섭취할 수 있다. 데친 후 찬물에 담그면 영양소가 파괴되므로 살짝 헹구거나 그대로 식힌다. 쪄서 먹는 것도 좋은 방법이다.

- 브로콜리는 기름에 볶으면 비타민 A의 흡수율을 높일 수 있다. 특히 참기름에 볶으면 비타민 C와 E를 2배로 흡수할 수 있다. 올리브오일에 볶아서 재두고 먹는 방법도 좋다.

- 샐러드나 반찬으로 활용할 수 있다. 브로콜리로 가장 손쉽게 만들 수 있는 음식이 바로 샐러드. 샐러드로 즐길 때는 오일이 들어간 드레싱을 곁들여 먹으면 영양 성분의 흡수가 훨씬 잘 된다. 더 손쉽게는 초고추장이나 초간장을 찍어 반찬처럼 즐기는 것도 좋은 방법이다.

- 브로콜리는 독성이 없는 식품으로 유명하다.

TIP

좋은 브로콜리 고르는 법

꽃봉오리의 모양이 수북하고 밀도가 높은 것을 고른다. 꽃봉오리가 황색이나 다갈색을 띠고 줄기 부분이 갈라진 것은 바람이 든 것이므로 피한다. 꽃봉오리가 핀 것도 역시 좋지 않다.
또 다 자란 브로콜리보다는 싹이 트기 시작한 지 3년 정도 지난 것들이 암을 예방하는 데 효과적이고 맛도 좋다.

항암효과 큰 **브로콜리죽**

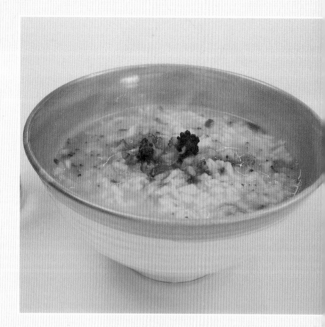

재료 브로콜리 100g, 불린 쌀 1홉, 죽염·참기름
  약간씩, 잣가루 약간.

만드는 방법
1. 브로콜리는 잘게 다듬어서 소금물에 살짝 데쳐서
   찬물에 헹군 다음 잘게 다져놓는다.
2. 불린 쌀은 유리냄비에 넣어서 약간의 참기름을 떨
   어뜨린 다음 약한 불에서 먼저 볶는다.
3. 2를 볶다가 빡빡해지면 생수를 부어가며 쌀이 익
   어서 부드럽게 걸쭉한 상태가 될 때까지 저어가며
   끓인다.
4. 죽이 다 되었으면 죽염으로 간하고 다져놓은 브로
   콜리를 넣어서 마무리한 다음 예쁜 죽그릇에 담아서
   위에 잣가루를 뿌려 완성한다.

위장병의 명약
브로콜리와 콜리플라워 샐러드

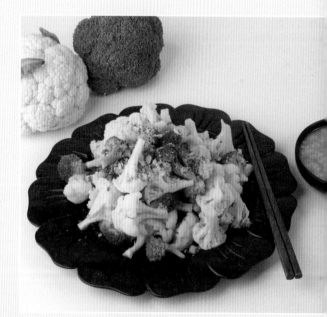

재료 브로콜리 1/2개, 콜리플라워 1/2개.
소스 올리브유 3큰술, 조청 1큰술, 연겨자 1/2큰술,
  땅콩 가루 2큰술, 식초 1큰술.

만드는 방법
1. 브로콜리와 콜리플라워는 소금물에 삶아서 먹기 좋
   게 잘라놓는다.
2. 접시에 채소를 예쁘게 담고 그 위에 소스를 뿌린다.
3. 소스는 먹기 전에 채소에 버무려 내는 게 좋다.

비타민이 풍부하고 입맛 돋우는
상추

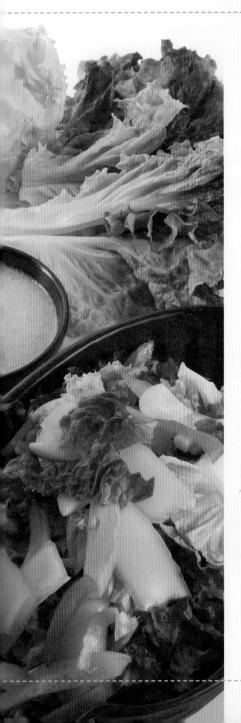

상추는 국화과에 속하는 1~2년생 식물로 키는 약 1m이다. 뿌리 잎은 크고 타원형이며, 줄기 잎은 어긋나게 났으며, 잎자루가 없고 줄기를 싸고 있다.

상추의 원산지는 유럽, 아프리카 북부, 아시아 서부지역에 분포한다. 우리나라에는 고려시대 고서인 〈향약집성방〉에 상추에 대한 기록이 처음이다.

상추가 양배추처럼 속이 차는 결구상추는 1910년 들어왔다는 기록이 뚜렷한 데 재래 상추는 언제 들어왔는지 확실치가 않다.

잎이나 줄기를 꺾으면 우윳빛 액이 나오는데 이것은 최면과 진정효과가 있어 상추를 많이 먹으면 잠이 오는 것이다.

상추쌈은 여름의 별미로 사랑을 받아왔는 데 여러 가지 양념을 넣은 된장을 발라서 싸먹는 상추쌈은 식욕을 잃기 쉬운 봄과 여름철에 아주 좋다.

늦봄부터 여름 내내 점심 식사에는 상추쌈이 필수다. 배불리 먹고 나면 입이 찢어질 만큼 하품을 해댄다. 감나무 그늘 평상에서 늘어지게 낮잠을 자고 핑계는 상추 몫이다.

상추에 많은 비타민과 함께 참기름, 마늘, 파가 든 된장을 곁들여 발라 먹는 것은 맛뿐만 아니라 영양도 풍부한 것이다. 상추는 사각사각하고 약간의 쓴맛과 특유의 맛이 있어 생식용으로 수요가 크다.

Lettuce

이웃끼리 도란도란 모여 앉아 상추쌈을 싸 먹으면 다른 반찬이 필요 없다.

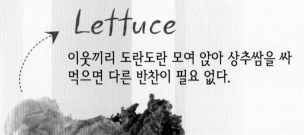

어떤 성분이 들어 있을까?

상추의 주요 성분은 수분 93.4g, 탄수화물 3.0g, 지질 0.1g, 단백질 2.1g, 섬유질 0.6g, 회분 1.4g이다. 상추에 함유되어 있는 미네랄은 칼슘, 나트륨, 칼륨, 인, 철, 마그네슘, 망간, 아연, 구리, 셀레늄 등이고, 비타민은 A, B1, B2, B3, B5, B6, C, E, K 등이다.

품종도 많고, 형태도 여러 가지이므로 성분에도 많은 차이가 있다. 일반 성분은 상추에 비타민과 무기질이 풍부하게 들어 있다.

냉장할 경우에는 온도 0°C, 습도 90~95%가 최적 조건이며, 0.03mm 폴리에틸렌으로 포장 저장하면 감량도 적고 품질도 보존할 수 있다. 상추의 쓴맛 성분은 락투코피크린이란 화합물이다.

성분표 (per 100g edible potion)				농진청 식품성분표 (2006 seventh revision)	
	에너지kcal	탄수화물g	지질g	단백질g	비타민A 레티놀µg	비타민A 베타카로틴µg
상추 Red Lettuce (적상추, 생것)	15	3.0	0.1	2.1	0	118
	비타민B1 티아민mg	비타민B2 리보플라빈mg	비타민B3 나이아신mg	비타민B5 판토텐산mg	비타민B6 피리독신mg	비타민B12µg 시아노코발라민
	0.09	0.27	0.4	0.24	0.10	0
	엽산µg	비타민Cmg	비타민Dµg	비타민Emg	비타민Kµg	칼슘mg
	110.0	16	0	1.4	160	107
	나트륨mg	칼륨mg	인mg	철mg	마그네슘mg	망간mg
	31	674	25	2.8	19	0.3
	아연mg	코발트µg	구리mg	몰리브덴µg	셀레늄µg	요오드µg
	0.4		0.16	–	64.0	–

* 참고하세요! –: 수치가 애매하거나 측정되지 않음, Φ: 식품성분 함량이 미량 존재, /: 분석자료가 존재하지 않음.

어디에 좋을까?

- **스트레스를 받거나 우울할 때 기분이 좋아지는 효과가 있다**
  상춧잎을 꺾을 때 나오는 흰 즙에 락투세린과 락투신 성분이 들어 있어 진정작용을 한다.

- **해독작용을 한다**
  술을 많이 마셔 머리가 아프고 속이 더부룩한 날 상추즙을 마시거나 다른 채소와 함께 주스를 만들어 마시면 속이 한결 편해지고 머리도 가뿐해진다.

- **골다공증 예방, 피부노화를 방지한다**
  상추에 있는 칼슘과 칼슘의 흡수를 돕는 비타민 A는 갱년기 이후 여성들의 골다공증 예방에 효과적이다. 또한 비타민 B군은 피부 노화를 막고 머릿결을 윤기 있고 부드럽게 유지하도록 돕는다.

- **변비로 고생하는 여성들에게 매우 좋다**
  상추에 풍부한 섬유질이 장 활동을 도와 배변을 부드럽게 하고 변비 때문에 생기는 독소를 해독해준다.
- **피로 회복에 좋다**
  긴장을 완화시키고 신진대사를 도와 피로 회복에 좋다. 비타민과 미네랄이 풍부해 천연 강장제 역할을 한다.

많이 이용하는 민간요법

- 상추는 성질이 차고 맛이 쓰며 오장을 편안하게 하고 가슴에 막혔던 기를 통하게 하는 채소다. 〈동의보감〉
- 타박상을 입거나 담에 걸렸을 때는 상추 3~5장을 잘 찧어 환부에 붙이면 부기가 가라앉는다. 담에 걸려 쑤시고 움직이기 힘들 때도 같은 방법으로 으깬 상추를 30분 정도 붙여두면 뭉쳐 있던 근육이 풀리는 효과를 얻을 수 있다.
- 산모의 젖이 잘 안 나올 때는 상추 3~5장을 으깨 즙을 낸다. 그 즙을 물 1컵에 타서 아침 저녁으로 마시면 젖이 잘 나온다.

어떤 독성이 있을까?

- 상추는 많이 먹을 경우 졸음과 나른함을 불러올 수 있으므로 주의해야 한다.
- 몸이 냉한 사람은 상추를 먹을 경우 배가 차가워지는 경우가 있으므로 피하는 것이 좋다.

좋은 상추 고르는 방법
- 잎에 윤기가 흐르고 잎맥과 색깔이 선명하다.
- 잎에 검은색 점이 없이 깨끗하다.
- 신선한 상추는 끝부분이 투명한 녹색이다. 수확 후 시간이 지나면서 갈색으로 변한다.

내 몸을 맑게 하는
꽃상추 · 청포묵 샐러드

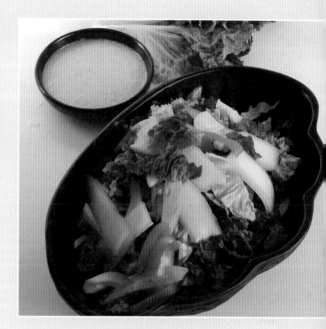

재료 꽃상추 10장, 오이 1/3개, 청포묵 1/2개, 양
파 1/2개, 구운 김 약간, 드레싱(올리브유 3
큰술, 죽염 약간, 자연발효식초 2큰술, 조청
1큰술, 양파 다진 것 1큰술, 다진 홍 파프리
카 1/2큰술).

만드는 방법
1. 꽃상추는 깨끗하게 씻어서 물기를 뺀 후 적당한 크
   기로 찢어놓는다.
2. 양파는 채 썰어서 찬물에 담가 매운 맛을 뺀다.
3. 오이는 깨끗하게 썰어놓는다.
4. 청포묵을 반달모양으로 썰어서 소금물에 데쳐 굵
   은 채로 썬다.
5. 위의 4단계를 혼합하여 먹기 전에 드레싱을 뿌린
   다음 김가루를 위에 살살 뿌려 마무리한다.

변비를 예방하는
양상추 · 파프리카 샐러드

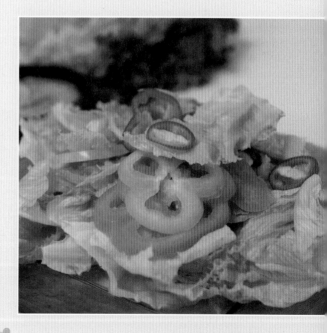

재료 양상추 5잎, 파프리카(빨강 · 노랑 · 청 1/2개
씩), 방울토마토 5개, 드레싱(올리브유 2큰술,
자연발효식초 1큰술, 다진 양파 1큰술, 꿀 1큰
술), 파인애플링 1개, 발효겨자 1/2큰술, 죽염
약간.

만드는 방법
1. 양상추는 손으로 뜯어 찬물에 담근다.
2. 파프리카는 먹기 좋은 크기의 링으로 썰어 찬물에
   담근다.
3. 방울토마토 역시 1/2등분 한다.
4. 위 3단계의 물기를 제거한 후 접시에 모아서 담고
   드레싱한다.

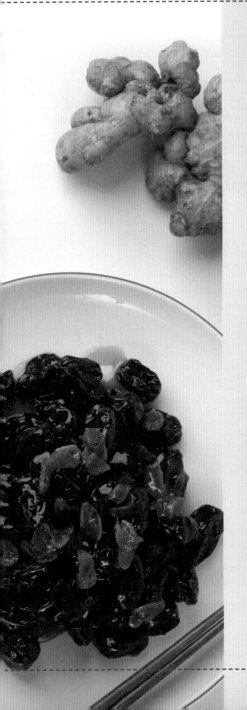

항균작용 뛰어나고 냉증 개선

생강

생강은 생강과에 속하는 다년생으로 땅속에서 발달하는 덩이줄기는 옅은 황색 또는 붉은 색의 다육질이다. 잎은 줄기에 2줄로 어긋나기도 하며 잎새는 버들잎처럼 긴 바소형이고 길이는 15～30cm로서 밑부분은 풀 모양으로 길게 줄기를 싸고 있다.

색깔은 어두운 노란색에서 밝은 갈색, 희미한 담황색 등으로 다양하다. 생강은 코르크층으로 되어 있어 잘 벗겨지지 않는데, 부분적으로 벗겨지기도 하며 긁어내면 코르크층·표피층·피하층이 모두 벗겨진다.

생강의 원산지는 인도와 말레이시아 등지로 추정되며, 중국과 인도에서는 고대부터 사용해왔다. 1세기 경에 상인들이 지중해지방으로 가져갔고 11세기 경 영국에 널리 알려지게 되었다.

우리나라에는 〈고려사〉에 생강에 대한 기록(1018년)이 나오는 것으로 보아 그 이전부터 재배한 것으로 추정된다. 1987년 현재 전라북도·충청남도에서 총생산량의 91%를 생산하고 있다. 품종은 소생강(小生薑)·중생강(中生薑)·대생강(大生薑)으로 나누어진다.

생강은 오래전부터 강장, 강정, 항암식품으로 우리 선조들이 널리 이용해왔다. 독특한 맛과 향은 조미료, 향신료로 다른 식품과 병용하면 특이한 맛과 향을 함유할 뿐만 아니라 다른 식품의 냄새를 없애는 데도 이용되어 왔다.

Ginger

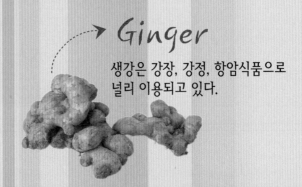

생강은 강장, 강정, 항암식품으로 널리 이용되고 있다.

어떤 성분이 들어 있을까?

생강의 주요 성분은 수분 83.3g, 탄수화물 13.9g, 지질 0.2g, 단백질 1.5g, 섬유소 1.6g, 회분 1.1g 등이다.

생강이 함유하고 있는 미네랄로는 칼슘, 칼륨, 인, 철, 마그네슘, 아연, 코발트, 구리 등이며, 비타민은 B1, B2, B3, B5, B6, C, E, 엽산 등이 함유되어 있다.

생강(ginger)의 매운맛 성분으로는 쇼가올(Shogaol), 진저롤(Gingerol), 진저론(Gingerone) 등의, 소위 바닐릴 케톤류(Vanillyl ketones)로 알려진 화합물에 속하는 매운맛을 가진 화합물들을 함유하고 있다. 진저롤은 아스피린과 흡사한 화학구조를 가지고 있으며, 전분이 전체의 40~60%를 차지한다.

성분표 (per 100g edible potion)				농진청 식품성분표 (2006 seventh revision)	
	에너지kcal	탄수화물g	지질g	단백질g	비타민A 레티놀μg	비타민A 베타카로틴μg
생 강 Ginger (생 것)	53	13.9	0.2	1.5	0	0
	비타민B1 티아민mg	비타민B2 리보플라빈mg	비타민B3 나이아신mg	비타민B5 판토텐산mg	비타민B6 피리독신mg	비타민B12μg 시아노코발라민
	0.03	0.04	1.0	0.21	0.13	0
	엽산μg	비타민Cmg	비타민Dμg	비타민Emg	비타민Kμg	칼슘mg
	8.0	5	0	0.2	0	13
	나트륨mg	칼륨mg	인mg	철mg	마그네슘mg	망간mg
	5	344	28	0.8	27	–
	아연mg	코발트μg	구리mg	몰리브덴μg	셀레늄μg	요오드μg
	0.1	1.9	0.06			

* **참고하세요!** –: 수치가 애매하거나 측정되지 않음, Φ: 식품성분 함량이 미량 존재, /: 분석자료가 존재하지 않음.

어디에 좋을까?

• 식욕을 돋워주고 소화를 돕는다

생강에는 소화액의 분비를 자극하고 위장의 운동을 촉진하는 성분이 있어 식욕을 좋게 하고 소화흡수를 돕는다. 생강에는 디아스타제와 단백질 분해효소가 들어 있어 생선회 등의 소화를 돕는다. 따라서 생선회를 먹을 때 생강을 곁들여 먹는 것은 궁합이 잘 맞아 영양효과와 먹는 즐거움을 더해준다.

• 식중독을 일으키는 균에 대해 살균, 항균작용이 있다

생강의 맵싸한 성분은 진저롤과 쇼가올이 주성분이며, 향기 성분은 여러가지 정유성분인데 이 정유들이 매운 성분과 어울려 티푸스균이나 콜레라균 등 세균에 대한 살균력을 나타낸다. 특히

진저롤과 쇼가올은 여러 가지 병원성 균에 대해 강한 살균작용이 있다.

- 속이 거북하거나 메스꺼움, 딸꾹질 등을 멈추는 작용이 있다
최근 밝혀진 바에 의하면 멀미를 진정시키는 데 흔히 사용하는 멀미약 드라마민(Dramamin)보다 생강이 더 효과가 있는 것으로 증명됐다. 특히 생강은 뇌에 작용하지 않고 장에 작용하기 때문에 드라마민처럼 졸음을 유발하지도 않는다.

많이 이용하는 민간요법

- 인도의 전통의학인 아유르베다 의학에서는 생강이 각양각색의 약효를 갖고 있는 약초로 알려져 예로부터 많이 이용해왔다. 아유르베다 의학의 원전에 따르면 생강의 매운맛은 해독과 가려움증 방지 등에 탁월한 효과가 있다고 기록돼 있다. 피부병, 외상, 비염, 당뇨병, 단백뇨, 혈뇨 등의 치료와 기생충 예방, 발열, 미각 회복 등이 그 약효로 기록되어 있다.
- 건강(생강을 건조한 것)은 구풍, 소화제로서 심기를 통하고 양을 돋우며 오장육부의 냉을 제거하는 데 쓴다. 〈동의보감〉
- 본초학자 이시진은 신경통, 관절염, 동상 등에 생강즙이나 생강탕을 뜨겁게 하여 마사지하면 효과적이라고 했다. 〈정양용-다산방〉

어떤 독성이 있을까?

- 치질이 있거나 피부병이 생겼을 때 좋지 않다. 생강은 혈관을 확장시키는 작용을 하므로 치질이나 불면증, 피부병, 위·십이지장궤양 등 출혈하기 쉬운 병이 있을 때는 삼가야 한다.

신경통 · 요통 개선하는 생강팩요법
적당량의 생강을 갈거나 찧은 다음 광목천에 싸서 환부에 붙인다. 환부가 빨갛게 될 때까지 팩을 한다. 생강팩요법은 발열 효과와 살균 효과, 혈액순환 촉진 효과, 에너지 활성화 효과 등이 있으므로 근육통, 신경통, 요통, 관절염, 오십견, 냉증 등에 사용한다.

천연 강장제 생강·대추조림

재료 생강 100g, 대추 20개, 조청 2큰술.

만드는 방법
1. 생강은 깨끗하게 씻어서 얇게 저민다.
2. 대추는 씻어서 조청과 함께 조린다.
3. 어느 정도 조려지면 저며진 생강을 넣고 한 번 더 조린다.

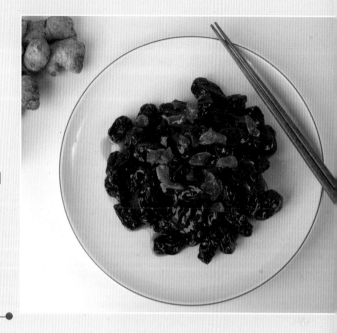

위장 운동 촉진하는 생강차

재료 생강 3뿌리, 잣 약간, 조청 1큰술, 대추채 약간.

만드는 방법
1. 생강을 깨끗하게 씻은 후 얇게 저민다.
2. 유리냄비에 생수 1ℓ와 저민 생강을 넣고 차가 2/3 정도 줄 때까지 달인다.
3. 찻잔에 생강차를 따르고 그 위에 잣과 대추를 띄운다.
4. 입맛에 따라 조청을 가미하여 마신다.

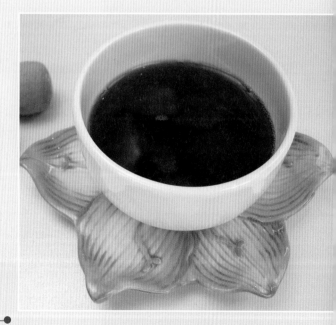

임산부와 성장기 어린이에게 좋은

시금치

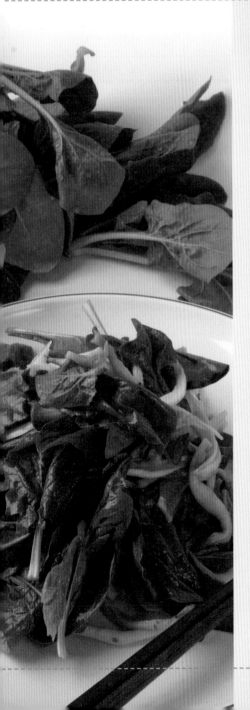

시금치는 성질이 차고 맛은 달며 향기가 있다. 명아주과에 속하며, 내한성이 있고 잎이 많은 1년생 식물이다. 식용 잎은 약간 3각형이고 서늘한 기후와 깊고 비옥하며, 석회가 많은 땅에서 잘 자라고 잎도 커진다.

1920년대에 철분, 비타민 A, C가 많다는 것이 알려져 농작물로서 중요하게 되었다. 시금치는 샐러드에 녹색채소로 넣거나 요리해 먹는다. 전통적인 요리에서는 수프 · 수플레 · 무스를 만들고 다른 요리의 재료로도 쓰인다.

우리나라에는 조선 중종 때 씌어진 최세진의 〈훈몽자회(訓蒙子會)〉에서 중요한 채소라고 기록되어 있는 점으로 보아 조선시대 초기에 들어온 것으로 추정된다.

시금치는 잎의 생김새, 잎살의 두께 등에 따라 여러 품종으로 나뉘는데, 재래품종을 비롯하여 외국에서 들어온 품종 등 수많은 품종을 재배하고 있다.

Spinach

시금치는 강장 · 보혈 효과가 있어
건강을 증진시켜 주는 영양 덩어리다.

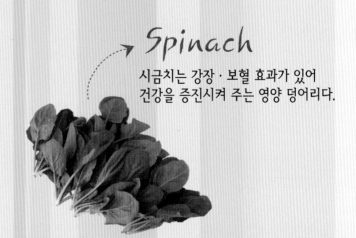

어떤 성분이 들어있을까?

시금치의 주요 성분은 수분 89.4g, 탄수화물 6.0g, 지질 0.5g, 단백질 3.1g, 섬유소 0.8g, 회분 1.0g 등이다.

시금치에 함유되어 있는 미네랄은 칼슘, 나트륨, 칼륨, 인, 철, 마그네슘, 망간, 아연, 코발트, 구리 등이고, 비타민은 A, B₁, B₂, B₃, B₅, B₆, C, 엽산 등이다.

시금치에는 유기산으로 수산·사과산·구연산 등이 있다. 수산은 100g 중 0.2~0.3% 가량 들어 있는데, 이는 유기수산과 무기수산으로 분류한다. 채소를 생으로 먹을 때는 별로 문제가 없으나 채소를 많이 삶으면 무기수산으로 바뀌어 문제가 된다. 또 시금치는 칼슘과 철분 그리고 요오드 등이 많아 발육기의 어린이는 물론 임산부에게 매우 좋은 알칼리성 식품이다.

성분표 (per 100g edible potion)				농진청 식품성분표 (2006 seventh revision)	
	에너지kcal	탄수화물g	지질g	단백질g	비타민A 레티놀 μg	비타민A 베타카로틴 μg
시금치 Spinach (생것)	30	6.0	0.5	3.1	0	3640
	비타민B1 티아민mg	비타민B2 리보플라빈mg	비타민B3 나이아신mg	비타민B5 판토텐산mg	비타민B6 피리독신mg	비타민B12μg 시아노코발라민
	0.12	0.34	0.5	0.20	0.09	0
	엽산μg	비타민Cmg	비타민Dμg	비타민Emg	비타민Kμg	칼슘mg
	196.2	60	0	0.6	270	40
	나트륨mg	칼륨mg	인mg	철mg	마그네슘mg	망간mg
	54	502	29	2.6	87	0.7
	아연mg	코발트μg	구리mg	몰리브덴μg	셀레늄μg	요오드μg
	0.6	2.6	0.15	–	–	/

* 참고하세요! –: 수치가 애매하거나 측정되지 않음, Φ: 식품성분 함량이 미량 존재, /: 분석자료가 존재하지 않음.

어디에 좋을까?

• **류머티즘, 통풍 치료에 좋다**
  시금치는 인체에 유독한 요산을 분리, 배설시키므로 류머티즘이나 통풍 치료에 아주 훌륭한 식품이다.

• **빈혈 및 냉한 체질에 효과가 있다**
  시금치에는 비타민·칼슘·인·철분 등이 풍부하게 들어 있어 빈혈 및 냉한 체질에도 좋다.

• **암을 예방한다**
  시금치나 당근 등의 녹황색 채소를 매일 먹는 사람은 위암 발생이 약 35%, 대장암 발생이 무려

40%나 감소된다는 보고가 있다.

특히 시금치에 많이 함유된 비타민 B의 일종인 엽산(Folic acid)은 폐암 전단계의 세포를 정상으로 회복시키는 폐암 억제효과가 있고 엽산과 함께 비타민 B_{12}를 투여하면 항암효과는 더욱 확실해진다. 이는 엽산이 손상된 암억제 유전자를 복구하는 작용이 있는데 비타민 B_{12}를 병용하면 엽산의 활성이 향상되기 때문이다.

연구 조사에 의하면 카로티노이드가 많이 들어 있는 진녹색 야채를 많이 먹은 사람들은 그렇지 않은 사람에 비하여 폐암에 걸릴 확률이 두 배 정도로 낮다고 한다. 시금치 같은 진녹색 채소를 매일 섭취하는 사람은 지독한 흡연가라 할지라도 폐암의 위험도가 떨어진다.

많이 이용되는 민간요법

- 시금치는 오장에 이롭고 주독을 풀어준다. 〈식료본초〉
- 시금치는 혈맥을 통하게 하고 속이 막힌 것을 열어준다. 〈본초강목〉
- 숙취해소에는 시금치를 즙 내어 여러 번 마시면 좋다. 특히 위장이 찬 사람은 따뜻하게 하여 마시는 것이 효과적이다.
- 백내장에는 다량의 시금치를 삶은 물로 눈을 씻는다.

어떤 독성이 있을까?

- 시금치를 과잉 섭취하면 건강에 좋지 않다. 시금치에는 식물성 독성인 수산(蓚酸, oxalic acid)이 함유되어 있어 대량으로 섭취하면 신장결석의 위험이 있기 때문이다.

시금치 활용법

시금치의 뿌리부분에는 조혈성분인 구리·망간·단백질 등의 영양소가 풍부하므로 생즙을 낼 때 뿌리까지 이용하는 것이 바람직하다. 시금치의 생즙은 치아 건강에도 매우 좋다.

시금치는 오래 삶거나 끓이면 베타카로틴이 삶은 물에 유출되어버리고 비타민 C가 파괴되므로 효과가 상당히 없어진다. 따라서 살짝 데쳐 먹으면 좋고 베타카로틴은 기름과 함께 요리하면 흡수율이 증가되므로 올리브기름에 살짝 볶아 먹으면 효과가 훨씬 상승된다.

폐암을 예방하는 **시금치생채**

재료 시금치 100g, 대파 1대, 양파 1/2개.
양념장 고춧가루 · 다진 마늘 · 다진 파 1큰술씩, 참
기름 1큰술, 집간장 1큰술, 청주 2큰술.

만드는 방법
1. 시금치는 연한 속대만 뜯어서 깨끗하게 씻어 놓는다.
2. 대파는 흰 부분만 골라 5cm 길이로 곱게 채 썰어
   찬물에 헹궈 물기를 뺀다.
3. 양파는 채 썰어 놓는다. 고춧가루 2큰술에 집간장,
   청주, 다진 파, 마늘, 참기름을 넣고 양념장을 만들
   어 시금치와 실파에 넣고 버무린다.

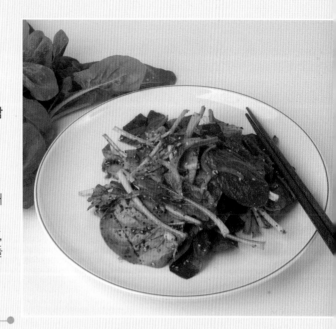

항암효과 큰
시금치 · 버섯 샐러드

재료 시금치 200g, 양파 1/2개, 느타리버섯 100g,
다진 아몬드 가루 약간, 올리브유 3큰술, 자연
발효식초 1큰술, 산야초발효엑기스 1큰술, 다
진 양파 약간, 간장 1/2큰술, 고추냉이 약간.

만드는 방법
1. 시금치는 다듬어서 깨끗하게 씻어 물기를 제거한다.
2. 시금치는 4~5cm 길이 정도로 썬다.
3. 느타리버섯을 소금물에 살짝 데쳐서 한 가닥씩 떼
   어 놓는다.
4. 그릇에 준비한 재료를 담고 드레싱을 뿌린 후 그
   위에 아몬드 가루를 뿌려준다.

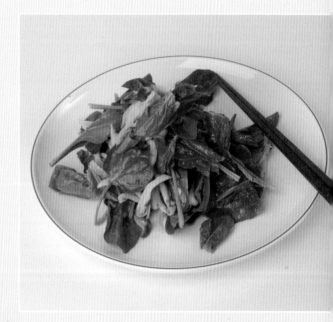

위궤양과 암을 예방하는
양배추

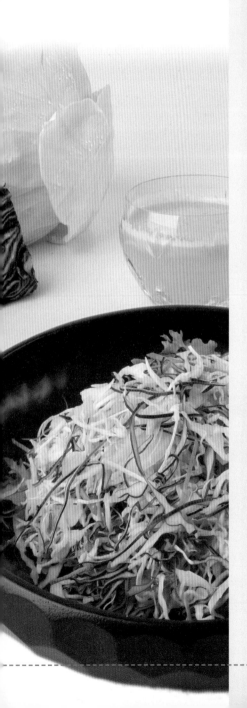

양배추는 겨자과에 속하는 채소로 원산지는 지중해 연안 일대와 아시아이며, 재배 역사가 가장 오래된 작물 중의 하나다.

양배추는 영국과 유럽 대륙의 바닷가 근처에서 자라던 야생양배추를 오랫동안 재배하면서 개량한 것으로 추정된다.

우리나라에 양배추가 도입된 것은 20세기 초이며 유럽, 미국 등지와 교역이 이루어진 초기에는 우리의 기호에 맞지 않아 재배가 성행하지 못했지만, 최근에는 식생활의 변화로 인해 그 수요가 급증하여 재배가 늘고 있다. 우리나라의 해발 1,500m 정도의 한랭지대에서 재배하는 것이 가장 좋다.

생채나 샐러드에 쓰이는 양배추를 일명 캐비지(cabbage)라고도 부르며 감람(甘藍)이라고도 한다. 양배추는 특히 변종이 많은데, 우리나라에서 양배추라고 부르는 것은 결구감람(結球甘藍)을 가리킨다.

양배추는 신선하게 보관해야 영양가의 손실이 적다. 양배추를 살 때는 싱싱하고 들어보아 묵직하고 속이 꽉 찬 것이 좋다. 오래되면 겉껍질을 벗기기 때문에 흰 잎만 남은 것은 깨끗하기는 해도 신선하지는 않은 것이다.

Cabbage

양배추에는 위나 십이지장의 점막을 보호하여 재생을 돕는 비타민 U, K가 함유되어 있다.

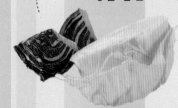

어떤 성분이 들어 있을까?

양배추의 주요 성분은 탄수화물 5.4g, 지질 0.1g, 단백질 0.6g, 섬유소 0.6g, 회분 0.4g 등이다. 양배추에 함유되어 있는 미네랄은 칼슘, 나트륨, 칼륨, 인, 철, 마그네슘, 망간, 아연, 구리 등이고, 비타민은 A, B₁, B₂, B₃, B₅, B₆, E, K, 엽산 등이다.

양배추 200g이면 하루에 필요한 양의 비타민 C 섭취가 가능하다. 또한 양배추의 녹색 부분에는 특히 비타민 A, 비타민 B군이 많이 함유되어 있고 위궤양에 좋은 효능을 나타내는 비타민 U도 들어 있다.

양배추는 칼슘이 많이 함유되어 있는 알칼리성 식품으로 양배추의 칼슘은 우유에 함유되어 있는 칼슘 못지않게 흡수가 잘 되며 몸에 좋은 여러 종류의 효소가 들어 있다.

성분표 (per 100g edible potion)				농진청 식품성분표 (2006 seventh revision)	
	에너지kcal	탄수화물g	지질g	단백질g	비타민A 레티놀μg	비타민A 베타카로틴μg
양배추 Cabbage (생것)	19	5.4	0.1	0.6	0	6
	비타민B1 티아민mg	비타민B2 리보플라빈mg	비타민B3 나이아신mg	비타민B5 판토텐산mg	비타민B6 피리독신mg	비타민B12μg 시아노코발라민
	0.04	0.03	0.3	0.22	0.10	0
	엽산μg	비타민Cmg	비타민Dμg	비타민Emg	비타민Kμg	칼슘mg
	124.8	36		0.1	78	29
	나트륨mg	칼륨mg	인mg	철mg	마그네슘mg	망간mg
	5	205	25	0.5	13	0.4
	아연mg	코발트μg	구리mg	몰리브덴μg	셀레늄μg	요오드μg
	0.4	–	0.02	–	–	–

＊ **참고하세요!** –: 수치가 애매하거나 측정되지 않음, *Φ*: 식품성분 함량이 미량 존재, /: 분석자료가 존재하지 않음.

어디에 좋을까?

• **대장암을 예방하는 효과가 있다**

양배추에는 대장암을 예방하는 식이섬유와 암을 예방하는 비타민 C도 풍부하게 함유되어 있다. 날 것도 데쳐 먹으면 소화가 잘 되므로 위가 나쁜 사람도 안심하고 많은 양을 먹을 수 있다.

• **궤양을 방지하고 치료하는 효과가 있다**

1948년에는 양배추를 첨가한 식품이 동물의 궤양 발생을 억제한다는 사실이 밝혀졌고, 그 이듬해에는 양배추 즙으로 궤양 환자를 치료하는 데 성공했다. 그리고 1954년에는 양배추 즙에 비타민 U라는 효과적인 성분이 함유되어 있다는 사실이 입증되었다.

비타민 U는 점막을 보호하고, 위의 혈류량을 늘려 위궤양과 십이지장궤양, 위염 등의 자각 증상을 개선하고, 지방간을 개선해 주며 단백질 대사작용을 통해 간 기능을 개선한다.
- **암세포 퇴치에 큰 역할을 한다**
  양배추에는 항산화작용이 있는 β-카로틴과 비타민 C, 대장암을 예방하는 식이섬유, 유전자의 손상을 방지하는 클로로필 외에 스테롤 등과 같은 암 예방 물질이 함유되어 있다.

많이 이용하는 민간요법

- 양배추를 오래 먹으면 신장에 아주 좋고, 뇌가 좋아지며, 오장에 이롭다. 〈천금, 식치〉
- 양배추는 골수를 보하고 근골을 튼튼히 한다. 〈본초습유〉
- 고대 로마에서는 양배추를 만능약으로 보았다. 16세기 어떤 역사가에 의하면 고대 로마인은 의사를 그들의 공화국에서 추방해버리고 몇 년 동안 모든 병에 양배추를 써서 건강을 유지해 왔다고 한다.

어떤 독성이 있을까?

- 흰 양배추, 붉은 양배추에는 갑상선을 크게 하는 물질이 들어 있다. 양배추를 장기간, 그것도 너무 지나치게 편식하면 갑상선종이 발생하기 쉽다.

양배추 먹는 법
양배추는 날것으로 먹을 때 더욱 효과적이다. 양배추를 삶으면 무기질·단백질·탄수화물 등이 많이 소실된다. 오래 삶을 경우 무기질과 단백질은 1/2, 탄수화물은 2/3 정도가 없어진다. 또 양배추를 끓일 경우에는 성분 중의 유황이 휘발유성으로 변해 맛이 나빠진다.

위장병의 특효약 양배추 샐러드

재료 양배추 100g, 당근 30g, 단촛물 소스, 유기농
　　　마요네즈 1컵, 토마토 건강 케첩 2큰술, 다진
　　　양파 1큰술, 죽염 약간.

만드는 방법
　1. 양배추와 당근을 곱게 채 썰어 단촛물에 담가둔다.
　2. 1의 물기를 빼서 접시에 담고 소스를 곁들인다.

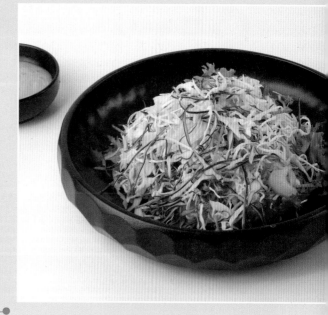

마시는 궤양 치료제 양배추 주스

재료 양배추 100g, 사과 1/2개.

만드는 방법
　1. 양배추와 사과를 적당한 크기로 자른다.
　2. 1을 주스기로 갈아서 즙을 낸 다음 컵에 담는다.

효과 위궤양과 위염에 효과적이다.

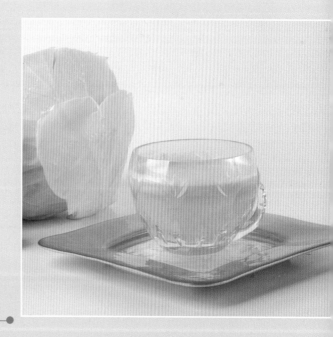

항암효과 크고 스태미나 쑥쑥 높이는
양파

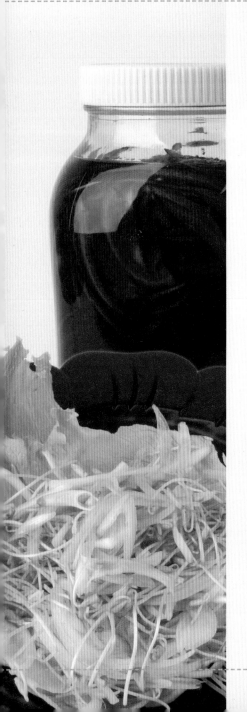

양파는 백합과에 속하는 2년생초 또는 그 식용 비늘줄기로 아시아 남서부가 원산지로 추정된다. 백합과에 속하는 대부분의 식물은 비늘줄기나 덩이줄기 같은 땅속 저장기관을 가진다.

양파는 단 양파와 매운 양파로 나뉘는데, 단 양파는 스페인·이탈리아 등 유럽 남부에서 발달한 것으로 가느다란 잎 단면은 원형이며 주로 날로 먹는다. 매운 양파는 오스트리아·독일 등 유럽 동부에서 발달한 것으로 잎은 크고 편평하며 주로 요리하여 먹는다.

기원전 3,000년 경, 고대 이집트의 피라미드 건축에 동원된 노예들에게 매일 양파를 먹였다는 기록이 있다. 고된 노동에도 견뎌낼 수 있는 강한 체력을 키우기 위해서였다는데, 그만큼 양파에는 피로 회복과 여러 가지 몸에 좋은 성분이 많이 들어 있다.

활용하기에 따라 채소가 되고, 약이 되고, 향미료가 되고, 살균제가 되는 등 다양한 용도와 효능을 가진 금쪽 같은 식품 양파가 우리나라에 도입된 시기는 조선시대 말 미국의 품종과 미국에서 일본으로 건너가 새롭게 만들어진 품종들로 추정된다.

하루에 반 개씩 매일 먹으면 각종 암을 막아주고, 고혈압, 당뇨병, 간장병, 위장병, 피부병 등의 예방·치료 효과가 있다. 이밖에 만성 피로와 피부 미용 등에도 효과가 있어 우리 생활에 없어서는 안 될 중요한 식품이기도 하다.

Onion

양파는 하루 반개씩 먹으면
각종 암을 막아주고
혈액 속의 지방을 녹이는
작용을 한다.

어떤 성분이 들어 있을까?

양파의 주요 성분은 수분 90.1g, 탄수화물 8.4g, 지질 0.1g, 단백질 1.0g, 섬유소 0.4g, 회분 0.4g 등이다.

양파에 함유된 미네랄은 칼슘, 나트륨, 칼륨, 인, 철, 마그네슘, 망간, 아연, 구리, 셀레늄 등이고, 비타민은 B_1, B_2, B_3, B_5, B_6, C, 엽산 등이다.

양파의 성분 가운데 특징적인 것이 당분과 유황이다. 당질로는 포도당·설탕·과당·맥아당 등이다. 날 양파의 향기 속에는 황화수소·메르캅탄·디설파이드류·트리설파이드류·알데히드 등 매우 복잡한 성분이 들어 있다. 이들은 대부분이 휘발성이며 그 성분이 유황 화합물이다. 날 양파를 썰면 매운 성분이 강하게 코를 찌른다.

성분표 (per 100g edible potion)				농진청 식품성분표 (2006 seventh revision)	
양파 Onion (생것)	에너지kcal	탄수화물g	지질g	단백질g	비타민A 레티놀μg	비타민A 베타카로틴μg
	34	8.4	0.1	1.0	0	0
	비타민B1 티아민mg	비타민B2 리보플라빈mg	비타민B3 나이아신mg	비타민B5 판토텐산mg	비타민B6 피리독신mg	비타민B12μg 시아노코발라민
	0.04	0.01	0.1	0.19	0.11	0
	엽산μg	비타민Cmg	비타민Dμg	비타민Emg	비타민Kμg	칼슘mg
	11.7	8	0	0	∅	16
	나트륨mg	칼륨mg	인mg	철mg	마그네슘mg	망간mg
	2	144	30	0.4	10	0.4
	아연mg	코발트μg	구리mg	몰리브덴μg	셀레늄μg	요오드μg
	0.4	∅	0.04	–	1.5	0.8

* 참고하세요! –: 수치가 애매하거나 측정되지 않음, ∅: 식품성분 함량이 미량 존재, /: 분석자료가 존재하지 않음.

어디에 좋을까?

• 암을 억제하는 효과가 있다

양파는 암의 길항제로서 각광을 받고 있다. 이는 암을 예방하는 유황 화합물을 고농도로 함유하고 있기 때문이다. M.D 앤더슨병원의 연구진들은 양파의 황화 프로필을 분리했는데, 이 물질은 실험 결과 발암성 물질의 활성을 저해하는 것으로 밝혀졌다. 또 하버드대학의 연구진들은 동물의 구강암 세포에 양파의 추출물을 넣었더니 암세포의 증식이 현저하게 억제됐으며, 일부는 파괴됐다고 보고했다. 이 같은 결과들은 양파의 추출물이 독성이 없는 자연물질로서 암 예방의 가능성을 보여주고 있다.

- **동맥경화와 고지혈증을 예방한다**

  양파는 혈액 속의 불필요한 지방과 콜레스테롤을 녹이는 등 고지방을 녹이는 대표적인 식품으로 불필요한 지방으로 생기는 동맥경화와 고지혈증을 예방할 수 있다.

- **혈액순환에 도움을 준다**

  양파는 혈액을 묽게 하는 작용이 있어 혈액이 끈적거리지 않고 잘 흐르게 해주어 우리 몸에 혈액과 산소의 공급이 잘 이루어지게 한다.

- **당뇨병 치료에 효과적이다**

  인슐린의 분비를 촉진시켜 당뇨병을 치료한다.

- **고혈압을 예방한다**

  혈압을 내리는 작용이 있어 고혈압의 예방과 치료에 좋다. 신기한 것은 정상적인 혈당은 내리지 않고 높은 혈당치에만 작용하여 정상혈당이 되면 작용을 멈추어 저혈당이나 신장 장해를 일으키는 등의 부작용이 없다.

많이 이용하는 민간요법

- 고대에는 양파가 당뇨병 치료제로도 사용됐다고 한다. 1960년대에는 양파에서 항당뇨병 화합물이 발견되기도 했다.
- 인도의 연구진들은 양파의 추출물과 생양파, 삶은 양파 등을 섭취한 사람이 포도당 주사를 맞은 사람과 마찬가지로 혈당이 내려갔다고 보고했다.
- 제 2차 세계 대전 중 소련군은 양파즙으로 상처를 치료했는데 신속하게 통증을 제거해 주고 상처를 아물게 했다.

어떤 독성이 있을까?

- 양파는 여러 가지 약리작용이 있지만 지나치게 많이 먹으면 부작용도 발생해 꾸준히 알맞게 먹는 것이 중요하다.
- 양파는 파보다는 냄새가 약해 날 것으로 먹기 좋다. 또 독특한 향기 성분과 알리신이 들어 있어 다른 음식에 있는 비타민 B의 흡수를 좋게 한다.

> **TIP**
>
> **양파냄새 없애려면…**
>
> 양파를 먹고 난 뒤 나는 냄새를 없애려면 신맛이 강한 과일이나 식초 · 우유를 먹으면 좋다. 생선을 튀기고 난 기름으로 다른 식품을 튀기면 비린내가 잘 가시지 않는데 이럴 때 양파 몇쪽을 튀겨내면 비린내가 감쪽같이 없어진다. 양파는 봄과 가을이 제철인데, 한 손에 들어 봐서 무겁고 단단하며 황색 껍질이 짙고 잘 마른 것이 좋은 것이다. 싹이 나기 시작한 것은 피한다.

동맥경화 예방하는 **양파생채**

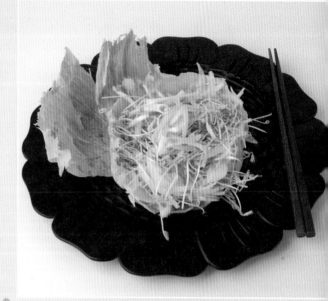

재료 양파 1/2개, 양상추 2잎, 메밀순 100g, 고추
장 1큰술, 다싯물 2큰술, 자연발효식초 1.5큰
술, 발효엑기스 1.5큰술.

만드는 방법
1. 양파는 가늘게 채 썰어 찬물에 담가 매운 맛을 뺀다.
2. 메밀 순을 깨끗하게 씻어서 물기를 빼놓는다.
3. 고추장, 다싯물, 식초, 산야초발효엑기스를 고루 섞
   어 소스를 만든다.
4. 준비된 재료를 접시에 담고, 소스를 끼얹는다.

고혈압 · 당뇨 예방하는 **양파와인**

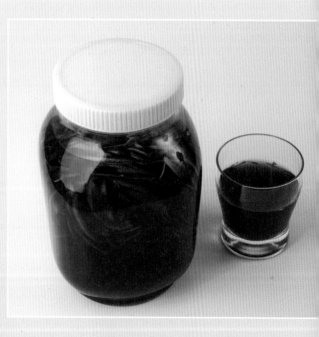

재료 양파 2개, 붉은 와인 500ml.

만드는 방법
1. 준비한 양파를 씻어 겉껍질을 벗기고 채 썬다.
2. 유리병에 채 썬 양파를 담고 붉은 와인을 붓는다.
3. 유리병의 뚜껑을 잘 덮어 냉장고에서 2~3일간 보
   관한 다음 양파 덩이를 잘 걸러낸다. 보관은 냉장
   고를 이용하는 것이 좋다.

효과 양파와인은 고혈압, 당뇨, 불면증, 암 예방에 효
과가 좋다. 양파와인은 1일 2~3회 마시는 데 1
회에 소주잔 1잔 정도(50ml)가 적당하다. 와인이
싫은 사람은 2배의 물로 희석하여 끓여 마실 것
을 권한다.

비타민 · 무기질 최강 공급원

오이

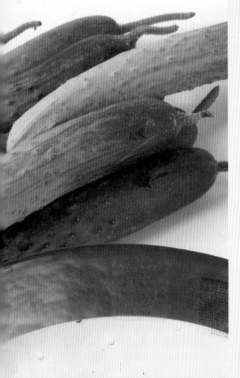

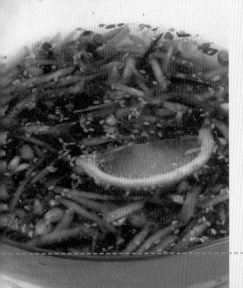

오이는 인류의 식생활과 오랫동안 같이 해 온 식물 중 하나로 박과에 속하는 1년생 식물이다. 거칠고 다육질이며 꼬이는 줄기가 있다. 털이 달린 잎은 3~5갈래로 갈라져 있으며, 잎 끝이 뾰족하다. 줄기 끝은 가지를 친 덩굴손으로 되는데, 덩굴손으로 다른 물체를 감으면서 일정한 방향으로 뻗는다.

인도 북부가 원산지로 추정되며 아시아에서 천주교도들에 의해 발견되어 유럽으로 전파되었다. 오이에 대한 고대 로마 요리사들의 애정은 특별하다 할 수 있다. 기록에 의하면 "오이는 태양이 만들어 낸 모든 것과 비싸고 높은 품질의 와인과 박하를 빗대어 작은 요정(a little sylphium)을 만들어낸다."고 했다.

우리나라에는 1,500년 전에 중국을 거쳐 들어온 것으로 알려져 있다. 비닐하우스를 이용하거나 밭에 그냥 심는 여러 재배 방법이 있어 거의 일년 내내 수확이 가능하다.

담백한 맛과 독특한 향으로 여러 가지 찬감으로 이용되는 오이는 우리나라에서 가장 많이 생산되고 있는 채소 가운데 하나다.

Cucumber

오이는 몸의 열을 내려 갈증을 해소한다.

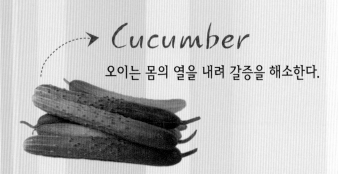

어떤 성분이 들어 있을까?

오이의 주요 성분은 수분 95.9g, 탄수화물 2.3g, 지질 0.3g, 단백질 1.1g, 섬유소 0.5g, 회분 0.6g 등이다. 오이에 함유되어 있는 미네랄은 칼슘, 나트륨, 칼륨, 인, 철, 마그네슘, 망간, 아연, 구리, 셀레늄 등이고, 비타민은 A(베타카로틴), B1, B2, B3, B5, B6, C, E, K, 엽산 등이다.

칼륨을 많이 먹게 되면 체내의 나트륨을 많이 배설하게 되어 체내의 노폐물이 체외로 빠져나가게 된다.

오이 냄새는 오이알코올이라는 성분 때문에 나는 것이며, 오이꼭지의 쓴맛은 쿠커타파신이라는 성분인데, 품종에 따라서 다르나 저온에서 생육이 나쁘거나 건조가 심할 때 더 생긴다.

성분표 (per 100g edible potion)				농진청 식품성분표 (2006 seventh revision)	
	에너지kcal	탄수화물g	지질g	단백질g	비타민A 레티놀µg	비타민A 베타카로틴µg
	11	2.3	0.3	1.1	0	56
오이 Cucumber (개량종, 생것)	비타민B1 티아민mg	비타민B2 리보플라빈mg	비타민B3 나이아신mg	비타민B5 판토텐산mg	비타민B6 피리독신mg	비타민B12µg 시아노코발라민
	0.04	0.02	0.3	0.33	0.04	0
	엽산µg	비타민Cmg	비타민Dµg	비타민Emg	비타민Kµg	칼슘mg
	35.7	9	–	0.4	34	28
	나트륨mg	칼륨mg	인mg	철mg	마그네슘mg	망간mg
	2	312	77	0.6	10	0.1
	아연mg	코발트µg	구리mg	몰리브덴µg	셀레늄µg	요오드µg
	0.3	–	0.09		0.3	0.5

＊ 참고하세요! –: 수치가 애매하거나 측정되지 않음, Φ: 식품성분 함량이 미량 존재, /: 분석자료가 존재하지 않음.

어디에 좋을까?

• **몸을 맑게 한다**
오이에는 칼륨이 많이 들어 있다. 칼륨은 몸 속에 쌓인 나트륨과 함께 노폐물을 밖으로 내보내는 역할을 한다.

• **부기를 뺀다**
칼륨이 몸 속의 노폐물을 배설하면서 수분이 함께 빠져나가기 때문에 부종을 감소시키는 효과가 있다.

• **열을 내리고 갈증을 풀어준다**
성질이 차고 해독작용이 있어 몸의 열을 내리는 효과가 뛰어나다. 또한 95% 정도가 수분이어서 갈증을 푸는 효과가 있다.

많이 이용되는 민간요법

- 오이는 이뇨효과가 있고, 장과 위를 이롭게 하며, 소갈을 그치게 한다. 〈동의보감〉
- 화상이나 불에 데었을 때 오이를 강판에 갈아 상처에 붙이면 응급처치 효과를 볼 수 있다.
- 햇볕에 탔을 때는 아침, 저녁으로 오이를 잘라서 마사지한다.
- 타박상에는 오이즙 2큰술과 밀가루 2큰술, 식초 1큰술을 섞어 상처에 붙인다.
- 땀띠에는 오이를 잘라서 자른 면에 소금을 묻혀 땀띠가 난 곳을 문지른다.
- 몸이 부었을 때는 매일 오이즙을 작은 잔으로 1잔씩 마신다.
- 오줌소태에는 묵은 토종 오이 1개에 식초를 소주잔으로 1잔 붓고 물을 3그릇 정도 부어 삶는다. 이 물을 120~150ml씩 하루에 3번 마신다. 2~3일 계속 하면 효과를 볼 수 있다.
- 아토피 피부염에는 오이 생즙을 바르면 가려움이 가라앉는다.
- 탈모 예방·발모를 촉진하려면 아침마다 오이, 당근, 시금치를 즙을 내어 1컵씩 마신다. 바로 만들어 마시는 것이 좋다.

어떤 독성이 있을까?

- 오이는 비타민 C를 파괴하는 효소인 아스코르비나제가 들어 있기 때문에 다른 채소와 함께 먹지 않는 것이 좋다. 다른 채소와 조리할 때는 식초나 레몬즙을 조금 넣으면 아스코르비나제의 활동을 억제할 수 있다.
- 오이는 성질이 차기 때문에 위장이 차고 약한 사람이 너무 많이 먹으면 설사를 하거나 한기가 들 수 있고, 곤약과 함께 먹으면 복통을 일으킬 수도 있으므로 주의하는 것이 좋다.

오이와 소주

소주를 마시고 나서 '카~' 하고 소리를 내는 것은 알코올의 자극적인 냄새 때문이다. 술을 마실 때 술 주전자나 잔에 오이를 잘게 썰어 넣으면 냄새가 없어지고 술맛도 순해진다. 오이의 수분과 향미 성분이 자극적인 냄새를 흡수하기 때문이다.

내 몸을 맑게 하는
오이볶음 나물

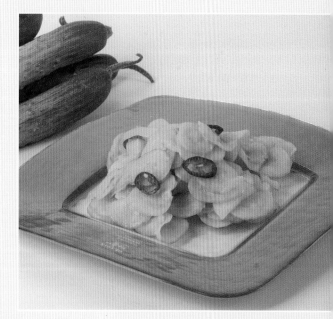

재료 오이 2개, 홍고추 1개, 다진 마늘 약간, 죽염
약간, 통깨 약간, 포도씨기름 약간.

만드는 방법
1. 오이는 원형으로 얇게 썰어 죽염으로 간한다.
2. 홍고추는 씨를 제거하고 곱게 다진다.
3. 절여진 오이는 물기를 제거한 후 포도씨기름을 두른
   팬에 다진 마늘을 볶다가 오이를 얼른 볶아낸다.
4. 불을 끄고 홍고추를 넣고 통깨를 뿌린 다음 접시
   에 담아낸다.

부기를 빼주는 # 오이 · 비트냉국

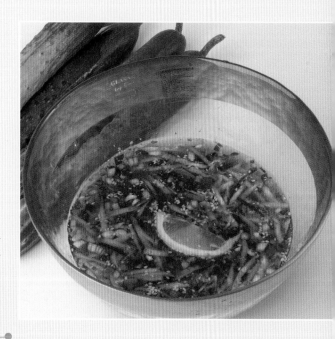

재료 오이 1개, 비트 약간, 자연발효식초 약간, 죽염
약간, 생수 3컵.

만드는 방법
1. 오이는 껍질을 제거한 후 채 썰어 놓는다.
2. 비트는 껍질을 벗겨 채 썰어 놓는다.
3. 채 썰어 놓은 비트는 생수를 조금 넣고 한 번 익
   힌다.
4. 부드럽게 익힌 비트에 남은 생수를 넣고 오이채를
   넣은 다음 식초와 죽염으로 간하고, 다진 마늘, 다
   진 파를 넣어 완성한다.

위암 예방하고 감기 잡는

파

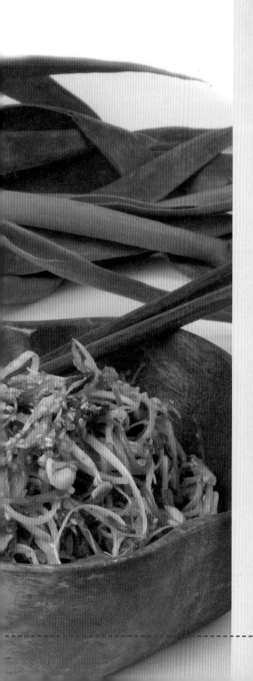

파는 외떡잎식물인 백합과에 속하는 다년생 식물로 키는 60㎝까지 자란다. 땅속줄기에 많은 수염뿌리가 있고, 잎은 둥근 기둥 모양이며 끝이 뾰족하고 속이 비었는데 밑부분은 흰빛으로 겹쳐 하나가 된다.

파는 중국의 서부 일대가 원산지라고 한다. 우리나라는 삼국시대 이전부터 재배하였다는 기록이 있다. 부추와 마찬가지로 특이한 자극냄새와 매운 맛을 가진 유황을 함유한 휘발성 물질을 가지고 있어 생식할 경우 자극제로 작용하여 소화액 분비를 촉진해서 소화를 돕고, 진정작용 및 발한작용을 한다. 국 같은 음식에 넣어먹는 대파는 줄기파에 속하고, 양념장에 넣는 쪽파는 잎파에 속한다.

육류나 생선류를 조리할 때 꼭 파를 넣는다. 고기나 생선이 지닌 특이한 냄새를 없앨 뿐만 아니라 생선에 있는 독성까지 중화시킨다. 그래서 곰탕집에 가면 총총 썬 대파가 나온다.

힘없이 축 늘어진 사람을 보고 파김치가 됐다고 표현한다. 그렇게 뻣뻣하던 파도 김치를 담가 놓으면 맥을 못추고 축 처지게 마련이다. 그러나 파김치 맛은 축처진 모양새와는 달리 일품이다. 파김치에 잘 삭힌 고들빼기를 섞으면 독특한 맛을 즐길 수 있다.

Welsh onion

파는 발암물질을 무독화하는 효과가 있다.

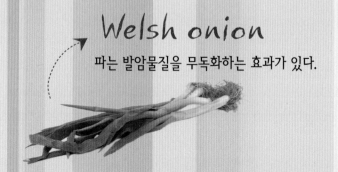

어떤 성분이 들어 있을까?

파의 주요 성분은 수분 91.1g, 탄수화물 6.5g, 지질 0.3g, 단백질 1.5g, 섬유소 1.0g, 회분 0.6g 등이다.

파에 함유되어 있는 미네랄은 칼슘, 나트륨, 칼륨, 인, 철, 마그네슘 등이고, 비타민은 A, B₁, B₂, B₃, B₆, C, E, 엽산 등이다.

파는 특유의 자극적인 냄새와 매운 맛을 갖고 있는데, 이는 함황휘발성물질 때문이다. 이들 물질은 열에 의해 분해되기 쉽고, 이를 생식하면 자극제로 작용하여 소화액의 분비를 촉진하며 살균, 살충 효과도 있다.

성분표 (per 100g edible potion)				농진청 식품성분표 (2006 seventh revision)	
	에너지kcal	탄수화물g	지질g	단백질g	비타민A 레티놀μg	비타민A 베타카로틴μg
	26	6.5	0.3	1.5	0	775
파	비타민B1 티아민mg	비타민B2 리보플라빈mg	비타민B3 나이아신mg	비타민B5 판토텐산mg	비타민B6 피리독신mg	비타민B12μg 시아노코발라민
Welsh	0.06	0.09	0.6	–	0.01	
onion	엽산μg	비타민Cmg	비타민Dμg	비타민Emg	비타민Kμg	칼슘mg
(생것)	32.7	21	0	0.1		81
	나트륨mg	칼륨mg	인mg	철mg	마그네슘mg	망간mg
	1	186	35	1.0	1	$\varnothing$
	아연mg	코발트μg	구리mg	몰리브덴μg	셀레늄μg	요오드μg
	$\varnothing$	$\varnothing$	$\varnothing$			

* **참고하세요!** –: 수치가 애매하거나 측정되지 않음, $\varnothing$: 식품성분 함량이 미량 존재, /: 분석자료가 존재하지 않음.

어디에 좋을까?

- **위암 억제 효과가 있다**

  파는 위암 억제 효과가 있다고 한다. 그 증거로 양파의 대량 소비지역인 미국 남부지역 주민들이 북부지역 주민들에 비해 위암 발생률이 낮다는 점과, 파를 거의 먹지 않는 그리스인에게 위암이 아주 많다는 사실들이 지적되었다.

- **감기에 효과가 있다**

  파를 달여서 먹으면 좋다. 잘게 썰어 된장을 넣고 잘 섞은 뒤 끓여서 섭취해야 한다. 열이 있을 때는 열을 식히는 효과가 있다.

- 동상에 효과가 있다

파를 태워서 그 껍질을 환부에 붙이거나 파를 끓인 물에 담그면 좋다.

- 편도선염이나 목구멍이 붓는 경우 쓰면 좋다

파를 가늘게 썰어 달인 액을 만든 다음 체온 정도로 식혀 양치용으로 사용한다.

- 불면증에 효과가 있다

수면제나 신경안정제는 모두 화학물질에 의해 신경세포를 자극하므로 오랫동안 복용해서는 안 된다. 취침 전에 파주를 마시는 것이 좋다.

- 암 예방에 좋다

파의 녹색 부분에는 베타카로틴과 비타민 C가 비교적 풍부하다. 이들은 항산화 비타민이라 일컬어지며 암 발생을 촉진하는 활성산소를 제거하는 작용 외에 발암물질을 무독화하는 효과도 인정받고 있다.

많이 이용하는 민간요법

- 파는 감기 · 신경쇠약 · 신경통 · 대하증 · 십이지장충 · 불면증 · 류머티즘 · 회충 구제 등에 음용하면 효과가 있다. 파에는 휘발성 즙이 함유되어 있어 소화액의 분비를 촉진시킨다.
잎의 아래쪽과 비늘줄기 말린 것을 총백(蔥白)이라고 하여 한방에서 강장제 · 흥분제 · 이뇨제 · 한제 및 구충약으로 쓴다. 〈약용식물사전〉

어떤 독성이 있을까?

- 파를 너무 많이 먹으면 파 속에 들어 있는 자극 성분인 황화 알릴로 인해 위장장애를 일으킬 수 있다.

감기 기운 몰아내는
대파·콩나물 무침

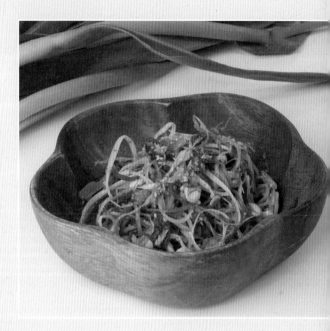

재료 대파 2대, 콩나물 100g, 당근 1/3개.
양념장 간장 약간, 고춧가루 1/2큰술, 볶은 통들깨 1
큰술, 들깨기름 1큰술, 자연발효식초 1/2큰
술, 유자청 1큰술.

만드는 방법

1. 대파는 10cm 정도의 길이로 다듬어서 가운데 칼집
   을 넣어 돌돌 말아 채 썰어서 냉수에 담가 매운 맛
   을 뺀다.
2. 콩나물은 깨끗하게 씻어서 소금물에 얼른 삶아 건
   진다.
3. 당근은 채 썰어서 준비한다.
4. 양념장에 1, 2, 3을 합하여 버무린다.

발암물질 제압하는 **대파구이**

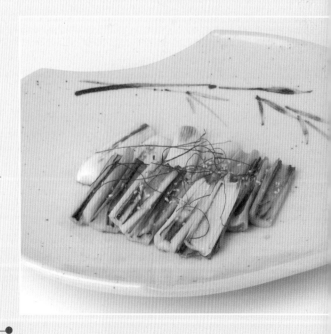

재료 대파 5뿌리, 죽염 약간, 들깨 기름 약간.

만드는 방법

1. 대파는 뿌리 부분 흰쪽만 4cm 길이로 잘라서 준비
   한다.
2. 프라이팬에 잘라놓은 대파를 들깨 기름을 약간 두
   르고 굽는다.
3. 2위에 죽염을 살살 뿌려서 간하여 접시에 담는다.

비만 · 당뇨 · 병후 회복에 좋은
호박

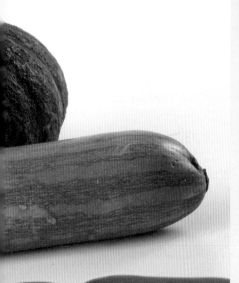

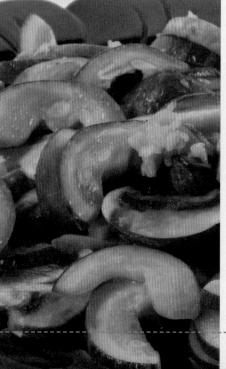

호박은 박과에 속하는 식물 중에서 영양가가 가장 높다.

동인도가 원산지인데, 건조한 기후면 어느 곳에서나 잘 자라 세계적으로 널리 보급되어 있다. 종류도 매우 많아 남멕시코산과 남미의 페루 · 볼리비아 · 칠레산과 북미산이 대표적이다.

우리나라에는 일본과 중국에서 선조 때 임진왜란 이후에 들어왔으며, 승려가 먹었으므로 승소(僧蔬)라고도 하다가 그 이후에 널리 퍼지게 되었다.

우리나라에는 재래종 호박과 당호박, 개량종, 서울 애호박 등 여러 종이 재배되고 있다. 유월이면 애호박이 달리기 시작한다. 애호박 전용 품종에는 덩굴을 짧게짧게 뻗으며 마디마다 타원형 애호박을 다는 것이 있고, 쥬키니 호박이라 하여 덩굴로 바닥을 기는 게 아니고 제 스스로 몸을 곧추세우면서 마디마다 오이처럼 길쭉한 애호박이 달리는 게 있다.

호박잎 쌈은 뒤집어 싸 먹어야 부드럽게 넘어간다. 보드라운 잎을 따서 잎 뒷면에 자잘하게 박힌 가시털을 벗긴다. 잎자루 끝부터 찢으면 명주실 같은 섬유질이 하얗게 벗겨진다. 잎껍질을 벗긴 잎을 양손으로 가볍게 치대어 숨을 죽인 다음 밥솥에서 찐다. 쌈장은 된장에 풋고추에 멸치를 듬성듬성 다져 넣고 짭짤하게 간을 맞춘다.

Pumpkin

호박은 이뇨작용이 뛰어난 식품이다.

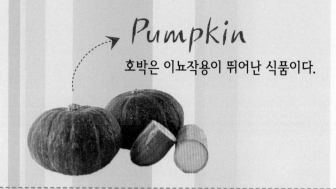

어떤 성분이 들어 있을까?

호박의 주요 성분은 수분 96.4g, 탄수화물 6.9g, 지질 0.1g, 단백질 1.7g, 섬유소 0.6g, 회분 0.9g 등이다.

호박에 함유되어 있는 미네랄은 칼슘, 칼륨, 인, 철, 마그네슘, 망간, 아연, 구리 등이고, 비타민은 A, B_1, B_2, B_3, B_5, B_6, C, E, 엽산 등이다.

호박씨는 지방과 단백질이 많은 우수한 식품이다. 지방은 리놀레산과 올레산으로 구성되어 있으며, 단백질로는 글로불린이 많아 아미노산의 질이 우수하다.

호박의 선명한 황색은 베타카로틴이 다량 함유되어 있기 때문이고, 루테인이라고 불리는 황금색이 감도는 색소도 들어 있어 미량 성분이긴 하지만 암을 예방하는 데 한 몫을 하고 있다.

성분표 (per 100g edible potion) 농진청 식품성분표 (2006 seventh revision)

호박 Sweet Pumpkin (단호박, 삶은것)	에너지kcal	탄수화물g	지질g	단백질g	비타민A 레티놀μg	비타민A 베타카로틴μg
	25	6.9	0.1	1.7	0	7077
	비타민B1 티아민mg	비타민B2 리보플라빈mg	비타민B3 나이아신mg	비타민B5 판토텐산mg	비타민B6 피리독신mg	비타민B12μg 시아노코발라민
	0.02	0.02	0.2	0.50	0.12	0
	엽산μg	비타민Cmg	비타민Dμg	비타민Emg	비타민Kμg	칼슘mg
	80.0	15	0	2.1	-	7
	나트륨mg	칼륨mg	인mg	철mg	마그네슘mg	망간mg
	0	494	32	0.4	1	0.1
	아연mg	코발트μg	구리mg	몰리브덴μg	셀레늄μg	요오드μg
	0.6	-	0.12	-	-	-

* **참고하세요!** –: 수치가 애매하거나 측정되지 않음, Φ: 식품성분 함량이 미량 존재, /: 분석자료가 존재하지 않음.

어디에 좋을까?

• 이뇨작용을 한다

호박의 이뇨작용은 탁월하다. 그래서 전신 부종, 산후 부종, 기관지천식으로 인한 부종 등에 효과가 있다.

• 암을 예방한다

늙은 호박의 진한 노란빛은 카로티노이드(carotenoid) 색소 때문인데, 체내에 흡수되면 베타카로틴이 된다. 베타카로틴은 정상세포가 암세포로 변화되는 것을 막으면서 암세포의 증식을 늦추는 등 항암효과가 있다는 것은 잘 알려진 사실이다.

• 불면증에 좋다

늙은 호박에는 신경완화 작용을 하는 비타민 B_{12}가 들어 있어 불면증에 시달리는 사람에게 좋다.

- **다이어트와 피부미용에 도움을 준다**

  호박만큼 다이어트와 피부미용에 도움이 되는 채소도 드물다. 호박은 열량이 쌀의 10분의 1에 불과하며, 노폐물 배출과 이뇨작용을 돕고, 지방의 축적을 막아주기 때문에 다이어트 식품으로 가장 좋은 음식이다. 또한 노화방지에 효과적인 비타민 E와 카로틴이 풍부해서 고운 피부를 만드는 데도 그만이다.

- **간을 보호해준다**

  호박씨에는 간을 보호해주는 양질의 단백질이 들어 있다.

- **당뇨에 효과적이다**

  호박의 당분은 소화 흡수가 잘 되면서도 당뇨나 비만에 나쁜 영향을 주지 않기 때문에 당뇨환자나 환자의 회복식으로 좋다.

많이 이용하는 민간요법

- 천식에는 늙은 호박을 큰 것으로 골라 윗부분을 잘라내고 속을 모두 긁어낸 다음 보리로 만든 엿을 가득 채운다. 뚜껑을 밀봉한 후 찜통에 푹 찌면 액체로 변하는데, 하루 5~6회 정도, 1회에 한 숟가락씩 먹으면 좋다.
- 산후 부종에는 늙은 호박 삶은 물을 마시게 하면 푸석푸석하던 얼굴이 좋아지고 부기가 빠진다.
- 산후 젖이 잘 나오지 않을 때는 호박씨 30~50알 정도를 볶아 먹거나 호박씨 달인 물을 먹으면 젖이 잘 나온다.

어떤 독성이 있을까?

- 호박에는 비타민 C를 파괴하는 아스코르비나아제라는 효소가 들어 있는데 이것은 열에 아주 약하다. 그러나 호박은 생식하는 일이 없으므로 문제되지 않는다.

좋은 호박 고르는 법

진한 누런색으로 껍질에 윤기가 흐르면서 묵직하고 속이 꽉 찬 것, 표면의 골이 깊게 패이고 꼭지 부분이 함몰된 것을 골라야 한다.

보관방법: 달콤한 맛을 유지하려면 통풍이 잘되는 10°C 이하의 시원한 곳에 저장해야 한다.

몸의 부기를 빼주는
단호박 볶음

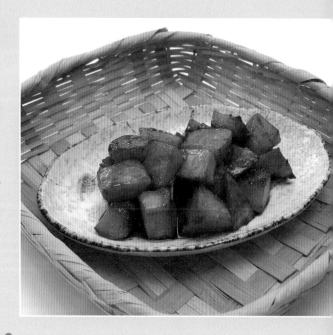

재료 단호박 1/4개, 포도씨기름 3큰술, 간장과 죽염
약간, 후추 약간.

만드는 방법
1. 단호박의 씨와 껍질을 제거한 후 주사위 모양으로
   잘라놓는다.
2. 팬에 포도씨기름을 두르고 1의 호박을 익을 때까지
   볶다가 간장으로 간하여 익을 때까지 볶는다.
3. 죽염과 후추로 간하여 마무리한다.

당뇨 · 비만 예방식
애호박 · 양송이 볶음

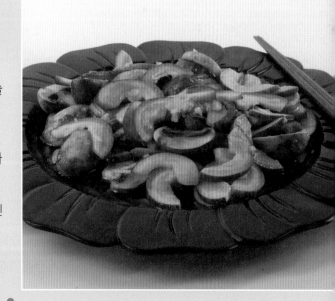

재료 애호박 1개, 양송이 5개, 죽염 약간, 다진 마늘
약간, 포도씨기름 1큰술.

만드는 방법
1. 애호박을 씻어서 반으로 잘라 반달모양으로 썬 다
   음 죽염을 살살 뿌려 놓는다.
2. 양송이는 껍질을 살짝 제거한 후 3등분으로 저민다.
3. 팬에 기름을 두르고 애호박을 먼저 볶다가 다진
   마늘과 양송이를 넣어서 재빨리 볶아낸다.

PART 04

내 몸에 약이 되는 웰빙두류 6가지

Wellbing Pulses

여름철 단백질 보충에 최고!
강낭콩

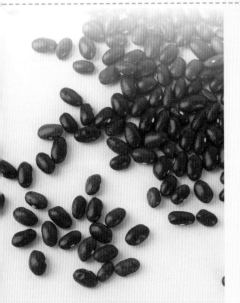

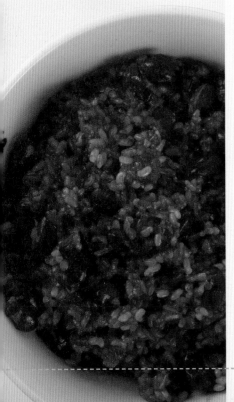

강낭콩은 콩과에 속하는 식물의 씨 또는 꼬투리로 원래는 구대륙에서 자라는 잠두의 씨를 말한다.

콩의 성숙한 씨를 식품으로 쓰는데, 식용으로서의 질은 매우 다르지만 성분은 비교적 비슷하다. 단백질이 풍부하고 적당한 양의 철분과 비타민 $B_1 \cdot B_2$가 들어있기 때문에 날 것이나 말린 것을 세계적으로 식용하고 있다.

원래 남미 페루가 원산지였는데 아메리카 발견 당시 원주민들의 중요한 단백질원이었다고 한다. 우리나라에는 중국 남쪽지방에서 들어왔다고 하며, 일제 강점기에 일본에서 여러 품종을 도입하여 식용으로 재배하였다.

덩굴강낭콩은 대두 다음으로 중요하다. 식물체는 곧추서 키가 60~150㎝로 자라며 줄기와 가지에는 잎자루가 짧은 잎이 뭉쳐 난다. 꼬투리는 잎겨드랑이에 거의 곧추서서 무리지어 달리며, 씨는 크고 울퉁불퉁하면서 납작하다.

한자어로는 강남두(江南豆) · 채두(菜豆) · 운두(雲豆)라고 하며 우리나라에서 자라거나 심고 있는 것으로는 덩굴강낭콩을 비롯하여 팥 · 새팥 · 붉은강낭콩 · 편두 등이 있다. 이중 새팥만이 원래 우리나라에서 자라던 것이고 나머지는 모두 인도나 중국 등에서 들어온 종(種)들이다.

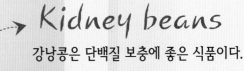

Kidney beans

강낭콩은 단백질 보충에 좋은 식품이다.

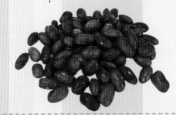

어떤 성분이 들어 있을까?

강낭콩의 주요 성분은 수분 60.9g, 탄수화물 27.2g, 지질 0.7g, 단백질 9.8g, 섬유소 1.5g, 회분 1.4g 등이다. 강낭콩에 함유되어 있는 미네랄은 칼슘, 나트륨, 칼륨, 인, 철, 마그네슘, 망간, 아연, 구리 등이고, 비타민은 B_1, B_2, B_3, B_5, B_6, C, E, k, 엽산 등이다.

강낭콩의 성질은 평이하며 맛은 달고 담백하다. 강낭콩의 단백질은 필수 아미노산으로 구성되어 있어서 쌀이나 보리에 섞어 먹으면 단백가를 올릴 수 있어 영양 향상이 되므로 영양학자들이 적극 권장하고 있다. 특히 채식 위주로 식단을 짜는 사람들에게는 단백질 결핍이 가장 문제가 되므로 맛과 영양이 풍부한 강낭콩은 밭에서 나는 쇠고기라 불릴 만큼 인기가 높아서 각광을 받고 있다.

성분표 (per 100g edible potion)				농진청 식품성분표 (2006 seventh revision)	
에너지kcal	탄수화물g	지질g	단백질g	비타민A 레티놀µg	비타민A 베타카로틴µg
150	27.2	0.7	9.8	0	0
비타민B1 티아민mg	비타민B2 리보플라빈mg	비타민B3 나이아신mg	비타민B5 판토텐산mg	비타민B6 피리독신mg	비타민B12µg 시아노코발라민
0.16	0.05	0.6	0.14	0.09	–
엽산µg	비타민Cmg	비타민Dµg	비타민Emg	비타민Kµg	칼슘mg
33.0	2	–	0.1	3	28
나트륨mg	칼륨mg	인mg	철mg	마그네슘mg	망간mg
∅	470	86	3.3	47	0.5
아연mg	코발트µg	구리mg	몰리브덴µg	셀레늄µg	요오드µg
1.1	–	0.32	–	–	–

강낭콩 Kidney beans (삶은것)

＊ 참고하세요! –: 수치가 애매하거나 측정되지 않음, Ø: 식품성분 함량이 미량 존재, /: 분석자료가 존재하지 않음.

어디에 좋을까?

• **이뇨효과가 있다**
강낭콩도 예외는 아니어서 몸이 부었을 때 먹으면 부기가 빠진다.

• **자양강장 효과가 있다**
몸의 원기를 보하는 자양강장 효과가 있어서 밥맛이 없을 때 식욕을 돋우며, 일을 많이 하는 사람에게 좋은 영양보충이 된다. 강낭콩의 제철인 여름철에 먹으면 여름철에 부족하기 쉬운 단백질을 보충해 준다.

• **변비ㆍ피로ㆍ신경염ㆍ심장장애ㆍ부종에 좋다**
강낭콩에는 비타민 B_1이 풍부해 변비나 피로, 신경염, 부종 등의 증세에 효과적이다.

- 피부염 · 식욕부진 · 구내염 · 설염 · 빈혈 등에 효과적이다

비타민 B_2, B_6는 단백질 대사와 관계가 깊기 때문에 이것이 부족하면 피부염 · 식욕부진 · 구내염 · 설염 · 빈혈 등의 증세가 나타난다. 따라서 평소 비타민 B_2와 B_6가 풍부하게 들어있는 강낭콩을 먹으면 이들 증상에 효과적이다.

많이 이용하는 민간요법

- 쌀밥만을 먹거나 반찬을 적게 먹는 사람들은 강낭콩을 밥에 넣어 먹으면 좋다.
- 된장이나 고추장 단지에 구더기가 생기면 강낭콩 잎을 따다 장단지에 깔아 놓으면 좋다.
- 강낭콩은 탄수화물 함량이 많아 맛이 부드럽고, 과자나 떡에 응용해 먹기도 한다.
- 5~6월이 제철로, 제철이 아닐 때는 마른 것을 구입해 하루 정도 불린 후 밥에 넣어 먹으면 된다. 샐러드용으로 먹으면 맛이 좋다.

어떤 독성이 있을까?

- 강낭콩은 탄저병, 모자이크바이러스병, 진딧물 등의 해충에 약하므로 품질이 좋은 것을 선택해야 한다.

우리콩 vs 수입콩 구분법

＊ 우리 콩은…	**＊ 수입 콩은…**
• 껍질이 얇고 깨끗하다.	• 껍질이 두껍고 거칠다.
• 윤택이 많이 난다.	• 윤택이 적게 난다.
• 배꼽색깔인 검은 낟알이 조금 섞여 있다.	• 배꼽색깔인 검은 낟알이 많이 섞여 있다.
• 가로로 잘린 낟알이 거의 섞여 있지 않다.	• 가로로 잘린 낟알이 섞여 있다.
• 낟알 굵기가 고르지 않다.	• 낟알 굵기가 고르다.

자양강장 효과 큰 강낭콩 · 현미밥

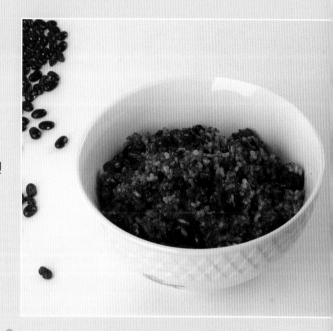

재료 강낭콩 1컵, 현미 3컵, 찰현미 2컵.

만드는 방법

1. 강낭콩, 현미, 찰현미를 6시간 이상 불린다.
2. 압력솥에 불린 재료를 넣고 생수를 부어 끓으면 불을 줄인 채 오랫동안 뜸을 들인다.

변비 · 빈혈 예방하는
강낭콩 · 흑임자조청 조림

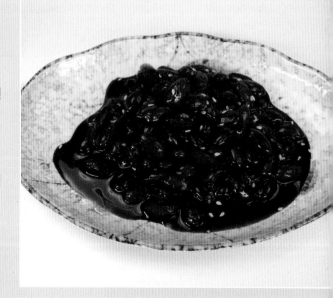

재료 강낭콩 2컵, 간장 1큰술, 흑임자조청 1큰술, 현미조청 1큰술, 포도씨기름 약간.

만드는 방법

1. 강낭콩을 씻어서 불린 다음 먼저 부드럽게 삶는다.
2. 삶은 콩을 체에 건져 물기를 뺀 뒤 흑임자조청, 현미조청, 간장, 포도씨기름을 넣고 약한 불에 조린다.

노화방지에 탁월한 효과
검정콩

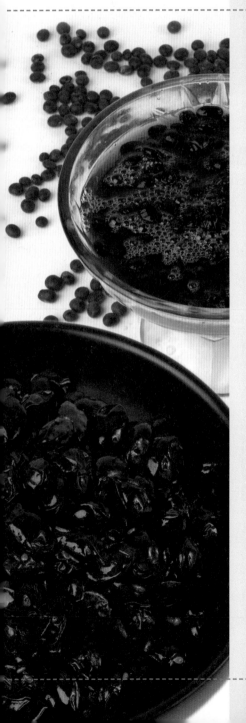

콩은 콩과에 속하는 식물의 씨앗으로 원산지는 지금까지도 야생콩이 널리 분포되어 있는 한반도와 남만주가 이어지는 일대의 지역으로 알려져 있다.

중국의 고서에 의하면 콩은 지금으로부터 3천년 경 전부터 재배가 시작되었다는 기록이 있으며, 우리나라에서는 기원전 3~6세기에 시작되었을 것으로 추정되고 있다.

콩은 '밭에서 나는 쇠고기' 라고 불릴 만큼 영양분이 풍부한 음식이다. 우리 선조들은 진작부터 콩의 우수성을 알고 두부, 간장, 된장 등 콩을 이용한 다양한 식품을 먹어왔으며, 육류 부족으로 단백질 섭취가 모자랐던 시절에는 훌륭한 대체식품이었다.

최근 콩이 항암효과에 치매예방 작용까지 한다는 연구결과가 속속 발표되고, 광우병 및 사스 등 육류에 대한 공포심이 확산되면서 콩의 인기가 점점 높아지고 있다.

서양에서는 콩의 영양과 효능에 대한 논문이 쏟아져 '21세기 최고의 건강식품' 으로 전폭적인 지지를 받고 있다.

이러한 콩 중에서도 가장 몸에 좋은 것이 바로 검은콩이다. 검은콩은 일반 콩과 영양소의 함량은 비슷하지만 노화방지 성분이 4배나 강하다.

Black soybeans

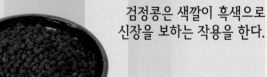

검정콩은 색깔이 흑색으로 신장을 보하는 작용을 한다.

어떤 성분이 들어 있을까?

콩의 주요 성분은 수분 11.0g, 탄수화물 31.1g 지질 18.2g, 단백질 35.2g, 섬유소 4.7g, 회분 4.5g 등이다. 콩이 함유하고 있는 미네랄은 칼슘, 나트륨, 칼륨, 인, 철, 마그네슘, 망간, 아연, 구리, 셀레늄 등이고, 비타민은 B_1, B_2, B_3, B_6, E, K, 엽산 등이다. 콩을 오래 놔두면 딱딱해지는 것은 칼슘이 들어 있기 때문이다.

레시틴은 세포막을 구성하는 중요 성분이다. 레시틴은 콜레스테롤 수치를 떨어뜨리고 노인성 치매를 예방하는 중요한 물질이다. 항암작용을 발휘하기도 하는 데 단백질 가수분해 억제인자(정상세포가 가수분해를 거쳐 암세포로 변이하는 데 이를 억제시킴)를 함유하고 있기 때문이다.

성분표 (per 100g edible potion)				농진청 식품성분표 (2006 seventh revision)	
	에너지kcal	탄수화물g	지질g	단백질g	비타민A 레티놀μg	비타민A 베타카로틴μg
검정콩 Black soybeans (삶은것)	382	31.1	18.2	35.2	0	0
	비타민B1 티아민mg	비타민B2 리보플라빈mg	비타민B3 나이아신mg	비타민B5 판토텐산mg	비타민B6 피리독신mg	비타민B12μg 시아노코발라민
	0.36	0.25	2.3	0.29	0.11	0
	엽산μg	비타민Cmg	비타민Dμg	비타민Emg	비타민Kμg	칼슘mg
	39.0	0	−	1.6	7	220
	나트륨mg	칼륨mg	인mg	철mg	마그네슘mg	망간mg
	2	168	576	7.7	110	0.8
	아연mg	코발트μg	구리mg	몰리브덴μg	셀레늄μg	요오드μg
	2.0		0.24		7.3	

* **참고하세요!** − : 수치가 애매하거나 측정되지 않음, ϕ : 식품성분 함량이 미량 존재, / : 분석자료가 존재하지 않음.

어디에 좋을까?

- **항산화 효과로 노화를 방지한다**

검은콩은 항산화 효과로 노화를 방지하므로 젊어지게 하는 식품이라 할 수 있다. 색이 짙을수록 항산화 효과가 크다. 이것은 검은콩의 껍질에 들어 있는 안토시아닌 색소 때문이다. 이 색소는 폐경기 여성의 골다공증을 예방하고 갱년기 증상을 없애주기도 한다.

- **혈액순환을 촉진한다**

신장에 찬 기운만 모이고 여성호르몬 분비가 원활하지 않아 혈액순환이 불순한 여성이라면 검은콩을 꼭 먹어보자. 혈액순환을 촉진하고 몸을 따뜻하게 하는 효능이 있어 냉증은 물론 생리통, 생리불순까지도 없어진다.

- 당뇨병, 귀울림, 백발 등의 증상을 개선시킨다

  검은콩은 양질의 단백질과 지질, 비타민 B_1, B_2, B_3가 많이 들어 있는 영양이 풍부한 우수식품이다.

- 항암효과가 탁월하다

  콩 속에는 발암물질의 세포분열을 억제하는 제니스틴이 함유되어 있으며, 식물성 화합물인 아이소플라본이 들어 있어 골다공증, 신장질환, 담석, 혈중 콜레스테롤 저하, 폐경기 증상의 완화 등에 효능이 확인되고 있다.

많이 이용하는 민간요법

- 얼굴이 푸석푸석 부었을 때는 말린 검은콩을 기름 없이 볶은 다음 물을 붓고 30여 분 정도 끓여낸 물을 차처럼 마신다. 몸 안의 독성과 노폐물을 제거하는 효과가 있어서 부기를 빼주고 변비가 해소된다.
- 기미, 주근깨에는 콩가루팩을 하면 좋다. 콩가루, 요구르트, 꿀을 섞어 얼굴에 팩을 한 후 15분 뒤에 미지근한 물로 헹구어내면 피부가 맑고 투명해진다. 특히 자외선으로 인한 기미에 좋다.
- 약물 중독, 식중독 해독에는 감두탕이 좋다. 서목태와 감초를 1 대 1 비율로 물에 넣고 약한 불로 2시간 정도 끓인 후 그 물을 조금씩 나누어 마신다. 식중독으로 인한 피부 발진이나 오래 되지 않은 약물 중독 증상은 감두탕을 마시는 것만으로도 금세 효과를 볼 수 있다.

어떤 독성이 있을까?

- 토혈병이나 경련이 있는 사람은 신중히 사용한다.
- 콩은 성질이 차기 때문에 소화기관이 약해 설사를 자주하는 사람은 적당히 먹도록 한다.

노화를 예방하는 **검정콩장**

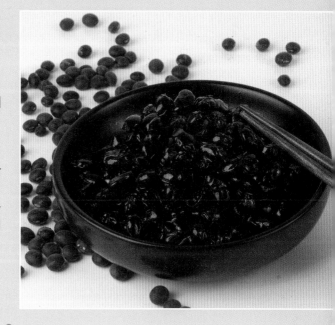

재료 검정콩 3컵, 간장 3큰술, 생강즙 1큰술, 통깨 1/2큰술, 참기름 1/2큰술.

만드는 방법
1. 검정콩을 먼저 불려서 생수를 넣고 익힌 다음 간장을 넣어서 조린다.
2. 콩이 조려졌다 싶으면 생강즙을 넣고 조청을 넣은 다음 바짝 조린다. 통깨를 뿌리고 참기름을 넣어서 마무리한다.

혈액순환 촉진하는 **검정초콩**

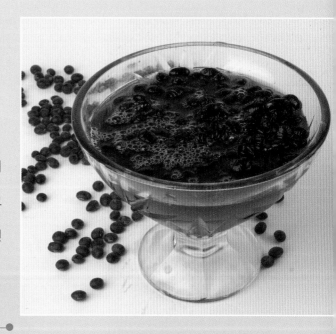

재료 검은콩 1컵, 자연발효식초 3컵.

만드는 방법
1. 검은콩을 깨끗이 씻은 후 뜨거운 물에 콩을 넣어 살짝 불린다.
2. 유리병에 살짝 불린 검은콩의 물기를 닦아서 담고 자연발효식초를 부어 넣는다.
3. 뚜껑을 닫고 냉장고에 10일 정도 두었다가 먹으면 된다.

얼굴을 옥처럼 가꾸어 주는

녹두

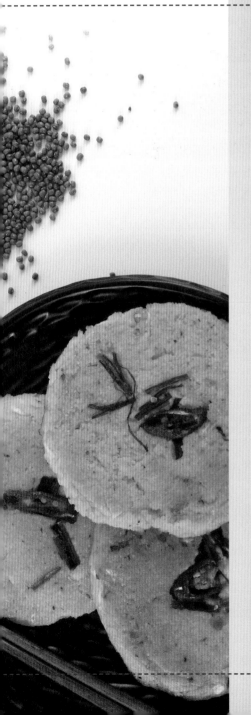

녹두는 팥과 함께 재배하는 밭곡식으로 장미목콩과에 속하는 1년생 식물이다. 인도가 원산지로 추정되며 옛날부터 우리나라 곳곳에서 심어져 왔다. 중국, 일본, 이란, 필리핀 등지에 분포한다.

줄기는 보통 60~80㎝ 정도 자라며 덩굴처럼 옆으로 뻗기도 한다. 잎은 토끼풀처럼 잔잎 3장으로 이루어진 겹잎으로 서로 어긋난다. 꽃은 노란색이며 열매는 꼬투리로 익고 꼬투리의 겉에는 털이나 돌기가 나 있으며, 그 안에는 10~15개의 초록색과 갈색 씨가 들어 있다.

녹두는 따뜻한 기후를 좋아하고 내건성이 강하며 또 생육 기간이 길지 않으므로 조생종은 고랭지나 고위도 지방에서도 재배할 수 있다. 씨만을 녹두라고도 하는데 향미가 좋아 떡고물, 빈대떡을 만드는 데 사용되며, 발아시켜 채소로 기르면 숙주나물이 된다. 녹두의 녹말로 만든 묵을 청포(淸泡)라고 하며 청포에 채소, 육류를 섞어 식초나 기름에 무친 것을 탕평채(蕩平菜)라 한다.

성질은 서늘하고 달며 독성이 없는 녹두는 문두(文豆)·식두(植豆)·안두(安豆)·길두(吉豆)라고도 한다.

Mungbeans

녹두는 몸의 열을 내리고 해독하는 효능이 뛰어나다. 특히 천연의 피부 미용제다.

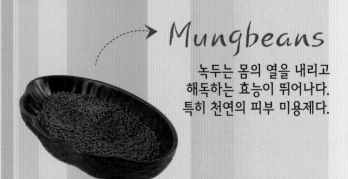

어떤 성분이 들어 있을까?

녹두의 주요 성분은 수분 66.3g, 탄수화물 23.3g, 지질 0.3g, 단백질 8.9g, 섬유소 1.7g, 회분 1.2g 등이다. 녹두에 함유되어 있는 미네랄은 칼슘, 나트륨, 칼륨, 인, 철, 마그네슘, 망간, 아연, 구리 등이고, 비타민은 B_1, B_2, B_3, B_5, B_6, E, K, 엽산 등이다.

녹두는 주로 녹말이 많으며 단백질의 함량이 8.9g에 이르러 영양가가 높다. 또한 탄수화물과 비타민 B_1, B_2, 니코틴산 등이 들어있다. 녹두는 어떤 재료와도 잘 어울려 예민한 피부나 알레르기성 피부에도 부작용이 없다.

성분표 (per 100g edible potion)				농진청 식품성분표 (2006 seventh revision)	
	에너지kcal	탄수화물g	지질g	단백질g	비타민A 레티놀μg	비타민A 베타카로틴μg
	126	23.3	0.3	8.9	0	0
	비타민B1 티아민mg	비타민B2 리보플라빈mg	비타민B3 나이아신mg	비타민B5 판토텐산mg	비타민B6 피리독신mg	비타민B12μg 시아노코발라민
녹두 Mungbeans (삶은것)	0.05	0.10	0.7	0.34	0.05	0
	엽산μg	비타민Cmg	비타민Dμg	비타민Emg	비타민Kμg	칼슘mg
	80.0	0	0	0.7	13	18
	나트륨mg	칼륨mg	인mg	철mg	마그네슘mg	망간mg
	4	332	140	5.2	39	0.3
	아연mg	코발트μg	구리mg	몰리브덴μg	셀레늄μg	요오드μg
	0.8	–	0.21	–	–	–

＊ 참고하세요! −: 수치가 애매하거나 측정되지 않음, Φ: 식품성분 함량이 미량 존재, /: 분석자료가 존재하지 않음.

어디에 좋을까?

• **피부미용에 효과적이다**

  녹두를 갈아서 따뜻한 물에 이겨 크림처럼 만든 후 잠들기 전에 얼굴에 바르면 피부지방이 제거되며 살결이 고와지고 여드름과 주근깨에 좋다.

• **녹두 가루는 열을 내리고 해독하는 효능이 있다**

  초기의 악성 종기, 화상, 타박상을 치료한다. 열약(熱藥) 및 주상(酒傷)의 여러 가지 독을 없앤다. 하루 12~40g을 물에 개어서 복용한다.

• **녹두 잎은 토사, 반진, 옴을 치료한다**

  하루 20~40g을 짓찧은 즙을 복용한다. 외용 시 짓찧어 천에 싸서 문지른다.

많이 이용하는 민간요법

- 녹두는 속의 열을 내리고 설사를 그치며 소변통을 다스린다. 〈천금(天金)〉, 〈식치(食治)〉
- 녹두는 원기를 보하는 데 유익하고 오장을 조화롭게 하며 정신을 안정시킨다. 〈식료본초(食療本草)〉
- 녹두는 피부병을 치료하는 데 쓰며, 해열·해독작용을 한다.

어떤 독성이 있을까?

- 녹두는 몸을 차게 하는 힘이 강하기 때문에 해열, 고혈압, 숙취에는 매우 좋지만 혈압이 낮은 사람이나 냉증이 있는 사람은 피하는 것이 좋다.

내 몸을 해독하는 **녹두죽**

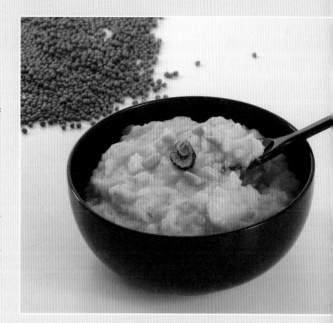

재료 불린 쌀 1컵, 녹두 1/4컵, 생수 5컵, 잣가루 약
간, 죽염 약간, 참기름 약간.

만드는 방법
1. 불린 쌀을 생수와 함께 믹서에 살짝 간다.
2. 녹두는 불려서 껍질을 벗긴 후 믹서에 간다.
3. 1의 쌀을 참기름에 볶다가 노릇노릇해지면 생수를
   넣고 끓인다.
4. 죽이 끓어서 쌀알이 물러지면 갈아놓은 녹둣물을
   부어 끓인 후 죽염으로 간한 다음 잣가루를 뿌리
   고 대추로 고명을 올려 마무리한다.

천연 피부 미용제 **녹두부침**

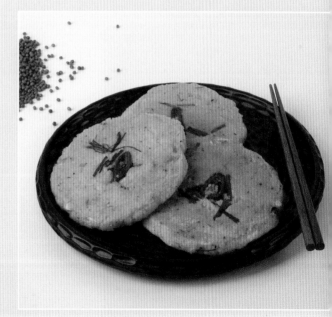

재료 녹두 3컵, 우리밀가루 1컵, 현미찹쌀가루 1/2
컵, 죽염 약간, 홍고추 1개, 현미유 1컵.

만드는 방법
1. 녹두를 물에 불려서 껍질을 제거하여 믹서한다.
2. 믹서한 녹두와 우리밀가루, 현미찹쌀가루, 참깨를
   혼합하여 생수와 반죽하여 죽염으로 간한다.
3. 팬에 현미유를 두르고 녹두반죽을 한 국자씩 떠놓
   고 홍고추를 어슷썰기 하여 부침 위에 올려서 같
   이 지져낸다.

생활습관병을 예방하는
두부

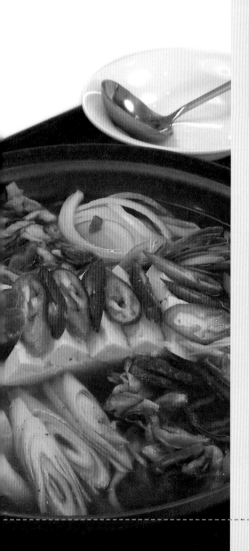

두부는 맛이 부드럽고 자극이 없는 콩으로 만든 음식으로 기원전 2세기 중국 전한(前漢) 회남왕(淮南王)의 발명식품이라고 전해진다. 또 일설에는 동이족(同異族)의 발명이라고도 한다.

우리나라의 두부에 관한 내력은 〈목은집(牧隱集)〉에 처음 나온다. 또한 〈세종실록〉에 보면 "조선에서 온 여인이 각종 식품 제조에 교묘하지만 그 중에서도 특히 두부는 가장 정미(精美)하여 명나라 황제가 칭찬하였다."는 기록이 있다.

이러한 우리나라의 두부 제조 솜씨는 일본에까지 전해졌다. 중국·일본 및 동남아시아에서 단백질의 주원료로 쓰이고 있다.

육식을 금하는 불교 교리에 따라 승려들은 콩류 음식을 통해서 단백질을 섭취했는데, 그 대표적인 음식이 두부였다. 그래서 두부를 '절간 고기'라고도 부른다. 지금도 절에서는 두부 부치는 날을 잔칫날처럼 여긴다고 한다. 이렇게 두부는 사찰 음식으로 발달해 왔다.

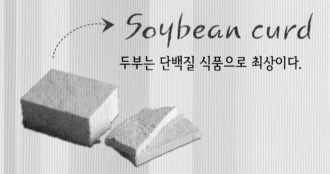

Soybean curd
두부는 단백질 식품으로 최상이다.

어떤 성분이 들어 있을까?

두부의 주요 성분은 수분 82.8g, 탄수화물 1.4g, 지질 5.6g, 단백질 9.3g, 섬유소 0.2g, 회분 0.9g 등이다.

두부에 함유되어 있는 미네랄은 칼슘, 나트륨, 칼륨, 인, 철, 마그네슘, 망간, 아연, 구리 등이고, 비타민은 B_1, B_2, B_3, B_5, B_6, E, K, 엽산 등이다.

두부의 단백질은 풍부한 라이신이 함유되어 있어 다른 곡류에 많이 결핍되어 있는 필수아미노산이 골고루 들어 있기 때문에 필수아미노산이 결핍된 식품과 혼합하여 식용하면 영양가 면에서 효율적이다.

예를 들면 두부 100g과 쌀밥 한 공기를 같이 먹게 되면 두부와 밥을 따로따로 먹었을 때보다 약 32%의 단백질을 간접적으로 더 많이 섭취하는 장점이 있는 것이다.

두부는 제조과정 중 콩에 함유되어 있는 조섬유질과 수용성 탄수화물을 제거시켰기 때문에 대단히 연하여 소화가 잘되는 식품이다.

성분표 (per 100g edible potion)				농진청 식품성분표 (2006 seventh revision)	
	에너지kcal	탄수화물g	지질g	단백질g	비타민A 레티놀μg	비타민A 베타카로틴μg
두부 Soybean curd	84	1.4	5.6	9.3	0	0
	비타민B1 티아민mg	비타민B2 리보플라빈mg	비타민B3 나이아신mg	비타민B5 판토텐산mg	비타민B36 피리독신mg	비타민B12μg 시아노코발라민
	0.03	0.02	0.2	0.02	0.04	0
	엽산μg	비타민Cmg	비타민Dμg	비타민Emg	비타민Kμg	칼슘mg
	16.9	0		0.6	13	126
	나트륨mg	칼륨mg	인mg	철mg	마그네슘mg	망간mg
	5	90	140	1.5	55	0.6
	아연mg	코발트μg	구리mg	몰리브덴μg	셀레늄μg	요오드μg
	1.0	–	0.21			

＊ 참고하세요! –: 수치가 애매하거나 측정되지 않음, Φ: 식품성분 함량이 미량 존재, /: 분석자료가 존재하지 않음.

어디에 좋을까?

• **고품질 저가격의 단백질원이다**

소화 흡수면에서 두유는 유아의 단백식으로 적합하고 중년 이후의 단백질 공급식품으로 가장 좋다. 부드럽고 소화가 잘 되며 우유의 2배나 되는 단백질이 들어 있고, 맛도 담백하다. 다른 식품에 비해 값도 무척 싼 편이다.

- **변비, 만성위염에 좋다**

두부나 비지를 적당히 섭취하면 각기병일 때 당질을 덜고 변비를 막기 때문에 좋다. 만성 위염에도 위를 보호하는 치료제로 효과가 크다.

- **생활습관병에 좋다**

당뇨병 · 고혈압 · 관절염 · 만성심장병에도 당질을 제한해야 하는데 두부는 이때 가장 적합한 식품이다. 특히 동물성 단백질을 피해야 하는 고혈압, 혈관 경화증에 두부는 식물성 단백질 식품으로 가장 좋다.

많이 이용하는 민간요법

- 두부는 속을 편하게 하고 기(氣)를 올리며 비위를 화(和)하고 창만(脹滿)을 사라지게 하며, 대장의 탁기(濁氣)를 내린다. 〈식감본초(食鑑本草)〉
- 두부는 열을 내리고 나쁜 피를 흩어버린다. 〈본초강목(本草綱目)〉

어떤 독성이 있을까?

- 특별히 알려진 독성은 없다. 하지만 두부는 세균에 오염되기 쉽고, 모양이 흐트러지기 쉽다는 것이다.
- 두유에 간수를 넣어 만든 것이 두부인데, 간수에는 유해한 비소와 납 등이 뒤섞여 있으므로 지금은 식용 칼슘제제를 사용한다.

두부는 최고의 다이어트 식품!

두부의 소화력은 95%인데 볶거나 삶은 콩은 68% 정도다. 또한 두부 216g에는 147칼로리밖에 열량이 없는 반면 같은 양의 계란에는 3배, 쇠고기에는 4~5배의 칼로리가 함유되어 있어 과잉 칼로리 때문에 비만증에 걸린 사람에게는 더없이 좋은 식품이다.

고품질의 단백질 영양식
두부구이 양념장

재료   두부 1/2모, 포도씨기름 1큰술
양념장   간장 1작은술, 물 1/2 작은술, 들기름 약간,
       붉은 고추 다진 것 약간, 실파 다진 것 약
       간, 통깨 약간, 메이플 시럽 약간.

만드는 방법
1. 두부를 소금물에 데친 후 물기를 닦아서 준비한다.
2. 전분 가루를 두부에 살살 잘 묻힌 후 포도씨기름
   을 두른 팬에서 노릇노릇하게 약한 불로 지진다.
3. 접시에 지진 두부를 담고 가운데 칼집을 낸 다음
   양념장을 얹는다.

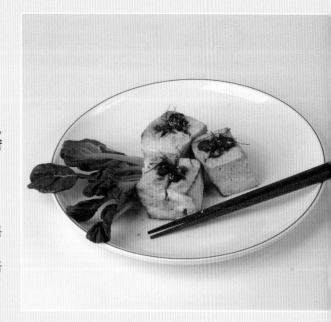

당뇨·고혈압에 좋은 두부탕국

재료   두부 1/2모, 대파 1쪽, 물 3컵, 다시마 1쪽,
       국간장과 죽염 약간씩, 양파 1/4개, 말린 표
       고 1개.

만드는 방법
1. 냄비에 물 3컵을 붓고 말린 표고, 다시마, 양파를
   넣고 끓여서 육수를 만든다.
2. 1의 육수가 우러나면 건더기는 건져버린다.
3. 두부를 먹기 좋은 크기로 적절하게 썰어서 죽염을
   뿌려 밑간해둔다.
4. 2의 육수에 3의 두부를 넣고 대파를 어슷하게 채썰
   어 넣고 국간장과 죽염으로 간한 다음 마무리한다.
* 먹을 때 양념간장을 넣어서 먹는다.

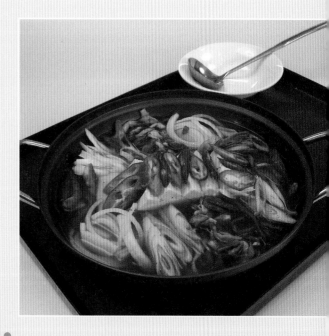

장을 튼튼하게 하는
완두콩

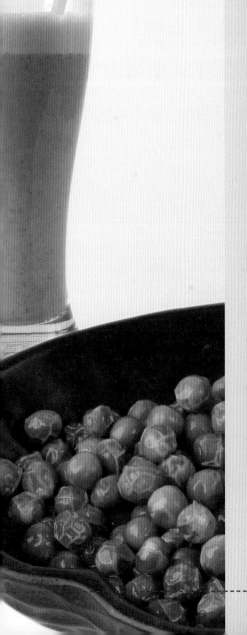

완두는 콩과에 속하는 1~2년생 식물로 수많은 변종을 가지고 있으며 식용 씨를 얻기 위해 세계적으로 널리 심고 있다. 완두의 기원은 정확하게 알려지지 않았지만 콩과식물 중 가장 오래된 재배작물의 하나로 서반구에 가장 흔한 콩이다. 완두의 원산지는 지중해 연안으로 고대 그리스, 로마시대부터 재배되기 시작하였다.

그 후 5세기 경에 중국에 전해졌으며, 우리나라의 완두 역사는 중국을 거쳐 들어온 것으로 추정되나 언제부터 재배되었는지는 확실하지 않다.

오랫동안 자라지만 수확량이 적어 소규모로 심고 있는데, 최근에 외국에서 들어온 스파클과 알라스카 두 품종이 널리 보급되어 있다. 완두는 꼬투리와 씨앗을 이용하는 방법에 따라 꼬투리용종과 청실(그린피스)용종, 완숙콩종 등 세 가지가 있다. 꼬투리용은 풋콩상태의 것을 채소로 이용하며, 청실용은 완숙 전에 수확해서 그린 피스로 밥에 놓아먹거나 병통조림으로 한다. 완숙콩은 녹색콩과 다갈색콩이 있는데 볶거나 기름에 튀겨 먹기도 하고 잡곡으로 이용하기도 한다.

당분이 많은 종류의 꼬투리는 씨가 성숙하기 전에 따서 날것으로 먹거나 덩굴 강낭콩처럼 요리해 먹는다.

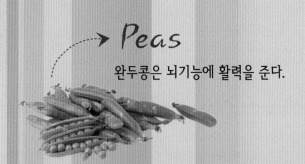

Peas
완두콩은 뇌기능에 활력을 준다.

어떤 성분이 들어 있을까?

완두콩의 주요 성분은 수분 70.5g, 탄수화물 19.2g, 지질 0.3g, 단백질 8.9g, 섬유소 2.4g, 회분 1.1g 등이다.

완두콩에 함유되어 있는 미네랄은 칼슘, 나트륨, 칼륨, 인, 철, 마그네슘, 망간, 아연, 구리, 셀레늄 등이고, 비타민은 A(베타카로틴), B_1, B_2, B_3, B_5, C, E, K 엽산 등이다.

미숙한 완두(청완두)는 청색을 나타내고 겉모양이 아름다우며 단백질과 당분이 많다. 풍미 또한 좋으나 성숙함에 따라 녹말, 섬유소, 기타의 다당류가 증가된다.

성분표 (per 100g edible potion)				농진청 식품성분표 (2006 seventh revision)		
완두콩 Peas (삶은것)	에너지kcal	탄수화물g	지질g	단백질g	비타민A 레티놀μg	비타민A 베타카로틴μg
	107	19.2	0.3	8.9	0	33
	비타민B1 티아민mg	비타민B2 리보플라빈mg	비타민B3 나이아신mg	비타민B5 판토텐산mg	비타민B6판 토텐산mg	비타민B12μg 시아노코발라민
	0.22	0.09	1.9	0.39	∅	0
	엽산μg	비타민Cmg	비타민Dμg	비타민Emg	비타민Kμg	칼슘mg
	5.0	14	0	0.2	7	29
	나트륨mg	칼륨mg	인mg	철mg	마그네슘mg	망간mg
	1	230	129	2.3	40	0.5
	아연mg	코발트μg	구리mg	몰리브덴μg	셀레늄μg	요오드μg
	1.4	–	0.21	–	1.9	0

＊ **참고하세요!** –: 수치가 애매하거나 측정되지 않음, Φ: 식품성분 함량이 미량 존재, /: 분석자료가 존재하지 않음.

어디에 좋을까?

• **고농도의 피임물질을 함유하고 있다**

청완두로 만들어진 피임약을 여성과 남성에게 각각 투여한 결과 여성들의 가임률은 50~60%로 저하되었고, 남성의 경우에는 정자수가 반으로 줄었다.

• **항암효과가 탁월하다**

청완두는 종자 중에 프로테아제 저해물질을 고농도로 포함하고 있다. 이것이 장내에 있는 바이러스나 발암성물질의 활성을 억제하여 감염이나 암의 예방을 도와준다고 한다.

• **골다공증을 예방한다**

콩에는 식물성 에스트로겐이 들어 있다. 여성이 폐경기로 인해 체내에 에스트로겐이 부족할 때 이 식물성 에스트로겐을 투여하면 골다공증을 예방한다. 일본에서는 콩이나 두부를 자주 먹으면 직장암에 걸릴 위험을 80% 이상, 결장암의 위험을 40% 정도 감소시킨다는 연구결과가 보고되기도 했다. 폐암이나 위암, 전립선암에도 효과적이라는 연구결과도 있다.

- **고혈압을 예방한다**

동물성 단백질을 섭취하면 혈중 나트륨 농도가 높아져서 많이 먹으면 혈관을 압박, 고혈압을 유발한다. 반면 식물성 단백질인 콩을 자주 먹으면 혈압을 낮추고, 혈압 상승도 억제한다.

- **뇌의 건강과 활력에 관여한다**

알츠하이머형 치매는 정확한 원인이 규명되지 않았지만, 이들 환자의 뇌에서는 아세틸콜린이란 물질이 감소했다는 연구결과가 있다. 대뇌활동이 활발할수록 아세틸콜린 소비도 많아지는데, 콩에는 '레시틴' 이라는 물질이 들어 있어 뇌 속의 아세틸콜린의 감소를 막는 데 아주 효과적이다.

많이 이용하는 민간요법

- 어린 아이의 피부병 예방에는 완두를 삶은 물로 목욕을 하면 피부병이 낫는다고 한다.
- 기혈(氣血)이 몹시 허한 사람이나 노인들의 보약으로 쓰는데 완두를 염소고기와 함께 삶아서 먹는 것이 좋다.
- 폐병과 토혈에는 완두와 잠두의 꽃을 같은 양으로 삶아 차 마시듯 수시로 마시면 좋다.
- 완두콩이 설사 치료에 효과가 있다고 전하고 있다. 장질환이 원인인 심한 설사, 장점막 흡수 불량에 의한 붉은변 등에 효과가 있다.

어떤 독성이 있을까?

- 완두에는 소량의 청산 HCN(100g에 약 2mg)이 함유되어 있다. 미국에서는 100mg에 20mg 이상의 청산을 함유한 품종은 허가되지 않는다. 청산은 페르리시토크롬 옥시다아제를 저해시켜 죽음에 이르게 한다.

골다공증 예방하는 완두콩조림

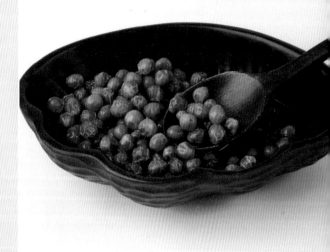

재료 완두콩 5컵, 간장 2큰술, 조청 3큰술, 현미유 1큰술.

만드는 방법
1. 완두콩을 먼저 삶아서 물기를 제거하여 놓는다.
2. 간장, 조청, 현미유를 냄비에 조린다.
3. 장이 끓으면 삶아 놓은 완두콩을 넣어서 섞은 다음 완성한다.

뇌기능 좋게 하는 완두콩주스

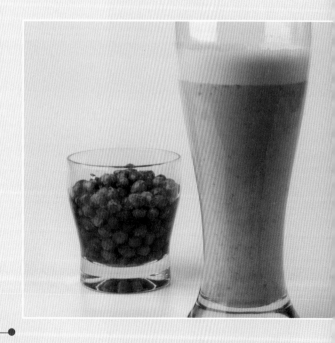

재료 완두콩 100g, 두유 200g, 조청 1/2큰술.

만드는 방법
1. 콩을 데쳐서 두유, 조청과 함께 믹서한다.

신장염·각기병·변비에 좋은
팥

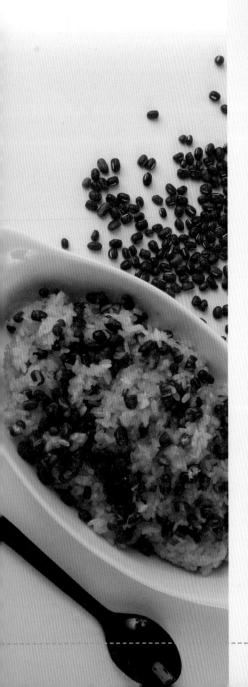

팥은 장미목 콩과에 속하는 1년생 식물로 키는 30~60㎝ 정도로 곧게 자라지만 덩굴처럼 자라기도 하며, 줄기와 가지에 털이 있다. 잎은 3장의 잔잎으로 이루어진 겹잎으로 어긋나는데 가장자리는 밋밋하거나 큰 톱니가 있다. 열매는 속에 6~10개의 광택이 나는 씨가 들어 있는 꼬투리로 익는다. 씨의 색은 품종에 따라 연한 노란색, 검은색, 회백색 또는 얼룩무늬 등 다양하다.

우리나라에서는 쌀과 콩 다음으로 치는 오곡 중 하나다. 소두(小豆), 적소두(赤小豆)라고도 불리는 팥의 원산지는 아시아 극동지역으로 중국·일본과 우리나라에서만 오래전부터 재배되어온 작물로 알려져 있다.

종자의 빛깔은 적갈색 외에 흰색, 담록색, 흑색, 얼룩색, 검정색, 황록색 등 품종에 따라 색이 다양하다. 팥은 생태 특성에 따라 여름팥, 가을팥으로 나누고 씨껍질의 빛깔에 따라 붉은팥, 검정팥, 푸른팥, 얼룩팥 등으로도 구별된다.

팥은 소화가 잘 안 되지만, 콩보다 늦게 심어도 되기 때문에 한때 많이 심었다. 쌀과 보리 또는 잡곡 등과 섞어 밥을 지어먹거나 팥죽을 쑤어먹으며, 과자나 빵 등의 속 또는 고물로 많이 쓰인다.

팥은 예로부터 질병이나 귀신을 쫓는 식품으로 알려져 있다. 동짓날 팥죽을 쑤어 먹는 것도 팥을 통한 질병이나 귀신을 쫓기 위한 것이었다.

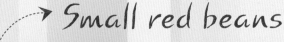

Small red beans

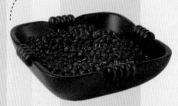

팥은 지방이 적고 비타민 B_1이 많아 각기병의 치료약으로 쓰이기도 했다.

어떤 성분이 들어 있을까?

팥의 주요 성분은 수분 8.9g, 탄수화물 37.7g, 지질 0.2g, 단백질 11.3g, 섬유소 4.7g, 회분 3.3g 등이다. 팥에 함유되어 있는 미네랄은 칼슘, 나트륨, 칼륨, 인, 철 등이고, 비타민은 B₁, B₂, B₃, B₅, B₆, E, K 등이다.

팥은 다른 두류와는 달리 지방이 적은 반면 비타민 B군이 많아 각기병의 치료약으로 널리 알려져 있다.

성분표 (per 100g edible potion)				농진청 식품성분표 (2006 seventh revision)	
	에너지kcal	탄수화물g	지질g	단백질g	비타민A 레티놀μg	비타민A 베타카로틴μg
	191	37.7	0.2	11.3	0	∅
팥	비타민B1 티아민mg	비타민B2 리보플라빈mg	비타민B3 나이아신mg	비타민B5 피리독신mg	비타민B6 판토텐산mg	비타민B12μg 시아노코발라민
Small red	0.09	0.05	1.9	0.46	0.11	0
beans	엽산μg	비타민Cmg	비타민Dμg	비타민Emg	비타민Kμg	칼슘mg
(삶은것)	25.0	0	0	0.3	3	26
	나트륨mg	칼륨mg	인mg	철mg	마그네슘mg	망간mg
	∅	420	110	2.0		
	아연mg	코발트μg	구리mg	몰리브덴μg	셀레늄μg	요오드μg
	/	/	/	/	/	/

* **참고하세요!** -: 수치가 애매하거나 측정되지 않음, ∅: 식품성분 함량이 미량 존재, /: 분석자료가 존재하지 않음.

어디에 좋을까?

• **변비를 치료한다**

팥에는 사포닌이 약 0.3% 들어 있다. 이것은 용혈작용은 약하지만 장 자극작용이 있어 섬유질과 더불어 변비를 치료한다.

• **식욕부진, 피로감, 수면장애, 기억력 감퇴, 신경쇠약, 각기병 등에 좋다**

팥에는 비타민 B군이 아주 많이 들어 있는데 비타민 B군은 신경과 관련이 깊어 이러한 증세 및 질병의 예방과 퇴치를 위해 아주 좋은 식품이다. 특히 신경을 많이 쓰는 정신 근로자나 수험생 등에게 더욱 좋은 식품이다. 팥은 소변에 이롭고, 수종을 가라앉히고 염증을 없애주며 주독을 풀어주는 여러 가지 효능이 있다. 또 몸이 비대한 사람이 먹으면 몸이 가벼워지고 몸이 여윈 사람이 먹으면 몸이 튼튼해지므로 묘한 작용도 있다.

• 빈혈에 효과적이다

팥은 혈액을 증가시키는 철분과 함께 비타민 B_1이 많이 함유되어 있으므로 빈혈에 효과가 있다.

많이 이용하는 민간요법

- 팥은 한열과 속의 열을 다스리며 소갈에도 좋다. 〈명의 별록〉
- 팥은 열독을 다스리고 악혈을 없애며 또 비와 위를 튼튼하게 해준다. 〈약성본초〉
- 신장병에는 붉은 팥만 푹 끓여 잘 식힌 다음 국물과 팥을 먹는다.
- 각기병에는 붉은 팥 160g, 마늘 80g, 대추 80g을 함께 넣고 진하게 조린 것을 하루량으로 하여 2회에 나누어 마신다.
- 과음으로 인해 구토가 심할 때는 팥을 달여 그 물을 자주 마시면 빨리 낫는다.
- 손가락이 부어 아플 때는 팥가루와 같은 분량의 찹쌀가루를 식초로 개어 바르면 잘 낫는다.
- 출산 후 젖이 적을 때는 팥죽을 먹으면 유량이 많아진다.
- 변비에는 팥과 다시마를 함께 넣고 삶아서 액상효소를 섞어 먹는다.

어떤 독성이 있을까?

- 팥은 성질이 따뜻하고 맛은 달며 독이 없다. 하지만 위장이 약한 사람이 팥을 먹을 경우에는 가스가 많이 생기게 되므로 주의해야 한다.

빈혈을 예방하는 **팥·찹쌀밥**

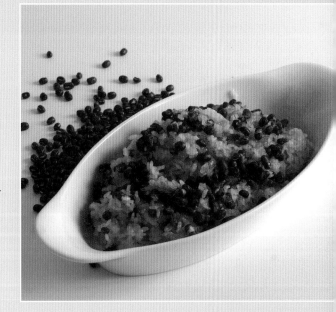

재료 불린 팥 1컵, 불린 찹쌀 2컵, 불린 멥쌀 1컵,
죽염 약간.

만드는 방법
1. 불린 팥은 일단 한 번 삶아서 끓이면 처음 물은 버리고 한 번 더 삶는다.
2. 냄비에 불린 쌀과 죽염으로 간하고 끓으면 팥을 넣고 밥을 지어서 뜸을 들인다.

변비를 치료하는 별미
통팥과 현미찰떡

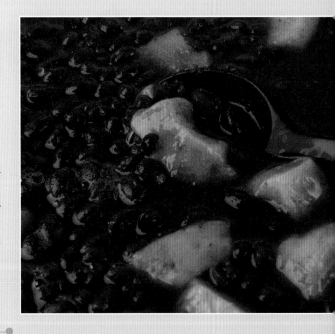

재료 팥 2컵, 찹쌀떡 100g, 조청 1컵, 죽염 약간.

만드는 방법
1. 불린 팥을 한 번 끓여서 그 물은 버리고 다시 푹 삶은 다음 죽염으로 간을 맞춘다.
2. 찹쌀떡은 주사위모양, 완자모양으로 조그맣게 만들어 놓는다.
3. 1을 삶아 놓은 팥에 소금으로 간하고 찹쌀떡을 넣고 그 위에 조청을 입맛대로 넣어준다.

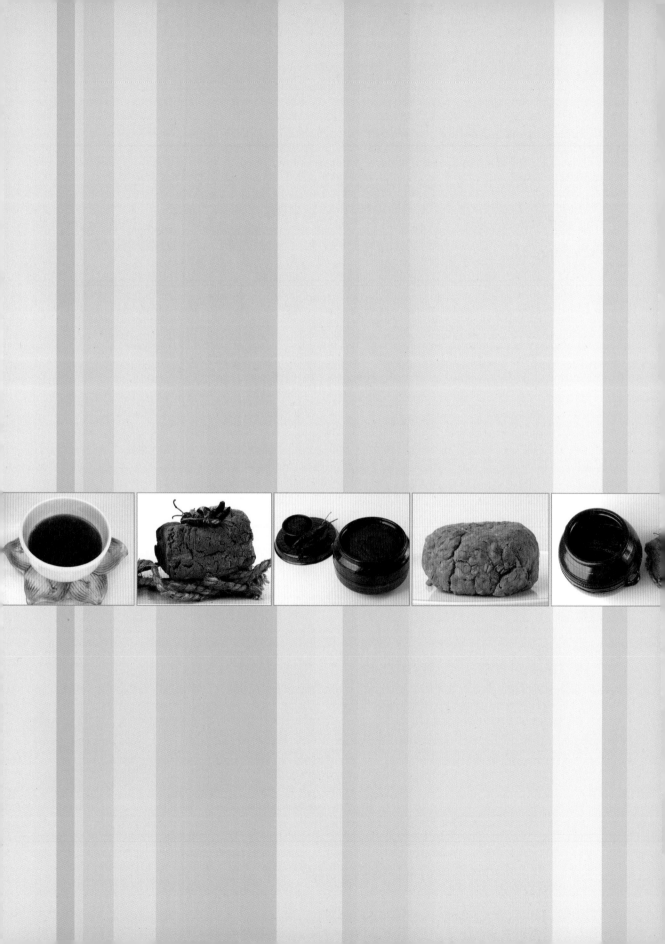

내 몸에 약이 되는
웰빙 발효식품
6가지

Wellbing Fermented Food

간 · 니코틴 · 알코올 해독에 좋은

간장

간장은 독특한 맛과 향기를 지닌 것으로 우리나라 · 중국 · 일본 등에서 중요한 조미료의 하나로 널리 사용해왔다.

우리나라에서 장을 담그기 시작한 역사는 고구려 고분인 안악 3호분(安岳三號墳)의 벽화와 〈삼국사기〉의 기록에서 흔적을 찾을 수 있다. 또한 〈고려사기〉 식화지(食貨志)에는 1018년(현종 9) 거란의 침략 때와 1052년(문종 6) 기근 때 굶주린 백성에게 간장과 된장을 나누어주었다는 기록이 있다. 조선시대 중엽의 〈산림경제〉에 조장법(造醬法)이 나와 있는 것을 보면 현재의 장 담그기와 같은 방법이 정착된 것을 알 수 있다.

간장의 구체적인 제조방법은 중국의 농서인 〈제민요술〉에서 설명되고 있다. 이것은 콩을 삶아 덩어리로 만들어 소금과 함께 어두운 곳에서 발효시킨 것이라 하여 청국장, 된장 등에 이용한 것으로 추측된다.

재래식 메주는 자연계에서 미생물을 수집하는 일종의 천연배지라 할 수 있다. 그러나 천연의 자연 개방 상태로 각 가정에서 만들기 때문에 그곳에서 번식하는 미생물은 그 종류가 다양하다.

이렇게 만들어진 메주는 소금물에 담그게 된다. 적당한 크기로 쪼갠 메주 덩어리를 항아리에 반 정도 채우고 미리 만들어 놓은 소금물을 가득 채운다. 이것을 햇빛이 잘 드는 곳에 놓고 매일 뚜껑을 열어 광선을 많이 받도록 하면서 일정한 기간 발효를 시킨다.

발효기간은 보통 1~3개월 정도 걸린다. 이 기간이 지나면 메주 덩어리를 건져낸 다음 체로 쳐서 간장을 얻는다.

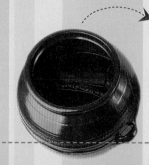

Soy sauce

간장은 메주로 만든 것이라야 제대로 맛이 난다.

어떤 성분이 들어 있을까?

간장의 주요 성분은 수분 70.4g, 탄수화물 4.9g, 지질 0.3g, 단백질 7.7g, 섬유소 0g, 회분 16.7g 등이다.

간장에 함유되어 있는 미네랄은 칼슘, 나트륨, 칼륨, 인, 철, 마그네슘, 망간, 아연, 구리 등이고, 비타민은 B1, B2, B3, B6 등이다.

간장을 담근 후에 오랜 발효기간을 거치는 동안 원료 중의 단백질과 전분질은 메주의 미생물이 생육하면서 분비한 효소들에 의해서 가수분해가 된다. 이와 같이 생성된 저분자 물질은 개방상태에서 자연적으로 들어간 효모와 세균에 의하여 알코올성 발효와 산성 발효가 동시에 이뤄지면서 여러 가지 향미성분이 합성되는 것이다.

성분표 (per 100g edible potion)				농진청 식품성분표 (2006 seventh revision)	
	에너지kcal	탄수화물g	지질g	단백질g	비타민A 레티놀μg	비타민A 베타카로틴μg
	53	4.9	0.3	7.7	0	0
	비타민B1 티아민mg	비타민B2 리보플라빈mg	비타민B3 나이아신mg	비타민B5 판토텐산mg	비타민B6 피리독신mg	비타민B12μg 시아노코발라민
재래간장 Soy sauce	0.02	0.08	1.2	–	0.24	–
	엽산μg	비타민Cmg	비타민Dμg	비타민Emg	비타민Kμg	칼슘mg
	0	0	0	Φ	0	38
	나트륨mg	칼륨mg	인mg	철mg	마그네슘mg	망간mg
	7157	390	155	0.9	36	0.8
	아연mg	코발트μg	구리mg	몰리브덴μg	셀레늄μg	요오드μg
	0.9	–	0.02	–	–	–

※ 참고하세요! –: 수치가 애매하거나 측정되지 않음, Φ: 식품성분 함량이 미량 존재, /: 분석자료가 존재하지 않음.

어디에 좋을까?

- 간의 해독작용에 좋다

  간장의 메치오닌은 간(肝)의 해독작용을 도와 체내에 유독한 물질 제거에 큰 역할을 담당하게 된다. 즉 알코올 및 니코틴 해독작용으로 담배, 술의 해를 줄이고 미용에도 효과적이다.

- 동맥경화 예방과 혈압 강하작용을 한다

  레시틴이 함유돼 있어서 콜레스테롤을 용해하므로 동맥경화 예방과 혈압 강하작용을 한다.

- 정장작용을 돕는다

- 혈관을 부드럽게 해준다

- 혈액을 맑게 해준다
- 비타민의 체내 합성을 촉진한다
- 칼슘, 인의 대사 조절로 치아, 뼈, 세포를 견고하게 한다

잘 알려진 바와 같이 우리들의 장내(腸內)에는 무수한 미생물이 번식하고 있다. 그들은 소화와 조혈의 활동에 없어서는 안 될 존재로 되어 있다. 위장이 튼튼하다든지 약하다는 것은 장내에 살고 있는 미생물의 좋고 나쁨에 달려 있다.

즉 간장과 된장에는 양조식품(釀造食品) 공통의 생리작용으로서 장내 미생물을 정상화하는 역할이 있기 때문이다. 이것들은 미생물을 많이 번식시킴으로써 정장작용(整腸作用)을 나타내고, 위장장해와 변비 등을 해소시킨다.

많이 이용하는 민간요법

- 조선 말경 〈규합총서(閨閣叢書)〉(1869)에서는 오늘날과 같은 덩어리 메주를 사용한 장 담그는 법, 좋은 메주의 상태, 장 담그는 시기, 소금물 만드는 법 등 간장 제조법이 상세히 기록되어 있고 숙성기간은 60~100일이 바람직하다고 쓰여있다.

어떤 독성이 있을까?

- 아미노산 간장은 단백질 원료를 염산으로 가수분해한 다음 가성소다 또는 탄산소다로 중화하여 얻은 아미노산액에 색과 맛을 조정한 것이다. 아미노산 액은 단백질 원료를 염산으로 분해할 때 생성되는 물질로 인체에 유해한 물질 중의 하나로 추정된다.

동맥경화 예방하는 진간장(맛간장)

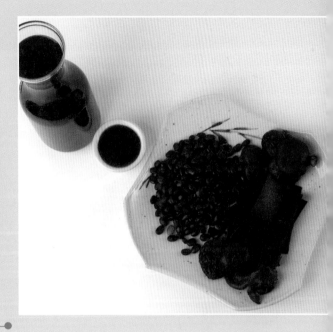

재료 검은콩 1컵, 다시마 5cm 길이 3장, 말린 표고버섯 5개, 물 2ℓ, 양파 1개, 조청.

만드는 방법
1. 검은콩, 다시마, 말린 표고버섯, 양파와 물을 함께 넣고 푹 삶는다.
2. 건더기를 건져내고 집간장 1ℓ와 조청 1ℓ를 넣고 끓이면서 거품은 제거해 가며 팔팔 끓여서 조린 다음 식힌다.

내 손으로 만드는 건강식
집간장 만들기

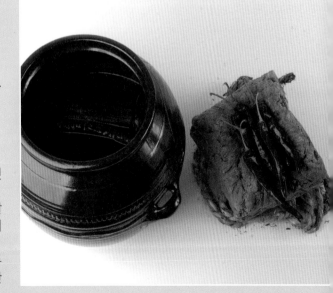

재료 흰콩 8kg, 물 36ℓ, 소금 5kg, 숯 200g, 마른 고추 5개.

만드는 방법
1. 메주는 소금물로 깨끗이 씻어 꾸덕하게 말린다.
2. 장을 담을 항아리는 짚을 넣고 태워 소독한 뒤 씻어서 바짝 말린다.
3. 소금물을 풀어 하루 정도 가라앉혔다가 면보를 깔고 밭쳐 항아리에 붓고 메주와 숯, 고추 등을 띄운다.
4. 메주가 동동 떠야 염도가 알맞다. 40일간 매일 뚜껑을 열어 햇빛을 쬐이고 공기가 통하게 해서 간장을 만든다.

식욕 증진과 항균작용에 좋은
고추장

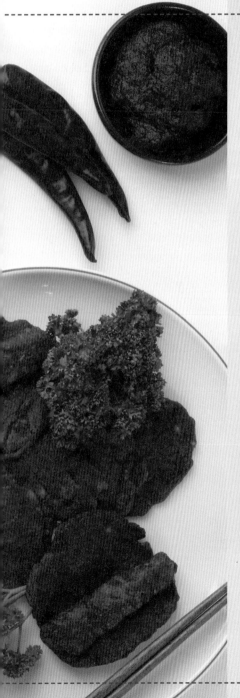

고추장은 고추가 유입된 16세기 이후에 개발된 장류로 조선후기 이후 식생활 양식에 큰 변화를 가져왔다. 고추는 임진왜란을 전후로 하여 일본으로부터 우리나라에 전래되었다고 전해진다. 따라서 초기의 이름도 '왜개자' 라 불렸고, 귀한 식품이라 하여 '번초', '약초' 로도 불렸다. '고추' 라는 이름은 후추와 비슷하면서 맵다 하여 '매운 후추' 라는 의미에서 붙여진 것이다.

초기 고추의 사용은 술안주로 고추 그 자체를 사용하거나, 고추씨를 이용하다가 17세기 후기쯤에 고추를 가루로 내어 이전부터 사용했던 향신료인 후추, 천초(초피나무 열매 껍질)와 함께 사용했다.

천초를 섞어 담근 장을 '초시' 라고 한다. 점차 고추 재배의 보급으로 일반화되어 종래의 된장, 간장 겸용 장에 매운 맛을 첨가시키는 고추장 담금으로 변천, 발달되었다.

옛날부터 우리 가정에서 많이 애용되어 온 조미료임과 동시에 기호식품인 고추장은 간장, 된장과 함께 대표적인 발효식품이다. 당질의 가수분해로 생성된 당류의 단맛, 단백질이 분해되어 생성된 아미노산의 감칠맛, 고추의 매운 맛과 소금의 짠맛 등이 잘 조화를 이룬 식품이다. 또한 영양이 풍부하고 식욕 증진, 소화 촉진의 효과를 가진 우리나라의 전통적인 고유 식품이다.

고추장은 콩으로부터 얻어지는 단백질원과 구수한 맛, 찹쌀·멥쌀·보리쌀 등의 탄수화물에서 얻어지는 당질과 단맛, 고춧가루로부터 붉은 색과 매운맛, 간을 맞추기 위해 사용된 간장과 소금으로부터는 짠맛이 한데 어울린, 조화미가 강조된 식품이면서 영양적으로 우수한 식품이다.

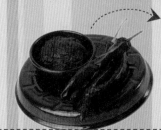

Gochujang

고추장은 영양이 풍부하고
식욕 증진, 소화 촉진의
효능을 지닌 식품이다.

어떤 성분이 들어 있을까?

고추장의 주요 성분은 수분 44.0g, 탄수화물 41.6g, 지질 0.8g, 단백질 5.6g ,섬유소 2.6g, 회분 8.0g 등이다.

고추장에 함유되어 있는 미네랄은 칼슘, 나트륨, 칼륨, 인, 철, 마그네슘, 아연, 구리 등이고, 비타민은 A(베타카로틴), B₁, B₂, B₃, B₆, C, E, 엽산 등이다.

특히 재래식 메주를 제조할 때에는 띄우는 과정과 제국시간, 온도, 습도, 국균의 생성 효소 및 혼입된 미생물에 따라 성분의 변화에 큰 차이가 난다. 고추장의 매운 맛 성분인 캡사이신과 비타민 A의 전구체인 카로틴의 성분 변화는 숙성시간 중 커다란 변화가 없다.

성분표 (per 100g edible potion)				농진청 식품성분표 (2006 seventh revision)	
고추장 Gochujang	에너지kcal	탄수화물g	지질g	단백질g	비타민A 레티놀μg	비타민A 베타카로틴μg
	151	41.6	0.8	5.6	0	2528
	비타민B1 티아민mg	비타민B2 리보플라빈mg	비타민B3 나이아신mg	비타민B5 판토텐산mg	비타민B6 피리독신mg	비타민B12μg 시아노코발라민
	0.39	0.09	1.4		0.24	
	엽산μg	비타민Cmg	비타민Dμg	비타민Emg	비타민Kμg	칼슘mg
	88.4	5	0	5.8	0	108
	나트륨mg	칼륨mg	인mg	철mg	마그네슘mg	망간mg
	3312	422	102	1.9	32	0.8
	아연mg	코발트μg	구리mg	몰리브덴μg	셀레늄μg	요오드μg
	0.9	–	0.20			

＊ **참고하세요!** –: 수치가 애매하거나 측정되지 않음, Φ: 식품성분 함량이 미량 존재, /: 분석자료가 존재하지 않음.

어디에 좋을까?

• **소화를 촉진시켜 준다**

고추장은 다른 콩 가공식품에 비해 단백질 함량이 떨어지지만 단백질 급원식품이라 할 수 있다. 특히 메주로부터 유래된 고활성의 전분 분해효소(amylase)와 단백질 분해효소(protease) 등의 작용으로 소화를 촉진시켜 준다.

• **항균작용과 항암작용이 있다**

고추와 고추씨의 함유성분인 캡사이신은 바실러스 섭틸리스균에 대한 항균작용이 있다. 또한 베타카로틴, 비타민 C가 다량 함유된 고춧가루는 항암작용이 있다.

• **정장작용에 효과적이다**

자연에서 유래된 다양한 균종 속에 들어 있는 페디오코쿠스균 등의 미생물은 정장작용 효과를 발휘한다.

고추의 매운 맛 성분인 캡사이신을 적당량 섭취하면 비위를 가라앉히고 안정감을 준다. 또 땀이 나도록 하여 노폐물의 배설을 촉진하여 감기 등 각종 질병의 예방과 치료에 좋다는 연구결과가 발표되기도 했다.

• 비만방지에 효과가 크다

최근의 연구 발표에 의하면 고추장이 비만 방지에 효과가 큰 것으로 나타났다. 이 연구에 따르면 고추의 매운 맛을 내는 캡사이신 성분이 체지방을 감소시킬 뿐 아니라 고춧가루 외에 고추장 재료인 메주나 숙성 때 생긴 성분이 체지방을 태운다고 한다. 최근 일본에서는 고춧가루를 이용한 다이어트도 유행하고 있을 정도다.

많이 이용하는 민간요법

• 초고추장용은 복을 싸먹는다고 믿는 쌈 싸먹는 풍습과 함께 쌈장으로, 볶은 고추장으로, 혹은 회 접시 옆에 놓게 되는 초고추장용으로 직접 상에 올라가게 되었다.
• 막고추장용은 생선·채소·나물 등에 고추장을 많이 풀어넣고 지지는 '고추장 지짐이' 와 고추장에 물을 조금 부어 고기·파·두부 등을 넣고 끓인 '고추장찌개' 용이다.
• 장아찌고추장용은 더덕·송이·무·오이·가지·고추·두부·전복·생강 등의 재료를 장아찌 할 때 이용하는 고추장이다.
• 고추의 비타민은 고추장으로 전환될 때 없어지므로 고추장을 이용한 음식을 만들 때는 고춧가루를 함유하는 것이 좋다.

어떤 독성이 있을까?

• 고추의 매운 맛을 내는 캡사이신은 일종의 마취 효과를 내기도 하는데 우리가 흔히 사용하는 파스류에도 이 성분이 들어 있어 통증을 느끼지 못하게 하는 효과를 낸다. 그러므로 고추를 너무 많이 먹으면 간장 외에도 위점막 등 약한 부위가 손상을 받을 위험이 있다.

매콤달콤한 고추장 만들기

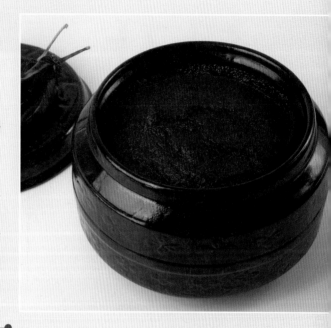

재료 씨를 제거한 고춧가루 6kg, 메줏가루 2kg, 찹쌀가루 8kg, 엿기름 거른 물 8ℓ(엿기름 2kg+생수 10ℓ), 현미조청 2kg, 볶은 소금.

만드는 방법
1. 엿기름 거른 물에 찹쌀가루를 잘 풀어서 죽을 쑨 다음 조청을 섞어서 잘 끓인다.
2. 찹쌀가루 죽에 고춧가루를 섞고 메줏가루를 섞으면 된다.
3. 마지막으로 볶은 소금을 넣어서 간을 맞추고 완성하여 항아리에 담아서 마무리한다.

항균작용 뛰어난 고추장떡

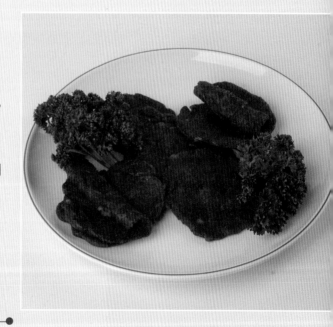

재료 고추장 2큰술, 찹쌀가루 1컵, 통밀가루 2컵, 청고추·홍고추 2개씩, 포도씨기름 적당량.

만드는 방법
1. 고추장에 생수를 넣고 찹쌀가루와 통밀가루를 넣어서 걸쭉한 상태로 반죽한다.
2. 부재료를 넣고 반죽을 만든다.
3. 팬에 포도씨기름을 두르고 지진다.

식욕을 돌우고 소화력 증진에 좋은

된장

　장류의 하나인 된장은 우리나라 전통적인 양조식품으로 만능 조미료의 일종이다. 우리나라에서 사용되는 장류로는 된장, 고추장, 담북장, 막장, 청국장, 집장 등이며, 신라시대 이전부터 유사 장류가 있었고, 세종대왕 전후에 양조술이 다양하게 발달된 것으로 알려져 있다.

　된장의 등장은 〈삼국사기〉의 기록을 보아 그 이전부터 제조되었으리라 짐작되며, 통일신라시대에는 널리 제조된 것 같다. 된장은 한국적인 맛을 상징하는 저장성 조미식품이다. 기호상으로도 중요한 부식일 뿐 아니라 주식인 쌀 및 보리의 부족한 아미노산을 보완할 수 있는 대두 가공식품으로서 우리생활에 기여하는 바가 크다.

　대부분의 경우는 콩으로 만든 메주에서 장물을 우려낸 뒤 된장으로 쓴다. 장을 만드는 과정에서 자연에 존재하는 각종 발효 관련 미생물이 복합적으로 관여한다. 그래서 특유의 복합미를 지니고 있고 집집마다 장맛이 다른 특성을 갖고 있기도 하다.

　최근 세계의 영양생리학자들은 한결같이 콩과 콩 발효식품이 21세기 건강을 지키는 영양식품이라고 입을 모은다. 된장은 서양에서도 '오리엔탈 건강 소스' 라고 부를 정도로 그 영양과 효능을 인정받고 있으니, 된장은 선조들이 우리에게 남겨준 최고의 음식이자 약인 셈이다.

Doenjang

된장은 암세포 성장을 억제시키는
최고의 항암식품이다.

어떤 성분이 들어 있을까?

된장의 주요 성분은 수분 54.0g, 탄수화물 11.7g, 지질 8.2g, 단백질 13.6g, 섬유소 3.6g, 회분 12.5g 등이다.

된장에 함유되어 있는 미네랄은 칼슘, 나트륨, 칼륨, 인, 철, 마그네슘, 망간, 아연, 구리 등이고, 비타민은 B_1, B_2, B_3, B_5, B_6, E, K, 엽산 등이다. 특히 쌀에서 부족되기 쉬운 필수아미노산의 함량이 높아 쌀밥을 주식으로 하는 우리들의 식생활에 질적 향상을 도모할 수 있다.

특히 콩의 지질이 발효되면 리놀레산이 많아지는데, 이 물질은 암 예방 및 항암효과가 크다. 된장의 지방산은 불포화산이 대부분이며, 포화지방산 및 콜레스테롤 함량이 낮고 리놀렌산은 콜레스테롤의 체내 축적을 방지하는 역할을 한다.

성분표 (per 100g edible potion)				농진청 식품성분표 (2006 seventh revision)	
에너지kcal	탄수화물g	지질g	단백질g	비타민A 레티놀μg	비타민A 베타카로틴μg
161	11.7	8.2	13.6	0	0
비타민B1 티아민mg	비타민B2 리보플라빈mg	비타민B3 나이아신mg	비타민B5 판토텐산mg	비타민B6 피리독신mg	비타민B12μg 시아노코발라민
0.04	0.12	1.2	0.36	0.11	Ø
엽산μg	비타민Cmg	비타민Dμg	비타민Emg	비타민Kμg	칼슘mg
88.1	0	0	1.9	19	84
나트륨mg	칼륨mg	인mg	철mg	마그네슘mg	망간mg
3748	647	208	2.5	64	1.0
아연mg	코발트μg	구리mg	몰리브덴μg	셀레늄μg	요오드μg
1.8	-	0.47	-	-	-

된장 Doenjang

＊ **참고하세요!** −: 수치가 애매하거나 측정되지 않음, Ø: 식품성분 함량이 미량 존재, /: 분석자료가 존재하지 않음.

어디에 좋을까?

• **항암효과가 탁월하다**

된장은 발효식품 가운데서도 항암효과가 탁월한 것으로 알려져 있다. 대한암예방협회의 암 예방 수칙 중에 "된장국을 매일 먹어라."는 항목이 들어 있을 정도로, 국내 · 외적으로 그 효과가 공식화되는 추세다.

된장은 암세포 성장을 억제시키는 효과도 있다. 죽염을 사용해서 만든 된장은 그 항암성이 더욱 증대되며, 암세포의 전이도 억제하는 것으로 나타났다.

• **몸 속의 혈전을 분해한다**

된장 속에 들어 있는 미생물은 특수한 단백질을 분비해서 몸속의 혈전(피가 응고해서 뭉치는 것)을 분해한다. 혈관 내에 혈전이 과다하게 형성되면 핏속의 영양소가 산소의 운반을 방해하며 뇌혈전증이나 뇌출혈 등의 치명적인 질병을 일으키게 된다.

따라서 된장을 이용한 음식을 많이 먹으면 이러한 질병을 예방함과 동시에 혈압을 낮추고, 체내에 콜레스테롤이 축적되지 않도록 해주어서 혈액의 흐름을 원활하게 한다.

• 식욕을 돋우고 소화력도 뛰어나다

된장과 함께 음식을 먹으면 체할 염려가 없다. 된장의 풍부한 식이섬유는 대장에서 인체에 유익한 균을 잘 자라게 하고 장운동을 활발하게 한다. 된장 100g에는 약 1천 억 마리의 유익한 효소가 있고, 이들은 몸속의 독소를 제거하는 '강력한 청소부' 역할을 한다.

따라서 몸속의 찌꺼기를 대변을 통해 시원하게 배출할 수 있어서 도움이 된다. 그밖에 유해균이나 담배의 발암물질을 제거하고 독소를 제거해준다.

많이 이용하는 민간요법

• 된장은 성질이 차고 맛이 짜며 독이 없다. 콩된장은 해독 · 해열에 사용되어 독벌레나 뱀, 벌에 물리거나 쏘여 생기는 독을 풀어준다. 또 불이나 뜨거운 물에 데었을 때, 또는 놀다가 머리가 터진 데 바르면 치료가 된다. 머슴들이 명절에 어쩌다 술병이라도 나면 된장국으로 속풀이를 했다. 〈고금문헌〉

어떤 독성이 있을까?

• 된장의 색깔이 푸른색을 띠고 쉰내나 곰팡이 냄새가 나는 것은 피하는 것이 좋다.

항암식품의 대명사 **된장 만들기**

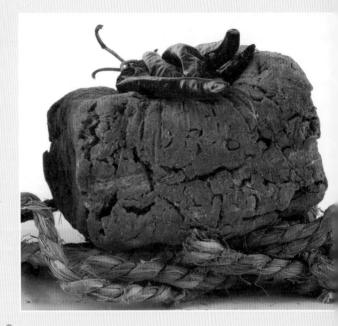

재료 간장에서 건져놓은 메주, 생메주 가루, 소금, 항아리.

만드는 방법
1. 된장 항아리를 먼저 소독한다.
2. 간장에 담가 놓은 메주를 건져 큰 그릇에 담고, 생메주 가루를 1/4 정도 섞은 뒤, 약간 걸쭉한 정도로 햇간장을 넣어가며 버무려 항아리에 담는다.
3. 메줏가루 1컵과 소금 1/3컵 비율로 메주와 섞어서 항아리에서 6개월 이상 숙성시킨다.

혈전을 없애주는 **쌈된장**

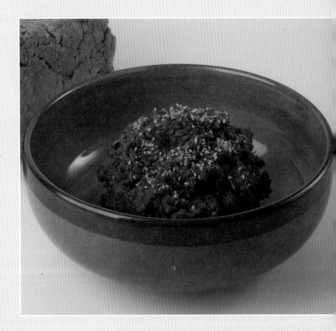

재료 된장 2큰술, 청국장 2큰술, 고추장 1큰술, 천연발효식초 1큰술, 조청 1큰술, 참기름 1큰술, 호박씨 · 해바라기씨 · 땅콩 1큰술씩 살짝 갈아서 준비.

만드는 방법
1. 모든 재료를 한꺼번에 잘 섞는다.
2. 전통 그릇에 담아낸다.

암을 예방하고 건강을 증진하는
배추김치

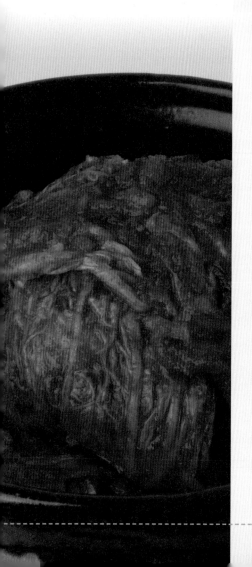

배추는 우리나라 사람들이 가장 즐겨 먹는 김치의 주재료다. 김치의 기원은 지금부터 약 3,000년 전으로 알려져 있다. 상고시대의 김치는 순무·가지·죽순 등을 소금, 소금과 술, 소금과 누룩, 장류 등에 절여 염지(鹽漬, 지금의 장아찌)와 같은 상용식품으로 대비하였다. 고려시대의 김치는 신라·고려로 오는 동안 동치미·나박김치와 같은 국물로 먹을 수 있는 침채(沈菜)를 개발하여 짠지와 함께 병용한 것으로 추정된다.

조선시대의 김치는 고추의 전래로 대변신을 하게 된다. 고추가 우리나라에 전래된 것은 1600년대 초엽이다. 1715년 〈산림경제〉에 고추를 남초(南椒)라 하여 문헌상에 최초로 재배법을 기록하고 있다. 이러한 고추는 조선 후기에 이르러 조미료로 사용되기 시작하면서 김치는 빨간색을 지니게 됐다. 그 풍미가 독특하여 세계적인 식품으로 널리 알려지게 된 김치가 오늘의 모양으로 되기까지는 기후, 풍토, 요리법, 교역의 발전, 채소 원예의 발달 등이 복합적으로 작용했음을 알 수 있다. 지금 우리가 먹는 김치는 배추 속에 젓갈을 비롯해서 여러 가지 양념을 넣은 통배추김치를 말한다.

각 절기별 김치의 특징을 보면 김장김치로서는 배추통김치·섞박지·동치미·짠지·보쌈김치·파김치·갓김치·고들빼기김치·깍두기 등을 담는다. 김장김치가 떨어질 봄철에는 들나물김치·나박김치·햇배추김치·시금치김치·얼갈이김치·미나리김치 등이, 여름철엔 열무김치·오이소박이 등이, 가을철엔 박김치·가지김치 등이 단기간의 숙성을 거쳐 밥상에 오른다. 이러한 제철 김치의 가장 중요한 영양소는 비타민이다.

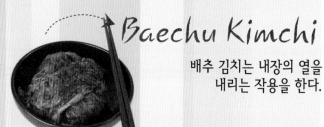

Baechu Kimchi

배추 김치는 내장의 열을 내리는 작용을 한다.

어떤 성분이 들어 있을까?

배추의 주요 성분은 수분 90.8g, 탄수화물 3.9g, 지질 0.5g, 단백질 2.0g, 섬유소 1.3g, 회분 2.8g 등이다.

배추김치에 함유되어 있는 미네랄은 칼슘, 나트륨, 칼륨, 인, 철, 마그네슘, 망간, 아연, 구리 등이고 비타민은 A(베타카로틴), B_1, B_2, B_3, B_6, C, E, 엽산 등이다.

김치는 발효가 진행됨에 따라 젖산의 생성이 점점 늘어나 pH 4.3에 이르렀을 때 가장 맛이 좋아진다. 이 기간 중에는 비타민 C가 거의 감소하지 않으나 산패되기 시작하면 급속히 감소하여 30% 정도가 남을 뿐이다.

성분표 (per 100g edible potion)					농진청 식품성분표 (2006 seventh revision)	
배추김치 Baechu Kimchi	에너지kcal	탄수화물g	지질g	단백질g	비타민A 레티놀µg	비타민A 베타카로틴µg
	18	3.9	0.5	2.0	0	290
	비타민B1 티아민mg	비타민B2 리보플라빈mg	비타민B3 나이아신mg	비타민B5 판토텐산mg	비타민B6 피리독신mg	비타민B12µg 시아노코발라민
	0.06	0.06	0.8		0.19	
	엽산µg	비타민Cmg	비타민Dµg	비타민Emg	비타민Kµg	칼슘mg
	43.3	14	0	0.7	–	47
	나트륨mg	칼륨mg	인mg	철mg	마그네슘mg	망간mg
	1146	300	58	0.8	30	0.2
	아연mg	코발트µg	구리mg	몰리브덴µg	셀레늄µg	요오드µg
	0.5	–	0.08			

* **참고하세요!** –: 수치가 애매하거나 측정되지 않음, Φ: 식품성분 함량이 미량 존재, /: 분석자료가 존재하지 않음.

어디에 좋을까?

• **정장효과가 있다**

김치는 발효 때 생긴 유산에 의해 정장효과가 크다. 피로회복의 효과도 있다.

• **소화와 배설을 도와준다**

채소류의 즙과 소금 등의 복합작용으로 장을 깨끗하게 해준다. 위장 내의 단백질 분해효소인 펙틴(pectin) 분비를 촉진시킨다. 소화, 흡수를 돕고 장내 미생물의 분포를 정상화시킨다.

• **항균작용을 한다**

익어감에 따라 나오는 젖산균은 해로운 세균을 억제하여 새콤한 맛을 낼 뿐 아니라 창자 속의 다른 균을 억제하여 이상 발효를 막아주고 병원균을 억제한다.

- 콜레스테롤의 축적을 막고 대장암을 예방한다

김치의 재료인 채소에는 식물유지가 많아서 콜레스테롤의 축적을 막고 대장암을 예방한다.

- 노화와 성인병에 놀라운 효능이 있다

김치에는 항산화성을 가지면서 노화 촉진 인자 또는 성인병 유발 인자를 제거하거나 활성을 낮추어주는 여러 가지 성분들이 있다는 것이다. 카로티노이드 · 클로로필 · 비타민 C · 플라보노이드 · 식이성 섬유질 · 젖산균 등이 있다.

- 김치는 암 예방 음식이다

원래 십자화과 채소인 배추, 향신료인 마늘과 고추 등은 항암성을 가진 성분들을 많이 함유한 식품재료들이다. 더욱이 이들이 젖산발효과정을 거침으로 젖산균 효능까지 첨가되어 가일층 항암효과가 높아진 독특한 식품이 되고 있다. 김치의 유효성분을 여러 가지 방법으로 추출하여 항발암성을 실험한 결과 미생물 독소나 벤조피렌과 같은 발암성 물질을 무독화하고 돌연변이를 억제하며 이들에 대해 항암 활성을 나타낸다고 발표된 바 있다. 그리고 이러한 특성은 마늘 및 고추의 성분에서도 나타나고 있으며, 발암성 물질들의 돌연변이나 암 유발성을 크게 억제하는 효능 역시 가지고 있다고 한다. 특히 마늘의 경우는 발암 억제 및 암 치료 효과도 함께 가지고 있음이 밝혀지고 있다.

많이 이용하는 민간요법

- 배추는 섬유질이 많아 변통을 좋게 하므로 변비에 좋다.
- 김치는 침의 분비를 원활히 하고 내장의 열을 내리게 한다.

어떤 독성이 있을까?

- 김치를 담그면 숙성과정에서 재료들에 들어 있던 당류가 젖산과 기타 유기산으로 변하면서 신선하고 독특한 맛을 내게 되는 것이다. 그러나 시간이 많이 경과하면 산이 과도하게 생성되어 김치는 시어지고 맛이 떨어지게 된다.

소화를 촉진하는 **동치미김치**

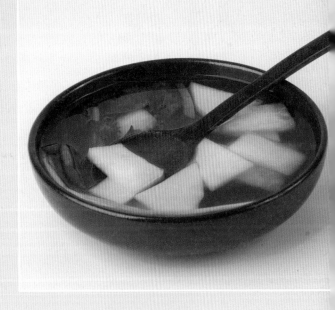

재료 무 5개, 배 1개, 실파 200g, 갓 100g, 청각 50g, 풋고추(삭힌 것) 10개, 홍고추 5개, 마늘 · 생강 약간.

만드는 방법
1. 무는 작고 단단한 것을 골라 다듬은 뒤 소금에 무를 굴려서 항아리에 담아 하룻밤 절인다.
2. 실파와 갓을 말아서 묶는다.
3. 마늘과 생강을 갈아서 주머니에 담는다.
4. 항아리 속의 무 사이사이에 2의 재료와 나머지 배와 풋고추, 홍고추, 실파, 갓, 청각, 부재료를 넣고 돌로 눌러 놓는다.
5. 소금물을 면보에 걸러서 위에 따라 붓고 뚜껑을 덮어서 익힌다.

암을 예방하는 **보쌈김치**

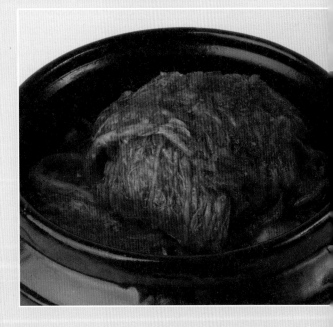

재료 배추 2포기, 무 1/2개, 실파 · 갓 · 미나리 50g씩, 석이버섯 약간, 배 1/2개, 밤 2개, 잣 1큰술, 다진 마늘 2큰술, 생강 약간, 찹쌀풀 2컵, 고춧가루 1컵, 유자청 3큰술.

만드는 방법
1. 배추는 4cm 폭으로 토막 내고, 무도 1cm 두께, 4cm 길이로 썰어서 소금물에 절인다.
2. 찹쌀풀에 고춧가루를 불리고 다진 마늘, 생강을 한꺼번에 섞는다.
3. 배, 밤을 적당한 크기로 썰고 미나리, 갓, 실파는 4cm 길이로 준비한다.
4. 1의 재료는 소쿠리에 건져놓고 2, 3의 재료를 섞어 1과 버무려 절인 배춧잎을 3장 정도 고르게 펴놓고 버무린 김치를 넣은 뒤 한 장씩 덮어서 둥글게 만들어 항아리에 차곡차곡 담는다.

동맥경화 예방하고 혈압 안정에 좋은
식초

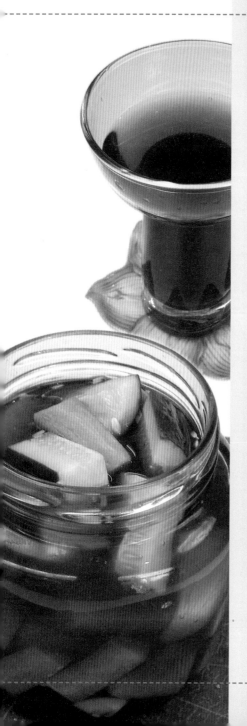

식초는 동서양을 막론하고 오랜 역사를 지니고 전해내려온 발효식품이다. 음식물에 산미를 부여하는 일종의 산미료이기도 하다. 우리나라를 비롯한 동양의 여러 나라에서는 곡물식초를 위주로 이어져 왔으나 구미에서는 주로 과실식초를 사용해왔다.

식초는 보존하고 있던 술이 우연히 변화하여 만들어진 것이 그 시초로서, 인류가 최초로 만들기 시작한 조미료라고 일컬어지고 있다. 그러므로 식초의 역사는 그 기원이라고도 할 수 있는 술의 역사와 마찬가지고 태고적부터 이어져 왔다고 볼 수 있다.

우리나라 고문헌에 기록되어 있는 자료는 없으나 신라 때부터 식초를 사용했을 것으로 추측되며, 약용으로 널리 쓰이게 된 것은 고려시대부터인 듯하다.

중국 송나라 때의 〈본초도경(本草圖經)〉에 소개된 고려의 다시마 조리법에 식초를 조미료로 썼다는 기록이 있다. 약용으로 썼다는 기록은 고려시대에 발간된 한의서인 〈향약구급방(鄕藥救急方)〉에 잘 나타나 있다. 그러다가 조선조 세종대왕 전·후기에 식초의 제조법이 민간에게도 널리 전파되면서 민간약으로 자리잡게 되었다.

식초는 육류·생선·과일·채소를 저장 또는 절이는 데 사용된다. 향신료로 사용되는 식초는 마늘·양파나 다른 양념용 식물 및 조미료와 함께 맛을 돋운다. 기름과 조미료를 섞으면 전통적인 차가운 소스(비네그레트 소스)가 만들어지는데, 야채샐러드를 드레싱하거나 차게 요리한 야채·육류·생선에 치는 소스로 사용한다. 그밖에 오이나 다른 야채를 절일 때도 널리 사용한다.

Vinegar

식초는 인류가 최초로 만든 조미료이자 민간약이다. 항균작용과 이뇨작용이 있다.

어떤 성분이 들어 있을까?

식초의 주요 성분은 수분 90.2g, 탄수화물 4.7g, 지질 0g, 단백질 0g, 섬유소 0g, 회분 0.1g 등이다.

식초에 함유되어 있는 미네랄은 칼슘, 나트륨, 칼륨, 인, 철, 마그네슘, 아연 등이고, 비타민은 B1, B2, B3, B5, B6, B12 등이다.

또한 각종 아미노산, 호박산, 주석산 등 60종류 이상의 유기산이 포함되어 있다. 유기산은 몸속의 피로물질인 젖산을 분해시키는 작용이 있으며, 당의 대사를 돕고 부신피질호르몬의 분비를 촉진시켜 당뇨병을 비롯한 각종 만성병의 원흉인 스트레스를 억제하는 효과가 있다.

그리고 식초에는 다른 식품을 조리할 때 미량 영양소가 파괴되는 것을 방지하는 기능뿐만 아니라 체내에서의 소화 흡수율을 높이고 조직 내에서 활성화시키는 기능도 지니고 있다.

성분표 (per 100g edible potion)				농진청 식품성분표 (2006 seventh revision)	
	에너지kcal	탄수화물g	지질g	단백질g	비타민A 레티놀μg	비타민A 베타카로틴μg
현미식초 Brown Rice Vinegar	31	4.7	0	0	0	0
	비타민B1 티아민mg	비타민B2 리보플라빈mg	비타민B3 나이아신mg	비타민B5 판토텐산mg	비타민B6 피리독신mg	비타민B12μg 시아노코발라민
	0.01	0.01	0.1	0.08	$\varnothing$	0.1
	엽산μg	비타민Cmg	비타민Dμg	비타민Emg	비타민Kμg	칼슘mg
	$\varnothing$	0	$\varnothing$	$\varnothing$	$\varnothing$	3
	나트륨mg	칼륨mg	인mg	철mg	마그네슘mg	망간mg
	2	8	6	0.1	6	–
	아연mg	코발트μg	구리mg	몰리브덴μg	셀레늄μg	요오드μg
	0.2	–	$\varnothing$			

* 참고하세요! –: 수치가 애매하거나 측정되지 않음, $\varnothing$: 식품성분 함량이 미량 존재, /: 분석자료가 존재하지 않음.

어디에 좋을까?

- **피로회복에 효과적이다**

  구연산 등의 유기산은 피로의 근원인 유산을 구연산 회로를 통한 화학반응에 의하여 인체에 무해한 물과 탄산가스로 분해하는 작용을 한다.

- **혈압 안정, 동맥경화 예방에 좋다**

  식초의 성분에는 혈액을 양호한 상태로 유지하고 유산을 분해하여 동맥경화, 고혈압 등을 방지하는 기능이 있다.

- **혈액순환과 신진대사를 촉진한다**

식초의 성분에는 우리 몸에 유익한 콜레스테롤을 늘리는 작용이 있다. 또 신진대사를 활발하게 하여 조직세포를 활성화한다.

- **비만에 효과적이다**

식초의 성분에는 영양소의 체내 소비를 촉진하는 기능이 있어 과잉 당분이나 글리코겐을 연소시킨다.

- **소화를 촉진하고 변비를 개선시킨다**

소화기의 신경을 자극하여 식품의 소화 흡수율을 높이고 장 기능을 좋게 하며, 살균력에 의하여 장내 환경이 개선되므로 변비나 치질 등에도 효과를 볼 수 있다.

- **이뇨작용이 있다**

식초는 염분 섭취를 억제하는 기능을 하며 이뇨작용을 돕기 때문에 불필요한 염분을 배설하도록 한다. 따라서 음식을 조리할 때 식초를 곁들이면 염분을 억제하게 되어 성인병 예방에 도움을 준다.

- **항균작용이 있다**

식초는 음식물의 신선도를 유지해 주고 식중독의 예방과 함께 몸에 침입하는 병균을 물리치는 힘을 가지고 있다. 또한 구강 내와 소화기관의 유해균을 제거하는 데 큰 역할을 한다.

많이 이용하는 민간요법

- 기관지염과 골다공증에는 날달걀을 식초에 1~2일 담가두어 초란을 만든다. 그 달걀을 그대로 한 개씩 하루에 3~4번 먹는다.
- 부종에는 콩 2홉에 물 400cc를 부어 밤새 불린 후 갈아 콩물 한 사발을 만든다. 식초 2숟가락을 넣어 하루에 두 번 식후에 먹는다.

어떤 독성이 있을까?

- 화학적인 방법으로 만들어진 합성초나 빙초산은 인체에 해로우므로 식용으로 사용하지 않도록 한다.

비만을 개선하는 **식초음료수**

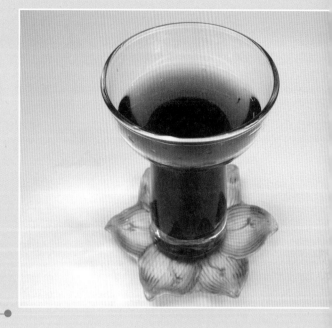

재료 자연발효식초 300cc, 발효산야초엑기스 50cc, 생수 200cc.

만드는 방법
1. 모든 재료를 혼합하여 완성한다.
2. 차게 해서 마시면 좋다.

혈액순환 촉진하는 **식초야채절임**

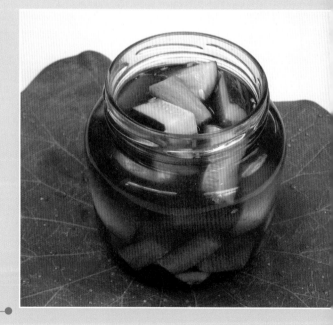

재료 자연발효식초, 무, 오이, 양파, 당근, 유리병.

만드는 방법
1. 무, 오이, 양파, 당근은 적당한 크기로 썰어서 준비한다.
2. 꿀단지 크기의 유리병에 모든 재료를 담는다.
3. 2의 재료가 덮이도록 식초를 부은 다음 밀봉하여 냉장고에 넣어둔다.
4. 2~3일 후면 먹을 수 있다.

항암효과와 노화방지에 좋은
청국장

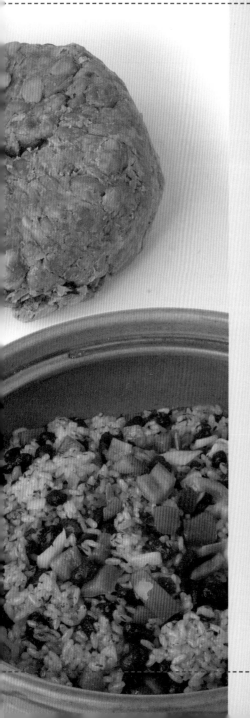

청국장의 역사는 고구려시대로 거슬러 올라간다. 고구려의 옛 영토인 지금의 만주지방에 살던 기마 민족들은 손쉽게 단백질을 섭취하기 위해서 콩을 삶아 말 안장 밑에 넣고 수시로 먹었다고 한다. 말의 체온(37~40℃ 정도)에 삶은 콩이 자연 발효된 것이 바로 청국장인 것이다. 이것이 한반도로 내려와 서민의 유용한 단백질 공급원이 되었다.

청국장의 가장 큰 특징은 특유의 자극적이고 퀴퀴한 냄새다. 그래서인지 전통발효식품으로서 제대로 대접을 받지 못했다. 된장, 고추장과는 달리 오래 전부터 청국장은 가정에서 직접 만들지 못해도 크게 흠이 될 것이 없는 분위기였으며, 특유의 냄새 때문에 눈치 보며 먹어야 하는 음식으로 천대를 받아왔던 것이다.

청국장을 겨울철에 즐겨 먹었던 데는 두 가지 이유가 있다. 하나는 햇콩이 나오는 시기가 10~11월 초겨울이고, 두 번째는 청국장을 띄울 때 온돌방의 따뜻한 아랫목이 필요했기 때문이다. 또 전통 장류 중에서는 유일하게 소금을 첨가하지 않고 고온에서 속성으로 발효시킨 식품이다.

청국장은 요즈음 흔한 인스턴트식품의 한 가지로 볼 수 있다. 보통 된장은 몇 달 걸려서 만들어 먹어왔으나 청국장은 배양균을 첨가하면 하루만에 만들어 먹을 수 있으니 가히 가공식품의 시조라고 말할 수 있을 것이다.

Cheonggukjang

청국장은 가공식품의 시조다.
또, 최고의 항암효과를 지닌
식품이기도 하다.

어떤 성분이 들어 있을까?

청국장의 주요 성분은 수분 55.2g, 탄수화물 9.1g, 지질 8.1g, 단백질 19.3g, 섬유소 2.6g, 회분 8.3g 등이다.

청국장에 함유되어 있는 미네랄은 칼슘, 나트륨, 칼륨, 인, 철, 아연 등이고, 비타민은 B_1, B_2, B_3, B_5, E, 엽산 등이다.

발효가 될 때 작용하는 고초균이란 볏짚이나 말린 쑥 등의 마른 식물체에서 주로 분리되는 균이다. 이는 사람에게 위해를 끼치는 독성물질을 전혀 생산하지 않는 안전하고 유익한 균이어서 옛날부터 발효식품 생산에 사용되어왔다. 이 균은 40~45℃에서 잘 자라며, 단백질 분해효소나 당화효소 등의 효소가 있어서 소화율이 높다.

성분표 (per 100g edible potion) 농진청 식품성분표 (2006 seventh revision)

청국장 Cheonggukjang	에너지kcal	탄수화물g	지질g	단백질g	비타민A 레티놀㎍	비타민A 베타카로틴㎍
	172	9.1	8.1	19.3	0	0
	비타민B1 티아민mg	비타민B2 리보플라빈mg	비타민B3 나이아신mg	비타민B5 판토텐산mg	비타민B6 피리독신mg	비타민B12㎍ 시아노코발라민
	0.06	0.21	1.2	0.22	/	/
	엽산㎍	비타민Cmg	비타민D㎍	비타민Emg	비타민K㎍	칼슘mg
	33.0	0	/	1.08	/	106
	나트륨mg	칼륨mg	인mg	철mg	마그네슘mg	망간mg
	6012	792	283	4.0	/	/
	아연mg	코발트㎍	구리mg	몰리브덴㎍	셀레늄㎍	요오드㎍
	3.32	/	/	/	/	/

* **참고하세요!** –: 수치가 애매하거나 측정되지 않음, Φ: 식품성분 함량이 미량 존재, /: 분석자료가 존재하지 않음.

어디에 좋을까?

• 변비 개선에 탁월한 효과가 있다

섬유질이 많이 들어 있다는 다른 음식에 비해 무려 5배 이상이나 많은 섬유질과 바실러스균에 의한 정장효과가 뛰어나 설사를 멎게 해주고, 변비를 개선시켜 준다.

• 다이어트에 효과적이다

청국장은 발효가 일어나면서 원재료인 콩에는 많지 않거나 아예 없는 비타민이 만들어지는데, 이들 비타민은 신진대사를 촉진하므로 영양분이 지방으로 축적되는 것을 예방하고 신진대사 회로를 거쳐 영양분이 완전히 분해되도록 도와준다. 그리고 대장암을 예방하며 콜레스테롤의 양도 낮출 수 있다.

청국장에 들어 있는 레시틴과 사포닌 또한 과도한 지방을 흡수하여 배출함으로써 비만을 막아주는 역할을 한다.

• 숙취에 특효약이다

청국장에 들어 있는 비타민 B_2는 알코올 분해를 촉진시켜 간의 기능을 좋게 하므로 숙취 해소에 도움이 된다.

• 최고의 항암식품이다

생청국장에는 '제니스테인' 이라는 물질이 있는데, 세포 분열이 빨라지는 것을 억제하는 역할을 한다. 유방암을 비롯하여 결장암, 직장암, 위암, 폐암, 전립선암 등의 예방에 좋은 효과가 있는 것으로 알려져 있다.

그밖에 청국장에는 파이틱산, 트립신 억제제와 같은 항암물질도 존재하는 것으로 밝혀져 미국에서도 마늘과 함께 최고의 항암식품으로 각광받고 있는 식품이다.

많이 이용하는 민간요법

• 청국장은 우리만 먹는 것은 아니어서 인도네시아에서는 '온쫌', 태국에서는 '투어나오' 라는 이름으로 즐겨 먹는 음식이다.
• 신라의 신문왕이 왕비를 맞을 때 받은 폐백 품목에 청국장이 포함되었으며, 최근 러시아에서는 우주 비행사들의 식단으로 청국장을 새롭게 개발하여 사용한다고 한다.

어떤 독성이 있을까?

• 최근 생청국장이 건강에 좋다는 인식이 널리 퍼져 생청국장을 선호하고 있으나 전통적으로 가정에서 담요를 덮어서 띄운 청국장은 생으로 먹을 경우 배탈이 날 수 있다. 주로 겨울철 별미로 즐겨 먹어오던 찌개용 양념으로는 훌륭하지만 잡균이 함께 번식하기 때문이다.

건강으로 먹는 별미밥
청국장 볶음밥

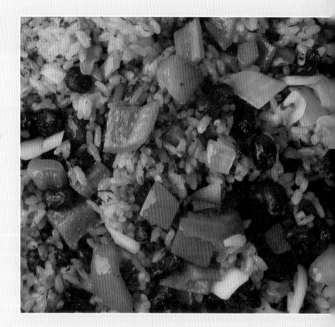

재료 청국장 3큰술, 포도씨기름 1큰술, 현미밥 1공기, 파프리카(색깔별로 1/2개씩), 양파 1/2개, 표고버섯 2장, 죽염 · 후추 약간씩, 잣가루 약간.

만드는 방법
1. 모든 재료는 콩 크기 정도로 썰어서 준비한다.
2. 청국장을 포도씨기름에 볶다가 표고버섯을 넣고, 다음은 현미밥을 넣어 골고루 볶는다.
3. 볶은 밥에 채소를 넣고 볶다가 소금과 후추를 넣어 간을 한 다음 잣가루를 넣는다.

암잡는 킬러 # 청국장

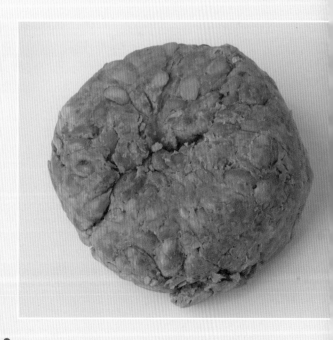

재료 메주콩 1kg.

만드는 방법
1. 콩을 물에 담가 10시간 정도 불린다.
2. 찜통에 찌거나 생수를 부어 삶은 다음 불을 줄여 연한 갈색을 띨 때까지 손으로 눌러보아 뭉그러지면 뜸을 좀더 들인 다음 불을 끈다.
3. 짚을 돌돌 말아 깔고 그 위에 적절한 항아리나 시루를 놓고 삶아놓은 콩을 담는다.
4. 따끈따끈한 방바닥을 이용해 38~40℃의 온도를 유지하면서 3일간 발효시킨다.
5. 발효상태 확인은 주걱으로 떴을 때 실이 5cm 정도 늘어나며 갈색으로 변한 상태다.

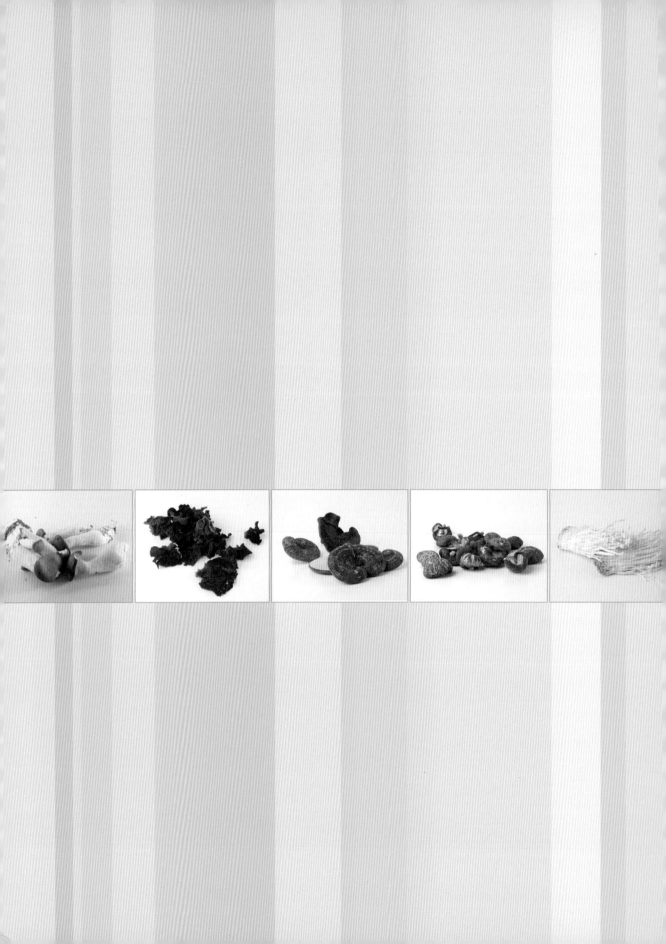

PART 06

내 몸에 약이 되는
웰빙버섯류
6가지

Wellbing Mushrooms

바이러스를 퇴치하는
느타리 버섯

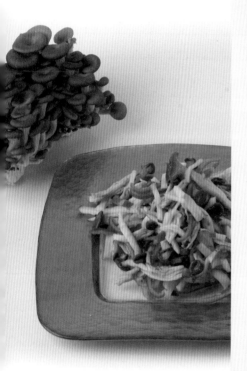

느타리버섯은 담자균류 주름버섯목 느타리과의 버섯으로 팽나무, 버드나무, 감나무, 뽕나무 같은 활엽수의 마른 나무에서 번식하는 식용버섯이다. 초봄부터 여름에 걸쳐 나며 사계절 재배할 수 있다. 특히 늦가을에 많이 생산된다.

갓은 너비 5~15cm로 반원형 또는 약간 부채꼴이며 가로로 짧은 줄기가 달린다. 표면은 어릴 때는 푸른빛을 띤 검은색이지만 차차 퇴색하여 잿빛에서 흰빛으로 되며 매끄럽고 습기가 있다. 살은 두텁고 탄력이 있으며 흰색이다. 주름은 흰색이고 줄기에 길게 늘어져 달린다. 자루는 길이 1~3cm, 굵기 1~2.5cm로 흰색이며 밑부분에 흰색 털이 빽빽이 나 있다.

전 세계적으로 분포하는 버섯인데 국거리·전골감 등으로 쓰거나 삶아서 나물로 먹는다. 인공 재배도 많이 한다.

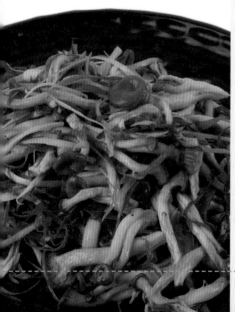

Oyster mushroom

느타리버섯은 칼로리는 낮으나 영양소는 풍부한 다이어트 식품이다.

어떤 성분이 들어 있을까?

느타리버섯의 주요 성분은 수분 84.1g, 탄수화물 10.4g, 지질 0.1g, 단백질 4.8g, 섬유소 2.5g, 회분 0.6g 등이다.

느타리버섯에 함유되어 있는 미네랄은 칼슘, 나트륨, 칼륨, 인, 철, 마그네슘, 아연, 구리 등이고, 비타민은 A(베타카로틴), B_1, B_2, B_3, B_5, B_6, C, D, 엽산 등이다.

느타리버섯은 저칼로리이면서도 비타민, 미네랄 등이 포함돼 있다. 비타민으로는 비타민 B_2, 나이아신, 프로비타민 D가 많이 포함되어 있다. 비타민 B_{12}는 성장 촉진작용이 크고 지방과 단백질, 당질의 대사에 필요한 물질이다.

성분표 (per 100g edible potion)				농진청 식품성분표 (2006 seventh revision)	
	에너지kcal	탄수화물g	지질g	단백질g	비타민A 레티놀μg	비타민A 베타카로틴μg
느타리 버섯 Oyster mushroom (삶은것)	41	10.4	0.1	4.8	0	3
	비타민B1 티아민mg	비타민B2 리보플라빈mg	비타민B3 나이아신mg	비타민B5 판토텐산mg	비타민B6 피리독신mg	비타민B12μg 시아노코발라민
	0.14	0.08	0.8	2.36	0.06	0
	엽산μg	비타민Cmg	비타민Dμg	비타민Emg	비타민Kμg	칼슘mg
	71.0	1	2	0	0	3
	나트륨mg	칼륨mg	인mg	철mg	마그네슘mg	망간mg
	3	274	102	4.5	10	–
	아연mg	코발트μg	구리mg	몰리브덴μg	셀레늄μg	요오드μg
	1.4	–	0.11	–	–	–

＊ 참고하세요! –: 수치가 애매하거나 측정되지 않음, Φ: 식품성분 함량이 미량 존재, /: 분석자료가 존재하지 않음.

어디에 좋을까?

- **바이러스를 퇴치하고 종양을 예방한다**

느타리버섯은 동물의 면역성을 자극하여 바이러스를 퇴치하거나 종양을 예방한다. 일본의 어느 지방에서는 느타리버섯을 다량으로 먹은 결과 암으로 인한 사망률이 저하되었다고 한다.

- **고혈압과 동맥경화를 예방한다**

느타리버섯엔 비타민 D의 모체인 에르고스테린이 많이 들어 있는데, 콜레스테롤 수치를 낮춰 고혈압과 동맥경화 같은 생활습관병을 예방한다.

- **비타민 D는 칼슘을 흡수하고 뼈를 만드는 데 필수적인 영양소다**

느타리버섯에서 추출한 진액을 암 환자들에게 임상 실험한 결과 유방암과 폐암, 간암에 큰 효과를 보였다는 연구 결과가 일본에서 발표되기도 했다.

- 다이어트에 좋다

  칼로리가 거의 없고 맛이 좋으며 영양소가 풍부해 다이어트 식품으로 좋다.
- 성장을 촉진하고 소화 흡수를 돕는다

  비타민 B_2는 성장을 촉진하고 지방, 단백질, 당질의 소화 흡수를 돕는다.

많이 이용하는 민간요법

〈프랭클린 자서전〉으로 명성을 떨친 벤저민 프랭클린. 미국 독립의 초석을 다진 정치가인 그는 84세까지 왕성한 활동을 펼친 것으로 유명하다.

그는 자신의 건강비결을 간단한 음식과 규칙적인 생활의 결과라고 말했는데 실제로 16세부터 채식만을 고집해 17세에는 고기와 닭을 사용하지 않는 요리법을 40종류나 알 정도였다고 한다. 그러한 그가 채식 위주의 식단에서 영양이 부족되지 않도록 꼭 챙겼던 음식이 바로 느타리버섯이라고 한다.

바이러스 퇴치하는
느타리버섯 겨자초장 무침

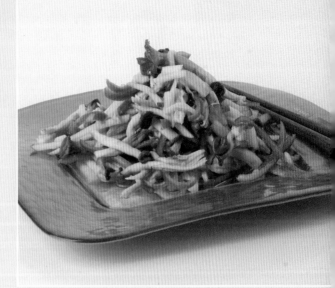

재료 느타리버섯 1줌, 사과 1/2개, 피망 1/2개.
양념 발초겨자 1큰술, 자연발효식초 1/2큰술, 참기름 약간.

만드는 방법

1. 느타리버섯을 살짝 데쳐 물기를 꼭 짜고 잘게 찢는다.
2. 사과는 껍질째 채 썰어서 죽염을 살살 뿌려 놓는다.
3. 피망을 잘게 채 썰어서 찢어 놓은 느타리버섯과 사과채를 합해서 소스를 곁들인다.

혈압을 내려주는
느타리버섯 나물

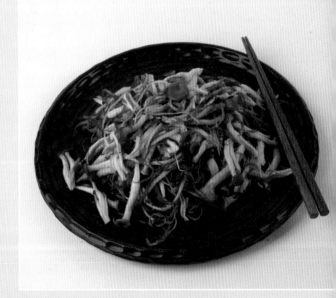

재료 느타리버섯 200g, 대파 길게 채 썰어 놓은 것, 국간장 1/2큰술, 포도씨기름 1큰술, 다진 마늘 약간, 참기름 약간.

만드는 방법

1. 느타리버섯은 끓는 소금물에 데쳐 가늘게 찢어서 물기를 꼭 짠다.
2. 데쳐 놓은 느타리버섯에 국간장, 다진 마늘을 넣고 조물조물 무친 다음 팬에 포도씨기름을 두르고 살살 볶다가 대파를 넣고 참기름을 넣어서 마무리 한다.

심장병과 뇌졸중에 좋은
목이버섯

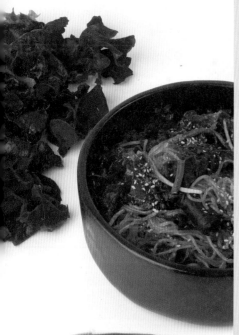

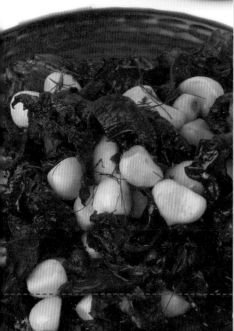

목이목 목이과에 속하는 버섯으로 잡채를 먹다 보면 쇠고기도 아니면서 쫀득쫀득 씹히는 게 있는데 이것이 목이버섯이다.

버섯의 모양이 마치 사람의 귀와 닮았다고 해서 '목이(木耳)'라는 이름이 붙여졌다. 서양에선 예수를 배반한 유다가 목을 맨 나무에서 자랐다고 해서 '유다의 귀'라고도 하며, 중국에서는 닭고기와 영양가가 같다고 '수계(樹鷄)'라고 불린다.

여름부터 가을에 이르기까지 뽕나무·졸참나무·메밀잣밤나무·수유나무 등의 고목에 군생한다. 색깔은 갈색이고, 갓의 지름은 2~6cm이다. 표면은 적갈색이고, 짧은 회색의 털이 많이 있다. 건조하면 적황색이나 검은색이 된다.

흔히 보는 목이버섯은 검은색이지만 흰색에 가까울수록 상품으로 치며, 이름도 '은이'라고 따로 부른다. 중국 사람들은 흰 목이버섯으로 끓인 국을 '은이갱'이라 하여 정력을 돋워주는 훌륭한 강정제로 손꼽으나, 영양면에서는 별 차이가 없다.

향이 강하지 않고 맛이 담백해서 여러 요리에 잘 쓰이는 데 특히 중국요리에 많이 이용된다.

전 세계에 널리 분포하며, 특히 한국·중국·일본 등지에서 야생 목이버섯이 많이 발견된다.

Ear mushroom

목이버섯은 보혈작용을 하므로 빈혈에 좋다.

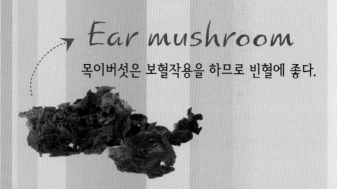

어떤 성분이 들어 있을까?

목이버섯의 주요 성분은 수분 93.8g, 탄수화물 5.2g, 지질 0.2g, 단백질 0.6g, 섬유소 -g, 회분 0.2g 등이다.

목이버섯에 함유되어 있는 미네랄은 칼슘, 나트륨, 칼륨, 인, 철, 마그네슘, 아연, 구리 등이고, 비타민은 B_1, B_2, B_6, D, 엽산 등이다.

단백질·탄수화물·인이 비교적 많으며 다른 버섯류에서처럼 혈액의 칼슘과 인의 양을 유지시키는 프로비타민 D_2인 에르고스테롤이 들어있다.

비타민 B_2는 여러 비타민 중 특히 지방을 분해하여 에너지로 바꾸는 과정에서 중요한 기능을 하므로 지방비타민이라고도 한다. 특히 식물섬유의 함량이 많아 전체 성분의 50%를 차지할 정도다.

성분표 (per 100g edible potion)				농진청 식품성분표 (2006 seventh revision)	
	에너지kcal	탄수화물g	지질g	단백질g	비타민A 레티놀μg	비타민A 베타카로틴μg
	13	5.2	0.2	0.6	0	0
목이버섯 Ear mushroom (삶은것)	비타민B1 티아민mg	비타민B2 리보플라빈mg	비타민B3 나이아신mg	비타민B5 판토텐산mg	비타민B6 피리독신mg	비타민B12μg 시아노코발라민
	0.01	0.06	Ø	0	0.01	0
	엽산μg	비타민Cmg	비타민Dμg	비타민Emg	비타민Kμg	칼슘mg
	2.0	0	39	0	0	25
	나트륨mg	칼륨mg	인mg	철mg	마그네슘mg	망간mg
	9	37	10	0.7	27	0
	아연mg	코발트μg	구리mg	몰리브덴μg	셀레늄μg	요오드μg
	0.2	–	0.03	–	–	–

＊ 참고하세요! –: 수치가 애매하거나 측정되지 않음, Ø: 식품성분 함량이 미량 존재, /: 분석자료가 존재하지 않음.

어디에 좋을까?

• **몸의 보혈작용을 해준다**
철분, 칼륨 등 미네랄이 풍부하여 보혈작용을 해주므로 산전, 산후의 빈혈 증상을 치료하는 데 도움이 된다.

• **변비 치료에 효과적이다**
목이버섯은 수분을 만나면 10~20배로 팽창하면서 대변의 부피를 증가시키는 '비용해성 섬유질'과 배변을 부드럽게 하는 '용해성 섬유질'이 풍부하므로 변비 치료에 좋다.

- 비타민 B₁이 풍부하다

  탄수화물 대사에 필수성분으로 신경계의 건강유지, 성장촉진, 건강한 근육유지, 피로회복 등의
  기능을 가진다.

- 비타민 B₂가 풍부하다

  비타민 B₂는 탄수화물, 단백질, 지방대사에 필수적인 성분으로 건강한 피부와 머리카락, 손톱
  생성 및 성장을 돕는다.

- 칼슘 · 철분 성분이 많이 들어있다

  칼슘은 뼈와 치아 형성, 골다공증 방지, 근육활동에 도움을 준다. 철분은 적혈구 형성에 필수인
  성분으로 빈혈 방지와 성장의 촉진 기능을 가진다.

- 혈중 간의 콜레스테롤을 저하시키고 혈액을 맑게 하는 효과가 있다

  목이버섯에 함유된 식물섬유는 혈중 간의 콜레스테롤을 저하시키고 피를 맑게 하는 효과가 있
  다. 이 혈액 정화작용은 동맥경화, 고혈압, 부인병에도 좋으며, 최근에는 자양작용도 인정되어
  암 예방에도 중요한 식품으로 주목을 받고 있다.

많이 이용하는 민간요법

- 저절로 눈물이 날 때는 목이버섯 40g을 태울 정도로 볶은 뒤 '목적' 이라는 약재 40g과 함께
  가루를 내어 한 번에 8g씩 쌀뜨물이나 물과 함께 섭취하면 된다.
- 치통에는 목이와 '형개' 라는 약재를 같은 양씩 섞어 끓인 물로 양치질을 수시로 하면 치통을 가
  라앉히는 데 효과가 있다.
- 설사에는 말린 목이버섯 40g과 '녹각교' 라는 약재 10g을 각각 볶아서 가루를 내어 1회 12g
  씩 따뜻한 술로 복용한다. 대변에 피가 나오는 설사나 이질에도 좋다. 목이버섯만 볶아 먹어
  도 효과가 있다.
- 위통이나 위경련에는 뽕나무 목이버섯 또는 회화나무 목이버섯을 태워 가루로 만든다. 이 가루
  를 따뜻한 술에 7g씩 타서 마신다.

어떤 독성이 있을까?

- 서울대 약대 교수팀은 목이버섯의 독성분을 일단 오라톡신이라고 명명하였으며, 그 주성분이
  다당류와 단백질임을 밝혀냈다.

피를 보충해주는 목이버섯 잡채

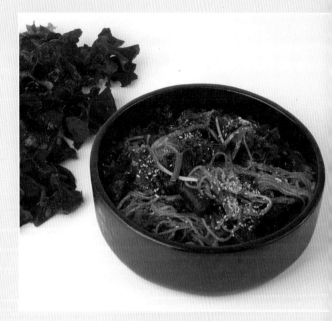

재료 목이버섯 50g, 부추 20g, 당면 100g, 양파 1/2개.

양념 간장 2큰술, 다진 마늘 약간, 맛술 2큰술, 현미유 2큰술, 참기름 1큰술, 조청 1큰술.

만드는 방법
1. 목이버섯은 따뜻한 물에 불려서 꼭지를 떼어내고 적절하게 손질해서 물기를 뺀 다음 현미유에 볶는다.
2. 당면은 물에 불려서 끓는 물에 살짝 삶아 낸 다음 찬물에 헹궈서 현미유에 볶는다.
3. 다른 팬에 양념을 혼합하여 양파를 채로 썰어서 넣고 부추 또한 4cm 길이로 썰어서 넣는다.
4. 1,2,3을 재빨리 혼합하여 접시에 담아낸다.

암을 예방하는 일품요리
목이버섯 · 통마늘 조림

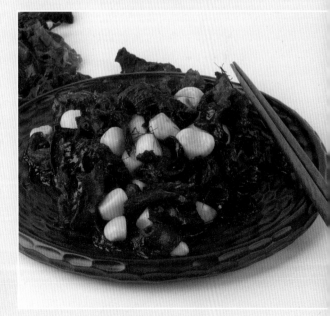

재료 목이버섯 불린 것 1컵, 통마늘 식초물에 삶은 것 1/2컵, 포도씨기름 1큰술, 조청 약간, 간장 약간, 죽염 약간, 후추 약간, 통깨 약간.

만드는 방법
1. 불려놓은 목이버섯을 한 입 크기로 찢어서 물기를 꼭 짠다.
2. 삶아놓은 마늘을 도톰하게 저며 놓는다.
3. 1의 목이버섯은 간장, 후추에 양념해서 팬에 포도씨기름을 두르고 약한 불에서 볶다가 2의 마늘을 넣고 조청을 넣어 다시 한 번 조리다가 참기름과 참깨를 뿌리고 마무리한다.

항암효과 크고 콜레스테롤 저하시키는
송이버섯

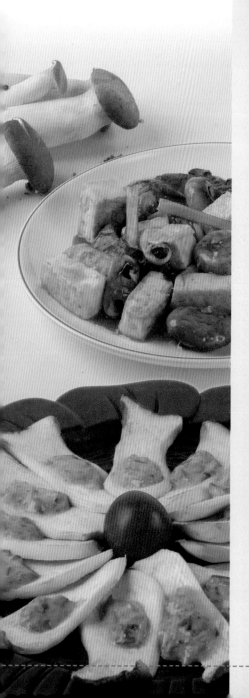

송이버섯은 한국, 중국, 사할린, 일본 등 동양에서만 나는 버섯이다. 줄기는 원통상이고 갓의 지름이 비교적 크며, 그 표면에는 회갈색 또는 담흑갈색 섬유상 비늘이 있다. 그리고 줄기의 살은 백색으로 향기가 강하고 맛이 좋다.

송이버섯은 반드시 살아 있는 적송(赤松)의 뿌리에서만 자란다. 적송 뿌리에서 나는 송이는 품질이 세계 제일이며, 그 맛도 제일이다. 나무에서 나는 버섯 중에서 으뜸가는 것이다.

소나무 아래서 자라 송이버섯이라는 이름이 붙은 송이버섯은 9월이나 10월에 30~100년쯤 자란 소나무 숲의 양지 바르고 바람이 잘 통하며 물기가 잘 빠지는 흙에서 자라는 버섯이다. 버섯 갓이 펴지지 않았을 때 따서 식품으로 이용하는 데 맛과 향이 좋아서 인기가 높다.

우리나라의 고성, 양양, 봉화, 울진 같은 곳에서 많이 나는데 채취한 것 대부분이 일본으로 수출된다.

북한에서는 국가과학원 문호 박사팀이 송이버섯에서 추출한 물질로 1995년 제 23차 국제발명회에서 보건식품으로 최초의 대상을 받아 화제가 되었고, 최근에는 국내에서도 공급되고 있다.

Pine mushroom

송이버섯은 사람의 마음을 안정시키고 염증을 치료하며 종양의 성장을 억제한다.

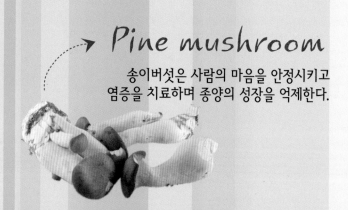

어떤 성분이 들어 있을까?

송이버섯의 주요 성분은 수분 87.3g, 탄수화물 8.8g, 지질 0.3g, 단백질 2.7g, 섬유소 1.2g, 회분 0.9g 등이다.

송이버섯에 함유되어 있는 미네랄은 칼슘, 나트륨, 칼륨, 인, 철, 마그네슘, 아연, 구리 등이고, 비타민은 B$_1$, B$_2$, B$_3$, B$_5$, B$_6$, D, 엽산 등이다.

버섯의 다당류에는 강한 항암성분이 들어 있는데, 송이버섯은 다른 버섯보다 항암성분이 강한 것으로 알려져 있다. 햇볕에 말린 송이버섯은 비타민 D 덩어리라 할 수 있을 만큼 영양분이 많다.

성분표 (per 100g edible potion)				농진청 식품성분표 (2006 seventh revision)	
에너지kcal	탄수화물g	지질g	단백질g	비타민A 레티놀μg	비타민A 베타카로틴μg
36	8.8	0.3	2.7	0	0
비타민B1 티아민mg	비타민B2 리보플라빈mg	비타민B3 나이아신mg	비타민B5 판토텐산mg	비타민B6 피리독신mg	비타민B12μg 시아노코발라민
0.15	0.48	4.7	1.91	0.15	0
엽산μg	비타민Cmg	비타민Dμg	비타민Emg	비타민Kμg	칼슘mg
63.0	0	4	0	0	2
나트륨mg	칼륨mg	인mg	철mg	마그네슘mg	망간mg
2	404	34	3.3	8	-
아연mg	코발트μg	구리mg	몰리브덴μg	셀레늄μg	요오드μg
0.8	-	0.24	-	-	-

(송이버섯 Pine mushroom (생것))

＊ 참고하세요! −: 수치가 애매하거나 측정되지 않음, Φ: 식품성분 함량이 미량 존재, /: 분석자료가 존재하지 않음.

어디에 좋을까?

• 항암효과가 제일 높은 버섯 중 하나다

송이버섯 달인 물을 암에 걸린 흰쥐에게 먹였을 때 암을 91.3% 억제하거나 파괴했다고 한다. 이밖에 팽나무버섯은 86.5%, 표고버섯은 80.7%의 종양억제 효과가 있었고, 한때 암에 특효가 있다 하여 세상을 떠들썩하게 한 상황버섯은 64.9%의 종양 억제 효과가 있는 것으로 나타났다.

• 항암성분이 들어 있다

송이는 위암, 직장암의 발생을 억제하는 크리스틴이라는 항암성분이 들어 있다. 특히 인후암, 뇌암, 갑상선암, 식도암 같은 윗몸쪽의 암에 효과가 높다고 한다. 또한 순환기장애에도 좋고 병에 대한 저항력도 길러준다.

- **소화를 도와준다**

녹말, 단백질의 소화 효소가 있어 송이버섯을 곁들인 음식은 소화가 잘 된다.

많이 이용하는 민간요법

- 오줌빛이 흐린 데에 송이버섯을 물에 달여 마신다. 〈균보(菌譜)〉
- 맛은 달고 성질은 평하다. 많은 양의 다당류가 있는데 이것이 항암활성을 나타낸다. 염증이나 암 치료에 하루 3~9g을 달여 먹는다. 〈동의학사전〉
- 성질이 평하고 맛이 달며 독이 없고 매우 향기롭다. 솔 기운을 받으면서 돋는 것으로 버섯 가운데 제일이다. 〈동의보감〉
- 유선염이 있을 때나 수유 이후 젖멍울이 생겨 풀리지 않을 때는 물 2컵에 송이버섯 1개 정도 넣고 삶아 자주 마신다.
- 탈항증일 때는 송이버섯 3~5개를 1ℓ 정도의 물에 넣고 물이 3분의 2로 줄도록 달인다. 그 물로 좌욕한다.
- 예부터 송이를 약으로 쓴 일은 드물었다. 송이가 몹시 귀하기도 했거니와 송이의 약성이 순하여 먹는 즉시 효과가 나타나기를 바라는 사람들의 성미에 맞지 않았기 때문이다. 그러나 송이는 오래 먹으면 불로장수하여 신선이 되는 신선초로 알려져 있다.

어떤 독성이 있을까?

- 송이버섯에 들어있는 아밀라아제 멜레아라는 성분은 중독을 일으키기도 한다.

송이버섯 풍미 살리려면…

송이버섯의 생명은 향기에 있다. 버섯의 향기는 열에 약하기 때문에 구울 때는 살짝 구워야 하고, 찌개나 국에 넣을 때에도 먹기 바로 전에 넣어 잠깐 끓여야 그 풍미가 살아난다.

항암성분이 듬뿍~
양송이버섯 · 두부볶음

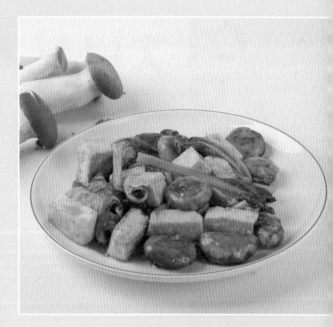

재료 양송이버섯 10개, 두부 1/2모, 죽염, 포도씨
기름.
소스 간장 3큰술, 청주 5큰술, 녹말가루 약간, 다진
마늘 1큰술, 후추 약간.

만드는 방법
1. 두부는 먹기 좋은 크기로 잘라서 죽염을 뿌려놓
는다.
2. 팬에 포도씨기름을 두르고 두부를 노릇노릇하게
지져낸다.
3. 양송이버섯은 껍질을 벗기고 두부와 같이 지져낸다.
4. 다른 팬에 간장, 청주, 다진 마늘, 후추를 넣고 끓
이다가 두부와 양송이를 넣어서 섞은 다음 녹말가
루로 농도를 맞추어 완성한다.

고급 별미식 # 송이버섯구이

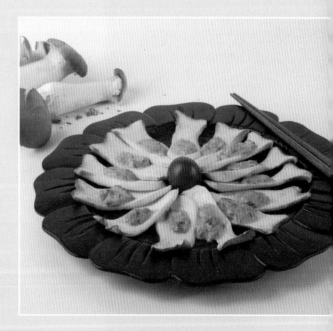

재료 송이버섯.
소스 겨자장 1큰술, 실파 약간, 삶은 마늘 10쪽, 자
연발효식초 약간, 죽염 약간.

만드는 방법
1. 송이버섯을 얇게 저며서 팬에 굽는다.
2. 삶아놓은 마늘을 갈아서 식초, 죽염, 겨자장, 실파
를 넣어서 소스를 만든다.
3. 구워놓은 버섯을 접시에 예쁘게 담고 그 위에 소
스를 올린다.

고혈압 · 당뇨병 · 위궤양 · 간장병에 좋은
영지버섯

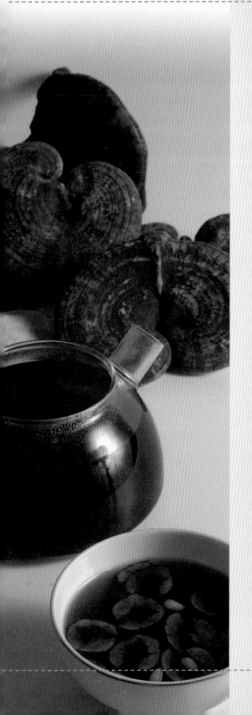

영지버섯은 담자균류 민주름목 구멍장이 버섯과 영지족에 속하며, 활엽수 특히 참나무 · 밤나무 · 매화나무 등의 그루터기에 자생하는 1년생 버섯이다.

삿갓의 모양은 신장형, 또는 원형으로 지름이 5~13cm이고, 밑면에는 많은 관공(管孔)이 있다.

일찍이 진시황은 중국은 물론 한국, 일본까지 영지버섯을 찾아 헤맸을 정도로 영지버섯을 만병통치와 불로장생의 신비한 힘을 지닌 최상급 영약으로 평가했다.

영지는 다른 식용버섯과 달리 죽은 후에도 썩지 않을 뿐만 아니라 갓자루가 단단한 각피로 싸여 있고 니스를 칠한 것 같은 광택이 있어 일본에서는 만년버섯, 중국에서는 영지라고 하고 장식용으로도 이용된다.

자연산 영지는 활엽수의 썩은 나무등치에 붙어서 기생하는데 요즘에는 강장제, 고혈압, 당뇨병, 저혈압증, 동맥경화, 항암제 등으로 수요가 급증하면서 주로 인공재배로 공급되고 있다. 영지버섯은 세계적으로 널리 분포한다.

Ganoderma lucidum

영지버섯은 우리 몸의 면역기능을 강화시킨다.

어떤 성분이 들어 있을까?

영지버섯의 주요 성분은 수분 11.9g, 탄수화물 75.3g, 지질 0.8g, 단백질 10.9g, 섬유소 47.2g, 회분 1.1g 등이다.

영지버섯에 함유되어 있는 미네랄은 칼슘, 나트륨, 칼륨, 인, 철 등이고, 비타민은 B_1, B_2, B_3 등이다.

영지버섯의 쓴맛은 가노데르산 때문이다. 또 복합다당류, 배당체 이외에 엘고스테롤 및 아데노신, 아데닌 등의 생리활성 성분을 함유하고 있다.

성분표 (per 100g edible potion)				농진청 식품성분표 (2006 seventh revision)	
에너지kcal	탄수화물g	지질g	단백질g	비타민A 레티놀µg	비타민A 베타카로틴µg
133	75.3	0.8	10.9	0	0
비타민B1 티아민mg	비타민B2 리보플라빈mg	비타민B3 나이아신mg	비타민B5 판토텐산mg	비타민B6 피리독신mg	비타민B12µg 시아노코발라민
0.47	3.10	3.2	/	/	/
엽산µg	비타민Cmg	비타민Dµg	비타민Emg	비타민Kµg	칼슘mg
/	0	/	/	/	77
나트륨mg	칼륨mg	인mg	철mg	마그네슘mg	망간mg
15	1037	108	25.1	/	/
아연mg	코발트µg	구리mg	몰리브덴µg	셀레늄µg	요오드µg
/	/	/	/	/	/

(영지버섯 Ganoderma lucidum (마른것))

＊ 참고하세요! −: 수치가 애매하거나 측정되지 않음, Φ: 식품성분 함량이 미량 존재, /: 분석자료가 존재하지 않음.

어디에 좋을까?

• 남성 불임에 효과가 있다

영지버섯이 남성 불임에도 효과가 있는 것으로 알려지기 시작했다.

• 혈전을 없애준다

영지는 혈관 안쪽에 생기는 혈전을 없애주며, 과산화지질의 형성을 억제해 준다. 과산화지질이 생체 내에 축적되면 동맥경화증 및 각종 혈전증을 일으킨다.

• 혈액순환과 자연치유력을 강화시킨다

영지의 성분은 혈액 내의 해로운 물질을 제거해주는 작용을 하여 성인병의 치료에 효과적이며, 체질개선의 효과를 나타내기도 한다.

영지에 다량 함유되어 있는 게르마늄은 체내에 신선한 산소를 보내고 세포를 더욱 활성화시켜 항상 건강을 유지해주며, 인간이 갖고 태어난 자연치유력을 강화시켜 준다.

- **항암 효과가 탁월하다**

영지의 효능 중 가장 주목받는 것은 바로 항암효과다. 식욕저하, 피로, 통증 등 암 환자들에게 나타나는 증상들을 현저히 호전시키고, 암을 유발하는 라스단백질의 기능을 억제하는 성분이 들어있다.

- **면역력을 강화시킨다**

최근에 에이즈 바이러스(HIV)를 억제하는 효능이 있는 것으로 밝혀져 영지를 이용한 에이즈 치료제 개발이 한창이다. 류머티즘 관절염 치료제의 개발도 기대되고 있다.

많이 이용하는 민간요법

- 피로, 불면증, 어지럼증에는 영지 12g을 물 200cc로 달여 하루 2번 나눠 먹는다. 혈소판 감소, 혈액응고 기능의 이상, 혈관염 등이 원인인 자반병에는 잘게 썬 영지 15~20g을 물에 달여 하루 2~3번에 나눠 식후에 먹는다.
- 고지혈증·동맥경화증에는 영지버섯 가루 끓인 물을 반죽해서 만든 알약을 한번에 5~7g씩 하루 3번 복용하면 핏속의 콜레스테롤 양을 낮추고 혈압을 내려 동맥경화증을 낫게 한다.
- 저혈압에는 잘게 썬 영지 12g을 물에 달여 오전과 오후, 하루 2번 나누어 먹으면 저혈압으로 빈혈이 심할 때 효과가 있다.
- 아이가 코피를 자주 흘릴 때는 영지버섯 2~3조각과 대추 5개에 물을 붓고 5시간 정도 끓여 꿀이나 설탕을 타서 마시게 한다.

어떤 독성이 있을까?

- 영지버섯은 먹는 사람의 체질에 따라서 혈액 안의 백혈구나 적혈구를 감소시키고 골수 독성을 유발시킨다는 연구 결과가 나왔다. 골수 독성이란 혈액 안에 독이 퍼지면서 세포 생성 기능을 저하시켜 생명을 잃게 하는 증상이다.
- 영지의 성질은 차가우므로 소화기관이 약한 소음인과 찬 우유나 맥주를 마시면 설사를 하는 사람들은 많이 먹지 않는 것이 좋다.

좋은 영지버섯 고르기

TIP

표면이 연갈색이나 황갈색인것, 갓이 완전히 벌어지지 않고 약간 오므라든 것, 갓의 색깔이 좋고 신선하고 탄력이 뛰어난 것이 상품이다.
국내산은 색깔이 주황색이고 모양이 깨끗하며 품위가 있고 영지버섯 갓에 고유의 버섯가루가 많이 묻어 있다. 반면 수입산은 버섯가루가 적고 짙은 갈색이다.

혈전을 없애주는 영지 · 대추차

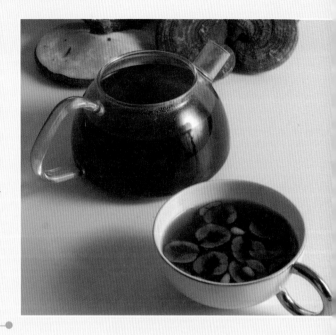

재료 영지 10g, 대추 100g, 구기자 30g, 조청 1컵, 생수 1500cc.

만드는 방법
1. 영지, 대추, 구기자를 1500cc 물에 끓인다.
2. 내용물이 푹 삶아지면 바구니에 건더기를 건져 꼭 짠다.
3. 2에 조청을 넣어서 한 번 더 끓인다.

보약처럼 마시는 약차 영지차

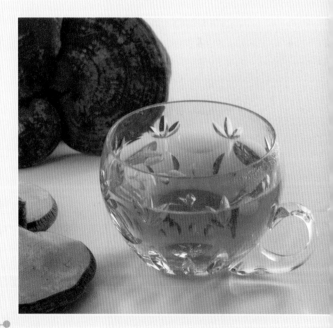

재료 영지 30g, 생수 2000cc.

만드는 방법
1. 유리 주전자에 영지를 넣고 1000cc의 생수를 부어서 끓인 다음 약한 불에 20분 더 끓인다.
2. 끓인 물을 다른 병에 따라놓고 다시 1000cc 생수를 부어 끓여서 재탕을 한 다음 먼저 끓여놓은 물과 합하여 시원하게, 아니면 따뜻하게 해서 먹는다.

만성병을 예방하는
팽이버섯

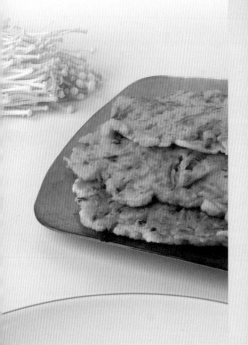

팽이버섯은 담자균류 주름 버섯목에 속하는 송이과의 버섯으로 식용버섯이다.

버섯은 오래 전부터 많은 사람들에 의해 사랑을 받는 음식 재료다. 식품으로서 버섯을 선호하는 이유는 팽이버섯, 느타리버섯, 송이버섯 등 종류마다 조금씩 차이가 있는 향과 질감, 맛 때문이다.

팽이버섯은 늦가을부터 이듬해 봄까지 감나무 등 각종 활엽수의 고목이나 그루터기에서 자란다. 자연 상태의 팽이버섯은 흑갈색으로 표면이 끈적끈적한 점성으로 덮여 윤기가 나며 크기도 크다. 주변에서 흔히 보는 팽이버섯은 암실에서 인공 재배한 것으로 훨씬 대가 길고 연약하며 미색을 띤다.

성질은 찬 기운이 있으며 맛은 약간 짭짤한 편이고 뒷맛은 조금 쓰다. 팽이버섯은 세계적으로 온대지방에 널리 분포한다.

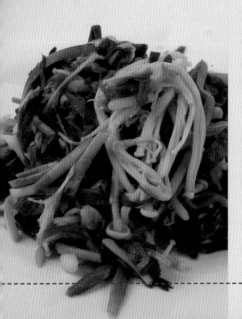

Winter mushroom

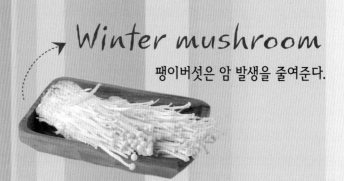

팽이버섯은 암 발생을 줄여준다.

어떤 성분이 들어 있을까?

팽이버섯의 주요 성분은 수분 91.2g, 탄수화물 5.8g, 지질 0.1g, 단백질 2.5g, 섬유소 0.1g, 회분 0.4g 등이다.

팽이버섯에 함유되어 있는 미네랄은 칼슘, 나트륨, 칼륨, 인, 철, 마그네슘, 아연, 구리 등이고, 비타민은 B1, B2, B3, B5, B6, D, 엽산 등이다.

팽이버섯의 흰색줄기 부분은 호흡기의 기능을 활발하게 하고, 그 섬유질이 장에서 부드럽게 작용을 하도록 도와준다.

각종 아미노산과 비타민을 다량 함유하고 있으며 항균 및 혈압 조절 작용 등 성인병 예방에 효과가 있다.

성분표 (per 100g edible potion)				농진청 식품성분표 (2006 seventh revision)	
	에너지kcal	탄수화물g	지질g	단백질g	비타민A 레티놀μg	비타민A 베타카로틴μg
	24	5.8	0.1	2.5	0	0
팽이버섯 Winter mushroom (데친것)	비타민B1 티아민mg	비타민B2 리보플라빈mg	비타민B3 나이아신mg	비타민B5 판토텐산mg	비타민B6 피리독신mg	비타민B12μg 시아노코발라민
	0.09	0.07	5.4	1.40	0.12	0
	엽산μg	비타민Cmg	비타민Dμg	비타민Emg	비타민Kμg	칼슘mg
	75.0	$\varnothing$	1	0	0	5
	나트륨mg	칼륨mg	인mg	철mg	마그네슘mg	망간mg
	60	68	46	1.1	13	–
	아연mg	코발트μg	구리mg	몰리브덴μg	셀레늄μg	요오드μg
	0.4	–	0.09	–	–	–

* **참고하세요!** –: 수치가 애매하거나 측정되지 않음, $\varnothing$: 식품성분 함량이 미량 존재, /: 분석자료로 존재하지 않음.

어디에 좋을까?

• **성인병 예방에 탁월한 효과가 있다**

각종 아미노산과 비타민이 많이 함유되어 있어 혈압을 조절하고 면역력을 높이며, 암과 만성병 예방에 효과가 탁월하다. 특히 팽이버섯을 자주 먹는 사람의 경우 식도암, 위암, 췌장암 발생률이 그렇지 않은 사람에 비해 반 이하로 낮은 것으로 밝혀졌다.

• **암 사망률을 감소시키는 효과가 있다**

팽이버섯을 1주일에 1~2회 먹고 있는 가정이 거의 먹지 않는 가정보다 암이 생길 위험이 적게 나타났다. 특히 위암, 식도암, 췌장암 발생에서 거의 먹지 않는 가정에 비하여 반 이하로 적게 나타났다.

최근에는 미국 등 선진국에서 암 예방 물질로 각광받고 있는 셀레늄(Selenium)을 다량 함유한 기능성 팽이버섯이 개발되어 버섯산업에 커다란 활력소가 될 것으로 기대되고 있다.

많이 이용하는 민간요법

- 취학 연령의 아이들에게 꾸준히 복용시키면 신장과 체중의 증가 효과를 볼 수 있다.
- 특별히 몸을 냉하게 만들거나 아니면 따뜻하게 덥혀주는 효과가 없기 때문에 몸이 냉한 사람이나 열이 많은 사람 가릴 것 없이 모든 사람에게 무난하게 어울리는 버섯이다.
- 제철인 가을에 가장 향기를 풍성하게 즐길 수 있다.

> **TIP**
>
> **좋은 팽이버섯 고르기**
>
> 갓이 작고 줄기가 가지런한 것이 좋다. 뿌리 부분이 짙은 갈색인 것은 상한 것이므로 좋지 않다.

암 발생률 낮추는 **팽이버섯 무침**

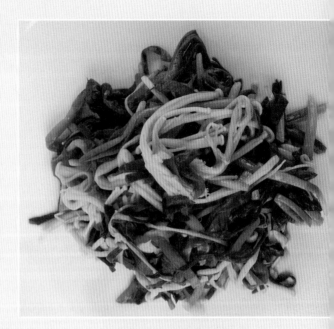

재료 팽이버섯 100g, 부추 100g, 죽염 · 참기름 ·
깨소금 약간씩.

만드는 방법
1. 팽이버섯은 소금물에 데쳐서 찬물에 헹구어 물기를
   짜서 한가닥씩 갈라놓는다.
2. 부추는 깨끗하게 손질하여 씻어서 5cm 길이로 자
   른 다음 소금물에 데쳐 찬물에 헹구어 물기를 짠다.
3. 1, 2를 살살 섞어서 죽염으로 간하고 참기름과 깨
   소금을 뿌려 맛을 낸 다음 완성한다.

노릇노릇 고소한 **팽이버섯 지짐**

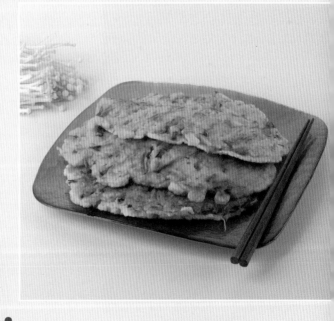

재료 팽이버섯 100g, 우리밀가루 150g, 붉은 고추
1개, 쪽파 약간, 당근 작은 것 1/2개, 죽염 약
간, 포도씨유 1/2컵.

만드는 방법
1. 팽이버섯은 밑둥이를 자르고 씻어서 준비한다.
2. 쪽파는 팽이길로 잘라서 준비한다.
3. 당근은 채를 썰어서 준비하고 붉은 고추는 어슷어
   슷 썰어 놓는다.
4. 우리밀가루는 찬물에 반죽하여 죽염으로 간한다.
5. 달궈진 프라이팬에 포도씨유를 두르고 쪽파, 팽이
   버섯, 당근채를 놓고 밀가루반죽을 올려 얇게 편
   다음 어슷썰어 놓은 붉은 고추를 고명으로 올리고
   바삭하게 지진다.

아이 성장 촉진하고 임산부 건강 돕는

표고버섯

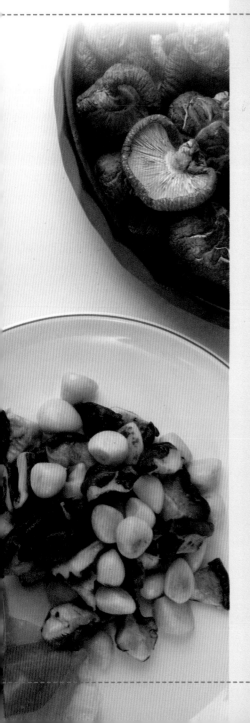

표고버섯은 동양의 특산물로 밤나무·졸참나무·상수리나무·호두나무 등 활엽수의 고목이나 그 절주(切株)에서 자라는 향기 좋은 버섯이다. 버섯의 삿갓은 3~6cm로 암자갈색 또는 흑갈색이고, 육질이 강인하므로 건조 저장할 수 있다. 말리면 특유의 향기가 난다.

표고버섯은 값싸고 손쉽게 구할 수 있으면서 약효 또한 뛰어난 버섯이다. 깊은 산속에서 수도하는 사람들이 표고버섯 달인 물을 매일 한 그릇씩 마시면 아무리 허약한 체질이라도 단식의 고통을 이겨낼 수 있다는 이야기가 전해질 정도다.

건강식으로 전혀 손색이 없는 표고버섯의 영양적 가치와 약효가 연구되기 시작한 지는 불과 20여 년밖에 되지 않는다. 생활습관병 예방, 암세포 증식 억제, 고혈압·당뇨병 등의 예방, 치료에 탁월한 것으로 연구되어졌으며, 또한 식이섬유를 포함한 저칼로리 건강식품이라고 밝혀진 바 있다. 최근에는 우리나라를 비롯하여 일본, 중국에서 대량 생산하고 있다.

Oak mushroom

표고버섯은 콜레스테롤을 제거하는
작용을 한다.

어떤 성분이 들어 있을까?

표고버섯의 주요 성분은 수분 82.4g, 탄수화물 13.0g, 지질 0.7g, 단백질 3.0g, 섬유소 1.2g, 회분 0.9g 등이다.

표고버섯에 함유되어 있는 미네랄은 칼슘, 인, 철, 마그네슘, 아연, 구리 등이고, 비타민은 B_1, B_2, B_3, B_5, B_6, D, 엽산 등이다.

표고버섯은 산소 운반역할을 하는 혈액 중의 헤모글로빈을 생성하는 철분도 다량 포함하고 있다.

표고버섯의 특유한 향기 성분은 렌티오닐이다. 또한 생표고버섯에는 포름알데히드가 들어 있는데 햇빛이나 그늘에서 건조하는 과정 중 더욱 증가하는 경향이 있다.

성분표 (per 100g edible potion)				농진청 식품성분표 (2006 seventh revision)	
	에너지kcal	탄수화물g	지질g	단백질g	비타민A 레티놀μg	비타민A 베타카로틴μg
표고버섯 Oak mushroom (삶은것)	55	13.0	0.7	3.0	0	0
	비타민B1 티아민mg	비타민B2 리보플라빈mg	비타민B3 나이아신mg	비타민B5 판토텐산mg	비타민B6 피리독신mg	비타민B12μg 시아노코발라민
	0.06	0.27	2.0	7.93	0.45	0
	엽산μg	비타민Cmg	비타민Dμg	비타민Emg	비타민Kμg	칼슘mg
	240.0	0	17	0	0	5
	나트륨mg	칼륨mg	인mg	철mg	마그네슘mg	망간mg
	6	246	34	0.6	13	–
	아연mg	코발트μg	구리mg	몰리브덴μg	셀레늄μg	요오드μg
	0.4	–	0.09			

* **참고하세요!** –: 수치가 애매하거나 측정되지 않음, Φ: 식품성분 함량이 미량 존재, /: 분석자료가 존재하지 않음.

어디에 좋을까?

• **콜레스테롤을 내려준다**

에리다데민이라는 물질이 핏속의 콜레스테롤을 내린다고 한다. 또 혈압을 낮추며 혈액순환을 원활하게 도와준다.

• **암치료에 효과적이다**

최근 발견된 것으로 표고 성분 중에 항암, 항종양 다당체 물질인 렌티난이 함유되어 있어 암 치료에 많은 도움을 준다.

이밖에 동맥경화를 예방하고 여성의 냉증과 변비증, 미용에 좋고 뼈를 튼튼하게 해주는 효과가 있는 것으로 알려져 있다.

또한 저칼리 식품으로 각종 무기질과 비타민 그리고 탄수화물 중 '헤미셀룰로스'의 섬유소는 위장과 소장의 기능을 정상화시켜 비만증, 당뇨병, 심장병, 간장질환 등을 예방,치유하는 효과가 있다.

특히 표고버섯에는 비타민 D의 효과를 가지는 에르코스테롤이 많이 함유되어 있어 체내에서 자외선을 받으면 비타민 D로 생성이 된다.

많이 이용하는 민간요법

- 위가 아프거나 거북할 때는 표고버섯 90g을 잘게 썰어 물 2컵을 붓고 물이 3분의 2가 될 때까지 달여 마신다. 그 외에 독버섯을 잘못 먹었을 때나 머리가 아플 때 물이나 술에 달여 마시면 아주 좋다.
- 열이 나고 감기 기운이 있을 때는 말린 표고버섯 8개에 물 3컵을 붓고 반으로 줄 때까지 약한 불로 달인다. 하루 3번씩 마신다.
- 가슴이 뛰거나 숨이 차오를 때는 표고 2개를 잘게 썰어 컵에 담고 끓인 물을 부어둔다. 첫 번째 물은 버리고 다시 끓인 물을 부어 표고의 맛이 우러나게 1~2분 정도 담가 놓는다. 여기에 소금을 약간 타서 아침 식전에 마시기를 1개월 정도하면 효과가 나타난다.
- 목에 통증이 있을 때는 말린 표고버섯 8개에 물 3컵을 붓고 소금을 약간 넣어 반으로 줄 때까지 약한 불에서 달여 마신다. 하루 정도 마시면 효과가 있다.

어떤 독성이 있을까?

- 표고버섯은 탄수화물을 제외한 단백질, 지방, 섬유 등의 소화율은 좋지 않다.

표고버섯은 육류요리와 찰떡궁합!

표고버섯은 특유의 향기로 육류의 누린내를 없애줄 뿐만 아니라 식욕을 돋우며 육류의 지방을 체내에서 제거해주는 효과가 있으므로 육류요리에 표고버섯을 곁들이면 찰떡궁합이다.

콜레스테롤 낮춰주는
표고버섯 양념구이

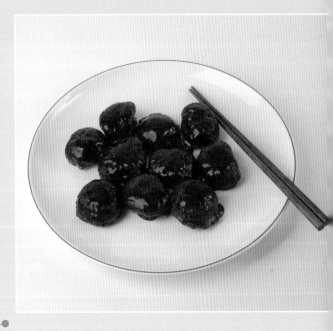

재료 말린 표고버섯 불린 것 10개, 들기름, 죽염,
파채 약간.
양념장 고추장 1큰술, 조청 1큰술, 간장 약간, 다진 마
늘 약간.

만드는 방법
1. 불린 버섯을 건져서 밑동을 잘라내고 물기를 꼭 짜
서 표고에 칼집으로 모양을 낸 다음 죽염과 들기름
으로 밑간을 하고 팬에서 뒤적이며 굽는다.
2. 구워놓은 표고버섯에 양념장을 발라가며 한 번 더
굽는다.
3. 접시에 내면서 파채와 통깨를 뿌려 장식하면 좋다.

천연 항암제
표고버섯 · 마늘 볶음

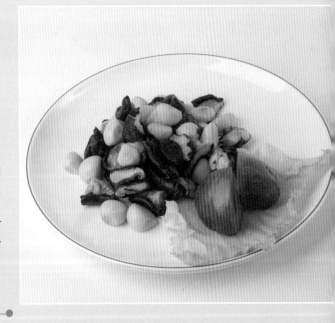

재료 마른 표고버섯 15개, 깐 마늘 10알, 굵은 파 1
대, 현미유 1큰술, 참기름 1/2큰술, 죽염 약간.

만드는 방법
1. 마른 표고버섯은 미지근한 물에 부드러워질 때까지
불린 뒤 기둥을 떼고 물기를 쪽 짠다.
2. 마늘은 반쪽으로 잘라서 식초물에 끓인 뒤 건진다.
3. 팬에 현미유를 두르고 손질해 놓은 표고버섯을 달
달 볶다가 2의 마늘을 넣고 죽염과 후추로 간을
한 다음 완성한다.

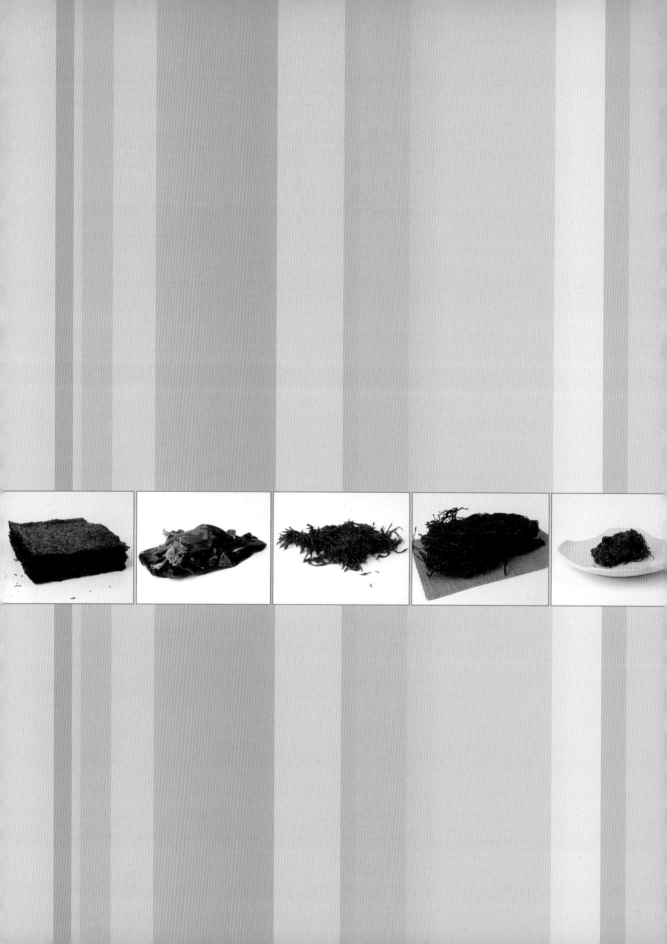

PART 07

내 몸에 약이 되는
웰빙해조류
5가지

Wellbing Seaweeds

고혈압 · 동맥경화에 좋은

김

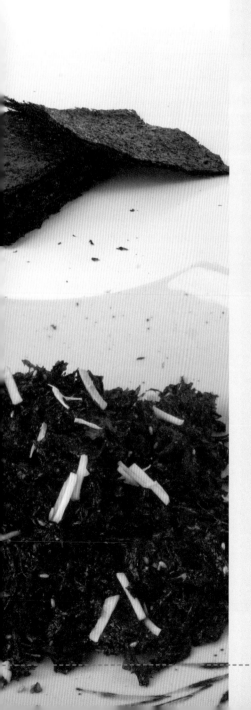

김은 홍조류 보리털과에 속하며 엽상체는 1층 또는 2층의 세포로 된 얇은 막으로 되어있다. 홍자색 또는 흑자색을 띠고 있는 해초로 우리나라에서는 남해안과 제주도에서 많이 채취하고 있다. 성질이 차고 맛은 단맛이 나는 김은 해태(海苔) · 감태(甘苔) · 청태(靑苔) 등 여러 명칭으로 불린다.

대대로 정월 대보름이나 생일날 꼭 김쌈을 먹었는데 쌈을 먹는 것을 '복을 먹는 것' 이라 하여 '복쌈' 이라 했고, '명을 길게 한다' 해서 '명쌈' 이라 했다.

김은 처음에는 자연번식에 의존했으나 약 300여 년 전 이조 인조 때 전남 태인도의 한 어부가 유목에 김이 붙은 것을 보고 죽목을 사용하여 양식하다가 200여 년 전 전남 완도에서 방염이라는 기구로 본격적으로 양식을 하게 되었다.

김은 겨울김이 가장 질이 좋으며 봄김은 조금 떨어진다. 질이 좋은 김일수록 단백질 함량이 많고, 풍미도 좋다. 김은 지방이 적은 편이지만 칼슘, 칼륨, 철 등이 많은 알칼리성 식품이다.

Laver

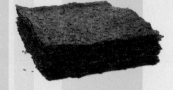

김은 비타민이나 무기질 등 영양소가 풍부하다.

어떤 성분이 들어 있을까?

김의 주요 성분은 수분 11.4g, 탄수화물 40.3g, 지질 1.7g, 단백질 38.6g, 섬유소 1.7g, 회분 8.0g 등이다.

김에 함유되어 있는 미네랄은 칼슘, 나트륨, 칼륨, 인, 철, 마그네슘, 망간, 아연, 구리, 요오드 등이고, 비타민은 A(베타카로틴), B1, B2, B3, B5, B6, B12, C, E, K, 엽산 등이다.

육상식품에는 없는 요오드도 많이 함유되어 있다.

김의 비밀은 필수 아미노산이 풍부한 완전식품이라는 점이다. 또한 김은 양질의 단백질을 갖고 있는 핵산식품이어서, 김 한 장이 달걀 2개에 해당하는 영양을 함유하고 있다.

성분표 (per 100g edible potion)				농진청 식품성분표 (2006 seventh revision)	
김 Laver (마른것)	에너지kcal	탄수화물g	지질g	단백질g	비타민A 레티놀µg	비타민A 베타카로틴µg
	123	40.3	1.7	38.6	0	22500
	비타민B1 티아민mg	비타민B2 리보플라빈mg	비타민B3 나이아신mg	비타민B5 판토텐산mg	비타민B6 피리독신mg	비타민B12µg 시아노코발라민
	1.20	2.95	10.4	0.93	0.90	77.6
	엽산µg	비타민Cmg	비타민Dµg	비타민Emg	비타민Kµg	칼슘mg
	1530.2	93	0	2.8	2600	325
	나트륨mg	칼륨mg	인mg	철mg	마그네슘mg	망간mg
	1294	3503	762	17.6	298	2.7
	아연mg	코발트µg	구리mg	몰리브덴µg	셀레늄µg	요오드µg
	4.5	−	0.65	−	−	3800.0

＊ **참고하세요!** −: 수치가 애매하거나 측정되지 않음, Φ: 식품성분 함량이 미량 존재, /: 분석자료가 존재하지 않음.

어디에 좋을까?

- **혈중 콜레스테롤을 낮춘다**
  김에는 타우린이라는 성분이 많아 콜레스테롤을 감소시키며 간의 작용을 보조하여 간을 강화한다.

- **암 예방과 치료에 효과적이다**
  타우린은 신경의 흥분을 진정시키고 암 예방과 치료에도 이용된다.

- **동맥경화, 고혈압 예방에 좋다**
  김은 각종 무기질이 풍부한 알칼리성 식품으로 동맥경화, 고혈압 예방에 좋다.

- **심장병과 뇌졸중에 효과가 있다**

  김 한 장에 불포화지방산의 일종인 EPA(eicosapentaenoic acid)가 30~40mg 정도가 함유되어 있어 심장병과 뇌졸중에 좋다.

- **다이어트 식품으로 매우 좋다**

  김은 단백질 함량이 30% 이상인 반면 지방은 1% 이하여서 다이어트 식품으로 매우 좋다.

- **시력을 보호해준다**

  비타민 A는 '눈의 비타민'이라 불릴 정도로 눈과 매우 밀접한 비타민이다. 김에는 이러한 비타민 A가 100g당 3,750mg이나 들어있다. 이것은 시력에 좋다고 알려진 당근의 3배, 시금치의 6배나 되는 양이다.

많이 이용하는 민간요법

- 폐병, 다담농혈(多痰膿血), 구취, 자한(自汗), 도한(盜汗)의 증세에는 김 20장을 삶아 마신다. 이때 소금이나 간장을 첨가하지 말아야 한다. 만약에 부작용으로 복통이 생기면 끓인 물에 식초를 조금 타서 마신다.
- 고혈압과 동맥경화에는 김 한 장을 불에 구워 부순 다음, 끓인 물로 하루 3~6회 복용한다. 이것은 혈관을 소제하고 혈압을 완화시키므로 좋은 효과가 있다.

어떤 독성이 있을까?

- **김을 구워서 소금을 뿌리면 안 좋다?**

소금에 들어 있는 나트륨은 혈액의 삼투압을 유지하고 신경의 자극을 전달하는 등 매우 중요한 역할을 하는 무기질이다. 하지만 나트륨은 너무 많이 섭취하면 고혈압을 일으키므로 되도록 적게 먹는 것이 좋다.

> **TIP**
>
> **본연의 맛을 살리는 김 굽기**
>
> 김은 지방이 없기 때문에 참기름이나 들기름과 함께 굽는다.
> 기름을 바를 때는 한쪽 면에만 바른 후 여러 장을 겹쳐 돌돌 말아 20~30분쯤 재어둔다.
> 날김 그대로 구워야 맛과 영양의 균형이 향상된다.
> 너무 바싹 구우면 김의 엽록소가 퇴색되면서 맛과 향이 안 좋아지므로 불에 멀리 대고 살짝만 구워 먹는 게 좋다.

콜레스테롤 낮춰주는 **김국**

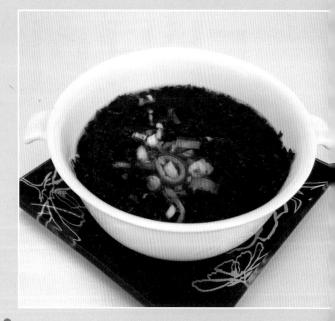

재료 김 10장, 집간장 약간, 다진 마늘 약간, 참기름 약간.

만드는 방법
1. 냄비에 육수를 끓이다가 다진 마늘을 넣는다.
2. 간장으로 간하고 먹기 직전에 김을 부숴 넣고 참기름을 한 방울 떨어뜨린 다음 완성한다.

달짝지근 깔끔한 맛 **김무침**

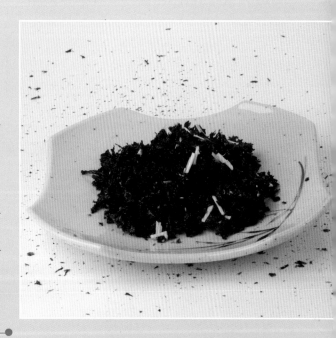

재료   김 10장.
양념장 국간장 1큰술, 물 2큰술, 조청 1큰술, 마늘채 1/2큰술, 참기름 1/2큰술, 통깨.

만드는 방법
1. 자연산 김을 손으로 찢어서 준비한다.
2. 양념장을 한 번 끓인 뒤 찢어 놓은 김을 넣어서 촉촉해질 때까지 조물조물 무친다.
3. 촉촉하게 된 김무침에 깨소금을 넣어 마무리하고 접시에 담아낸다.

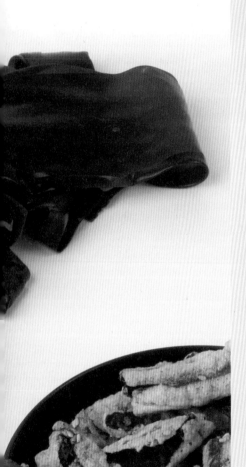

바다의 불로초
다시마

갈조식물로 다시마목 다시마과에 속하는 다시마가 최근 '바다의 불로초' 라 불리며 동서양 학계의 예찬을 받고 있다.

우리 선조들은 삼국시대부터 다시마를 훌륭한 천연 조미료로 애용해왔고, 세계 4대 장수마을인 일본 오키나와 주민들은 다른 일본인보다 다시마를 2배 이상 먹는 것으로 알려져 있는데, 이들의 암 발병률이 일본인 평균의 3분의 2밖에 되지 않는다.

예로부터 일본 사람들은 하루에 한 번씩은 커피 대신 곤포차(昆布茶)라는 짭짤한 분말 다시마차를 즐겨 마셨는데, 세계 최장수국 일본의 장수 비결 중 하나가 바로 다시마 복용 때문이라고 한다.

다시마 몸통의 길이는 2~4m, 폭은 20~30cm 내외며, 황갈색 또는 흑갈색 띠 모양을 이룬다. 줄기·잎·뿌리의 구분이 뚜렷하다. 잎은 띠모양으로 길고 가운뎃부분보다 약간 아래쪽이 가장 넓다. 줄기는 짧은 원기둥 모양이고 곧게 서며, 여러 갈래로 가지를 내고 얽힌 뿌리는 잘 발달해 있어 바위에 붙는다.

한의학에서는 다시마가 주로 소화기에 작용하고 맛은 짜며 성질은 차다고 본다.

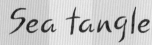

Sea tangle

다시마는 80가지의 유·무기질 영양소를 가진 신비한 해초다.

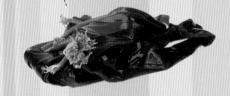

어떤 성분이 들어 있을까?

다시마의 주요 성분은 수분 12.3g, 탄수화물 45.2g, 지질 1.1g, 단백질 7.4g, 섬유소 4.1g, 회분 34.0g 등이다.

다시마에 함유되어 있는 미네랄은 칼슘, 나트륨, 칼륨, 인, 철, 마그네슘, 아연, 구리, 요오드 등이고, 비타민은 B_1, B_2, B_6, E, 엽산 등이다.

다시마는 지구상의 동·식물 중에서 가장 많은, 무려 80가지가 넘는 유·무기질(요오드, 칼슘, 칼륨 등)을 가진 신비한 해초다. 그래서 '미네랄의 보고'로 불린다. 요오드는 갑상선호르몬의 주요 구성성분으로 갑상선 기능을 조절하고, 갑상선호르몬의 생성을 도와 신진대사를 활발하게 하며, 혈구·혈색소·혈청 단백질을 증가시키는 작용을 한다.

성분표 (per 100g edible potion)				농진청 식품성분표 (2006 seventh revision)	
	에너지kcal	탄수화물g	지질g	단백질g	비타민A 레티놀μg	비타민A 베타카로틴μg
다시마 Sea tangle (마른것)	87	45.2	1.1	7.4	0	576
	비타민B1 티아민mg	비타민B2 리보플라빈mg	비타민B3 나이아신mg	비타민B5 판토텐산mg	비타민B6 피리독신mg	비타민B12μg 시아노코발라민
	0.22	0.45	4.5	0.27	0.03	0.01
	엽산μg	비타민Cmg	비타민Dμg	비타민Emg	비타민Kμg	칼슘mg
	190.0	18	0	0.7	110	708
	나트륨mg	칼륨mg	인mg	철mg	마그네슘mg	망간mg
	3100	7500	186	6.3	50	0.3
	아연mg	코발트μg	구리mg	몰리브덴μg	셀레늄μg	요오드μg
	1.0	–	0.12	–	–	136500.0

* 참고하세요! –: 수치가 애매하거나 측정되지 않음, Φ: 식품성분 함량이 미량 존재, /: 분석자료가 존재하지 않음.

어디에 좋을까?

- **체질의 산성화를 막아준다**
  다시마는 우수한 알칼리성 식품으로 산성식품인 육류와 쌀밥 등과 함께 먹으면 체질이 산성화 되는 것을 막을 수 있다.

- **다이어트에 탁월한 효과가 있다**
  칼로리가 거의 없고 각종 미네랄이 풍부한 대표적인 저칼로리 자연식품이므로 다이어트 식품으로 손색이 없다.

- **변비 치료, 대장암 예방을 도와준다**
  음식물이 장 속에 머무르는 시간을 단축시키고 노폐물들이 빨리 빠져나갈 수 있도록 배변을 돕기 때문에 변비, 대장암 예방에 도움이 된다.

- **고혈압, 동맥경화, 암을 예방한다**

  혈액 속의 지방 및 염분의 배출을 도와 고혈압, 동맥경화는 물론이고 암까지도 예방, 치료한다는 연구발표가 잇따르고 있다. 알칼리성 무기질이 많아 고혈압의 발생을 억제하는 효과가 있을 뿐 아니라 다시마 속에 들어 있는 염기성 아미노산인 라이신이라는 성분이 혈압을 내리게 하는 작용이 있음이 최근에 알려지게 되었다.

- **노화방지에 좋다**

  다시마는 신진대사를 활발히 하고, 장기 조직의 세포 노화를 억제해서 혈액순환을 좋게 한다. 또 피부를 매끄럽고 탄력 있게 가꾸어주어 피부노화도 억제한다. 특히 햇볕에 그을렸거나 자외선으로 인한 기미가 생긴 피부에 좋다.

- **풍부한 칼슘이 들어있다**

  다시마는 우유보다 14배나 많은 칼슘이 들어있다. 특히 다시마의 칼슘은 소화 흡수가 아주 빨라서 뼈의 성장에 좋은 것은 물론이고 골다공증도 예방해주므로 성장기 자녀뿐만 아니라 갱년기 여성에게도 훌륭한 건강식품이다.

많이 이용하는 민간요법

- 담을 없애고 소변을 잘 내보내며, 혈액순환 장애를 개선하고 나력, 고환종 등의 종양이나 종기를 다스린다. 〈동의보감〉
- 다시마의 요오드 성분이 구내염 상처를 아물게 하는 효능이 있으므로, 다시마를 검게 태워 가루 낸 것을 입 안 염증 부위에 자주 바르면 현저히 좋아진다. 잇몸이 아픈 경우 잇몸에 직접 바르면 효과적이다.

어떤 독성이 있을까?

- 갑상선호르몬 분비 체계에 이상이 있는 사람이 다시마를 과량으로 섭취하면 증상이 악화될 수도 있다. 그러므로 갑상선질환에 무작정 다시마를 치료용으로 사용하는 것은 피해야 한다.
- 요오드는 결핵조직을 녹이는 작용을 하므로 결핵균을 흩어지게 할 우려가 있기 때문에 결핵환자들도 금해야 하는 음식이다.

> **TIP**
>
> **좋은 다시마 고르는 법**
>
> 한 장씩 반듯반듯하게 겹쳐서 두껍게 말린 것, 검은색이면서 약간 녹갈색을 띤 것, 빛깔이 붉게 변하지 않고 잔주름이 없는 것.
>
> **손질법 :** 가정에서 다시마를 손질할 때 해조류 특유의 비린내와 끈적끈적한 점액 물질을 없애려면 소금으로 비벼 씻은 뒤 물에 담가두면 아린 맛이 없어진다.
>
> · 솥에 쌀을 앉힐 때 3cm 정도의 다시마 3~4개를 올려놓고 밥을 지으면 밥에 윤기가 돌면서 다시마 맛이 스며들어 밥맛이 더 좋아진다.

변비를 치료하는 **다시마조림**

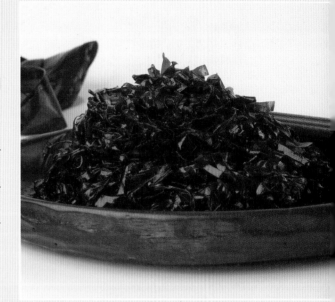

재료 다시마 200g, 간장 1큰술, 조청 1큰술, 통깨
1/2큰술, 현미유 1큰술, 마늘채 1큰술.

만드는 방법
1. 쌈 다시마는 소금물에 살짝 데쳐서 물기를 빼고 잘
   게 채 썬다.
2. 팬에 현미유를 넣고 채 썰어놓은 다시마를 볶다가
   간장, 조청을 넣어 약한 불에 조린다.
3. 조려지면 마늘채를 넣어서 한 번 더 조린 다음 통
   깨를 뿌려 마무리한다.

골다공증 예방하는 **다시마튀각**

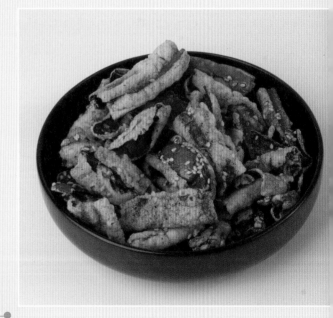

재료 마른 다시마 5쪽, 통깨 1큰술, 집간장 약간, 찹
쌀가루풀 1컵, 포도씨기름 1큰술.

만드는 방법
1. 마른 다시마는 하얀 분가루를 씻어서 마른 행주로
   물기를 닦아낸 다음 다시 말린다.
2. 찹쌀가루를 집간장으로 간하여 찹쌀풀을 아주 되
   게 쑤어서 다시마에 바르고 통깨를 예쁘게 박은
   다음 말린다.
3. 말린 다시마는 포도씨기름에 얼른 튀겨낸다.

내 몸의 신진대사를 촉진하는
미역

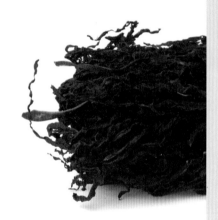

미역은 다시마목 미역과에 속하는 1년생 해조로 우리나라를 비롯하여 중국, 일본 등 동북아시아 지역에서 주로 먹고 있다.

우리나라와 일본에서만 자라는 미역은 깊이가 1~3m 정도 되는 한국 전 연안의 조간대 하부에서 번성한다. 식물체는 1m 이상 자라며 뿌리·줄기·잎의 분화가 뚜렷하다. 뿌리 부분은 나뭇가지 모양처럼 갈라져 바위 위에 단단히 붙고 여기서 납작한 줄기가 나오며 잎은 중간 부위에서 양쪽으로 길게 날개 모양으로 갈라져 나온다.

산후에 미역국을 먹는 것은 우리나라에만 있는 풍습이다. 우리나라 사람들은 산모가 미역국을 먹으면 출산으로 인한 과도한 출혈을 금방 회복할 수 있고, 또 피가 맑아진다고 믿었다.

미역에 대한 문헌으로는 고려 인종 원년(1123년)에 송나라 사신 서긍(徐兢)이 편찬한 〈고려도경(高麗圖經)〉이 있다. 이 책에 의하면 "미역은 귀천 없이 널리 즐겨 먹고 있다. 그 맛이 짜고 비린내가 나지만 오랫동안 먹으면 그저 먹을 만하다."는 기록이 있다.

이처럼 미역은 아주 오래 전부터 우리의 찬거리로, 그리고 출산을 앞둔 가정에서는 분만식품으로 미리 준비해 두는 등 널리 식용되어 왔다.

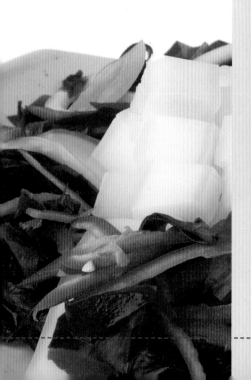

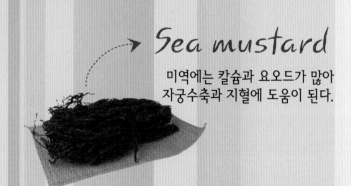

Sea mustard

미역에는 칼슘과 요오드가 많아 자궁수축과 지혈에 도움이 된다.

어떤 성분이 들어 있을까?

미역의 주요 성분은 수분 16.0g, 탄수화물 36.3g, 지질 2.9g, 단백질 20.0g, 섬유소 2.4g, 회분 24.8g 등이다.

미역에 함유되어 있는 미네랄은 칼슘, 나트륨, 칼륨, 인, 철, 마그네슘, 망간, 아연, 구리, 요오드 등이고, 비타민은 A(베타카로틴), B1, B2, B3, B5, B6, B12, C, E, K, 엽산 등이다.

말린 것은 특히 요오드와 인의 함량이 높다. 요오드는 갑상선호르몬인 티록신을 만드는 데 필요한 성분으로 체내 요오드의 50% 정도가 갑상선에 존재한다.

미역의 칼슘 함량은 분유와 맞먹을 정도로 많이 들어 있어 강한 알칼리성 식품으로 분류된다. 이외에 암세포를 없애는 U-푸코이단이라는 섬유소와 미역의 미끈미끈한 점액 성분의 주류를 이루는 점성 다당류인 알긴산이 함유되어 있다.

성분표 (per 100g edible potion)				농진청 식품성분표 (2006 seventh revision)	
	에너지kcal	탄수화물g	지질g	단백질g	비타민A 레티놀μg	비타민A 베타카로틴μg
미 역 Sea mustard (마른것)	97	36.3	2.9	20.0	0	3330
	비타민B1 티아민mg	비타민B2 리보플라빈mg	비타민B3 나이아신mg	비타민B5 판토텐산mg	비타민B6 피리독신mg	비타민B12μg 시아노코발라민
	0.26	1.00	4.5	0.46	0.05	0.2
	엽산μg	비타민Cmg	비타민Dμg	비타민Emg	비타민Kμg	칼슘mg
	125.1	18	0	0.6	660	959
	나트륨mg	칼륨mg	인mg	철mg	마그네슘mg	망간mg
	6100	5500	307	9.1	781	0.4
	아연mg	코발트μg	구리mg	몰리브덴μg	셀레늄μg	요오드μg
	3.6	–	0.19			11600.0

* **참고하세요!** −: 수치가 애매하거나 측정되지 않음, Φ: 식품성분 함량이 미량 존재, /: 분석자료가 존재하지 않음.

어디에 좋을까?

• **암세포를 없애준다**

미역에는 U-푸코이단이라는 섬유소가 있는데 이것이 암세포를 없애준다. 이러한 사실은 일본 이로사끼대학 의학부에서 발견했다. 암세포를 넣은 실험용 접시에 U-푸코이단 용액을 주입했더니 24시간 내에 암세포의 절반이 사라지고 72시간 뒤에는 거의 모든 암세포가 소멸했다고 한다. 반면 U-푸코이단을 주입하지 않은 세포는 72시간 후에 거의 10배로 증가했다고 한다. 더욱 놀라운 사실은 U-푸코이단은 정상세포에는 전혀 영향을 미치지 않고 암세포만을 자멸하도록 유도했다는 것이다.

- **신진대사를 활발하게 한다**

  흔히 임신 중에 몸이 붓는 현상이 발생하는 데 이는 갑상선호르몬의 상당량이 태아에게 가기 때문에 생기는 일이다. 임신 중에는 갑상선의 활동이 활발해지므로 다량의 요오드가 필요하다. 미역에는 요오드가 풍부하게 들어있어 산후에 미역국을 먹는 것은 과학적인 근거가 있다. 그러나 산후에 미역국을 많이 먹는다고 무조건 좋은 것은 아니다. 산후에 몸이 붓는 것은 미역에 염분이 많기 때문이므로 되도록 짧은 기간만 먹는 것이 좋다.

- **산후 자궁 수축과 지혈에 좋다**

  미역은 강한 알칼리성 식품으로 특히 칼슘과 요오드가 많다. 칼슘은 골격과 치아 형성, 산후 자궁 수축과 지혈, 신경의 진정작용에 좋다. 요오드는 갑상선호르몬인 티록신의 주성분으로 심장과 혈관의 작용, 체온 조절, 신진대사를 증진시킨다.

- **변비에 특효다**

  미역의 미끈미끈한 성분은 알긴산이라는 성분 때문인데, 이 알긴산은 장벽을 자극하여 장의 운동을 활발히 해주고 우리 몸에 해로운 중금속과 결합해서 배변을 쉽게 해준다.

- **고혈압과 심장병에 좋다**

  미역에는 라미닌이라는 아미노산이 들어있어 혈압을 내리는 작용을 하며, 콜레스테롤의 흡수를 방해하는 작용을 한다.

많이 이용하는 민간요법

- 당나라의 유서 〈초학기〉에 보면 1,300년 전에 고래가 새끼를 낳은 뒤 미역을 뜯어 먹는 것을 보고 고려인들이 산모에게 미역을 먹게 했다는 기록이 있다. 이때부터 산모와 생일을 맞은 사람에게 미역국을 먹게 하는 전통이 이어지게 되었다고 한다.

어떤 독성이 있을까?

- 미역과 다시마는 몸을 차게 하는 식품이므로 빈혈 체질인 사람이 너무 많이 섭취하면 좋지 않다.
- 다시마 속에는 소화가 잘 안 되는 점질물과 섬유질이 많이 들어 있다.

암세포를 없애주는

미역줄기 · 양파볶음

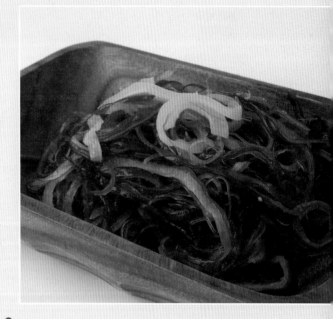

재료 미역줄기 200g, 양파 1개, 들기름 1큰술, 다진 마늘 1/2큰술, 죽염 약간.

만드는 방법
1. 미역줄기는 찬물에 담가 소금기를 완전히 뺀다.
2. 양파는 채 썰어 찬물에 담가 매운 맛을 뺀다.
3. 팬에 들기름을 두르고 다진 마늘을 볶다가 미역줄기를 넣어 볶은 후 채 썬 양파를 넣고 볶은 다음 죽염으로 간하여 마무리한다.

변비에 특효 # 미역 · 청포묵무침

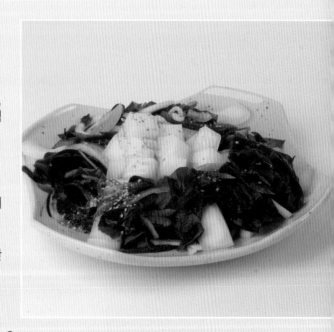

재료 불린 미역 1컵, 청포묵 1/2모, 양파 1/4개, 청 · 홍 피망 1/2개씩, 죽염, 통깨, 자연발효식초 1큰술, 유자청 1큰술.

만드는 방법
1. 미역은 한 입 크기로 잘라 찬물에 헹궈 건진다.
2. 청포묵을 적당한 길이로 썰어 뜨거운 물에 데쳐 죽염으로 간한다.
3. 청 · 홍 피망, 양파를 채 썬다.
4. 자연발효식초, 유자청, 통깨를 섞어 양념장을 만든다.
5. 모든 재료를 양념장에 버무려 마무리한다.

바다에서 건진 철분 · 칼슘 영양제

톳

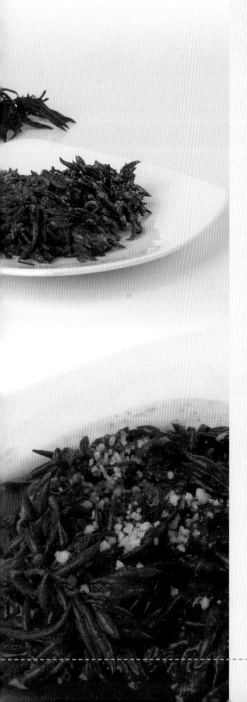

톳은 갈조식물 모자반과의 바닷말로 조간대 하부에서 큰 군락을 이룬다. 보통 10~60cm로 크지만 제주에서 나는 것은 1m 이상 자란다. 잎은 하부에서만 볼 수 있고 다육질이며 작고 가장자리에 톱니가 있다.

늦여름부터 초가을에 발아하여 가을의 중순경에는 육안으로 볼 수 있는 크기에 이르고 12월 말까지는 20cm 내외로 자라며 이듬해 3~4월에는 급격히 생장한다.

우리나라 · 중국 · 일본에만 분포하는 데 파도의 영향을 받으며 경사가 완만하고 울퉁불퉁한 바위 위에서 무성하게 자란다.

〈자산어보〉에 토의채(土衣菜)로 기록되어 있는 톳은 봄에서 초여름에 나는 것이 가장 연하고 맛이 좋다. 이러한 톳은 예부터 데쳐서 나물로 먹었는데, 식량이 많이 부족했던 보릿고개엔 구황용으로 곡식을 조금 섞어서 톳밥을 지어 먹기도 했다.

하지만 톳은 일본 사람들이 아주 좋아해서 한때는 전량 일본으로 수출되었으며, 일본에서는 톳의 중금속 해독 효과가 알려지면서 학생들 급식에 일주일에 한 번씩은 꼭 오르는 메뉴라고 한다.

최근 우리나라의 남해안에서 자연산을 채취하여 이식양식(移植養殖)을 시도하고 있는데, 그것은 아직도 포자에 의한 양식법이 개발되지 못하고 있기 때문이다.

우리나라에서는 주문진 이남에서 서해안 장산곶까지 생육하고 남해안과 제주에서 잘 자란다.

Seaweed fusiforme

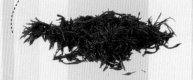

톳은 무기질이 많아
성장기 어린이에게 좋다.

어떤 성분이 들어 있을까?

톳의 주요 성분은 수분 88.1g, 탄수화물 5.0g, 지질 0.4g, 단백질 1.9g, 섬유소 1.0g, 회분 4.6g 등이다.

톳에 함유되어 있는 미네랄은 칼슘, 나트륨, 칼륨, 인, 철, 마그네슘, 망간, 아연, 구리 등이고, 비타민은 A(베타카로틴), B1, B2, B3, B6, C, E 등이다.

톳은 다시마와 미역처럼 알칼리성이 강한 식품이며, 영양분도 대동소이하다.

성분표 (per 100g edible potion)				농진청 식품성분표 (2006 seventh revision)	
	에너지kcal	탄수화물g	지질g	단백질g	비타민A 레티놀μg	비타민A 베타카로틴μg
톳 Seaweed fusiforme (생것)	11	5.0	0.4	1.9	0	378
	비타민B1 티아민mg	비타민B2 리보플라빈mg	비타민B3 나이아신mg	비타민B5 판토텐산mg	비타민B6 피리독신mg	비타민B12μg 시아노코발라민
	0.01	0.07	1.9	/	0.16	/
	엽산μg	비타민Cmg	비타민Dμg	비타민Emg	비타민Kμg	칼슘mg
	/	4	/	1.0	/	157
	나트륨mg	칼륨mg	인mg	철mg	마그네슘mg	망간mg
	410	1778	32	3.9	460	0.6
	아연mg	코발트μg	구리mg	몰리브덴μg	셀레늄μg	요오드μg
	1.3	–	1.40			

* **참고하세요!** –: 수치가 애매하거나 측정되지 않음, Φ: 식품성분 함량이 미량 존재, /: 분석자료가 존재하지 않음.

어디에 좋을까?

- **성장기 어린이들에게 좋다**

  철분은 체내의 영양흡수율이 겨우 10%밖에 되지 않을 정도로 낮아서 항상 부족하기 쉬운 영양소다. 톳에는 철분, 칼슘, 요오드 등 무기질이 풍부해 성장기 어린이에게 그만이다.

- **골다공증을 예방한다**

  톳은 '바다에서 건진 칼슘 영양제'라 불릴 만큼 칼슘 함량이 높다. 칼슘 섭취가 모자라면 골다공증과 같은 질병이 발생하는데, 톳 40g이면 하루 칼슘 필요량을 충족시킬 수 있다. 또 임산부가 먹으면 치아가 건강해지고 머리카락도 윤기가 나고 태아의 뼈를 튼튼하게 해준다.

- **각종 성인병에 효과적이다**

  고혈압이나 동맥경화, 비만 등 각종 성인병을 걱정해야 하는 성인들에게도 추천할 만한 식품이다. 톳은 알칼리성 식품이면서 콜레스테롤과 지방 흡수를 억제해주므로 평소 즐겨 먹으면 피를 맑게 하고 질병에 대한 저항력을 높일 수 있다.

• 변비에 좋다

톳에 들어 있는 점질물이 장의 유동작용을 활발히 해서 장내의 노폐물이 잘 배출되도록 해준다.

• 갑상선 장애에 효과적이다

톳에 함유된 요오드 성분이 갑상선 기능을 높이는 데 도움을 준다. 또한 딱딱하게 응어리진 부분을 풀어주고 소염작용도 한다.

• 암 예방에 좋다

톳은 섬유질 자체의 수분으로 독소를 묽게 하거나 내부로 빨아들여 대변으로 배설시켜 주며 수분을 빨아들이는 능력이 있어 발암물질이 장 점막에 닿을 기회를 적게 해준다.

많이 이용하는 민간요법

• 술 마신 후 숙취로 고생할 때는 된장국에 톳을 넣어 끓이면 시원한 맛의 속풀이 해장국으로 그만이다.

어떤 독성이 있을까?

• 톳은 무기질 중에서도 특히 칼슘과 철분의 함량이 매우 높은 무기질원이다. 따라서 늘 먹으면 혈액을 알칼리성으로 전환시킨다.

골다공증에 특효 톳 초무침

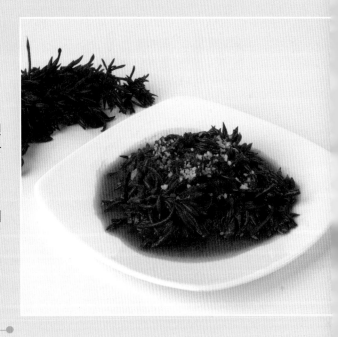

재료 톳 200g.
초고추장 고추장 2큰술, 자연발효식초 2큰술, 다진 마늘 1큰술, 다진 파 1큰술, 매실청 1큰술, 통깨 1큰술, 유자청 1큰술.

만드는 방법
1. 톳은 끓는 소금물에 살짝 데쳐 찬물에 헹구어 물기를 짠다.
2. 1을 초고추장에 버무린다.
3. 접시에 담아서 통깨를 뿌리고 완성한다.

아이 성장 돕는 톳튀김

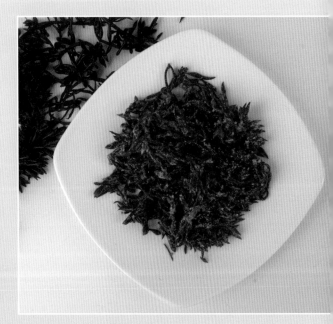

재료 톳 200g, 튀김기름 2ℓ , 우리밀 튀김가루 100g, 죽염 약간.

만드는 방법
1. 톳은 깨끗하게 씻어서 소금물에 데쳐 찬물에 헹구어 물기를 뺀다.
2. 튀김가루에 죽염을 약간 넣고 찬얼음물에 걸쭉한 농도로 반죽한다.
3. 물기를 뺀 톳을 2의 반죽에 혼합한 다음 기름온도 180도에서 튀겨낸다.
4. 톳튀김은 깨죽염에 찍어 먹으면 좋다.

빈혈 예방·신경안정에 좋은
파래

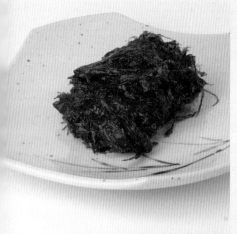

녹조식물 갈파래과에 속하는 파래는 김과 비슷한데 머리털처럼 가늘고 긴 것도 있다. 국에 넣기도 하고 튀각, 풀의 원료로 많이 쓰인다.

우리나라에는 창자파래·납작파래·잎파래·가시파래·격자파래 등이 있다. 그밖에 흔히 파래 종류로 지칭되는 홑파래류도 포함시켜 지칭하기도 한다.

이들은 대부분 원통 모양을 한 엽상체가 분지하거나 단조(單條)이고, 종류에 따라서는 상부가 엽상(葉狀)으로 퍼진 모습을 하고 있는 것도 있다.

파래는 바다보다 지상 및 담수에서 잘 자라며 조용한 조수 웅덩이 따위에서 큰 군락을 이루는 경우가 많다. 파래는 향기가 진하고 맛이 독특하여 우리나라와 일본 등지에서 즐겨 먹는 해산식물의 한 종류다.

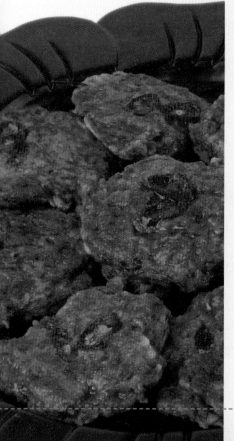

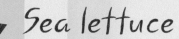
Sea lettuce
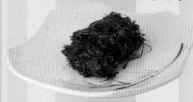
파래는 마그네슘이 가장 많아 근육 긴장 해소에 좋다.

어떤 성분이 들어 있을까?

파래의 주요 성분은 수분 15.2g, 탄수화물 46.7g, 지질 0.6g, 단백질 23.8g, 섬유소 4.6g, 회분 13.7g 등이다.

파래에 함유되어 있는 미네랄은 칼슘, 나트륨, 칼륨, 인, 철, 마그네슘, 아연, 구리 등이고, 비타민은 B_1, B_2, B_3, B_5, B_6, B_{12}, C, E, K, 엽산 등이다.

단백질에는 메티오닌·리신 등이 들어 있지 않아 영양가는 낮다. 파래류가 갖는 독특한 향기는 다이메틸설파이드에 의한 것이다.

성분표 (per 100g edible potion)				농진청 식품성분표 (2006 seventh revision)	
에너지kcal	탄수화물g	지질g	단백질g	비타민A 레티놀µg	비타민A 베타카로틴µg
107	46.7	0.6	23.8	-	-
비타민B1 티아민mg	비타민B2 리보플라빈mg	비타민B3 나이아신mg	비타민B5 판토텐산mg	비타민B6 피리독신mg	비타민B12µg 시아노코발라민
0.40	0.52	10.0	0.44	0.09	1.3
엽산µg	비타민Cmg	비타민Dµg	비타민Emg	비타민Kmg	칼슘mg
180.0	10	0	1.1	5	652
나트륨mg	칼륨mg	인mg	철mg	마그네슘mg	망간mg
848	424	150	17.2	3200	
아연mg	코발트µg	구리mg	몰리브덴µg	셀레늄µg	요오드µg
1.2		0.80			

(파래 Sea lettuce (마른것))

* **참고하세요!** −: 수치가 애매하거나 측정되지 않음, Φ: 식품성분 함량이 미량 존재, /: 분석자료가 존재하지 않음.

어디에 좋을까?

- **빈혈을 예방한다**

  빈혈은 대부분 철분이 부족해서 생기는 데 파래는 철분이 풍부하고 철분 흡수를 돕는 비타민 C가 풍부하다. 미국 펜실베니아주립대학 연구에 의하면 철분 결핍성 빈혈은 산소 결핍으로 이어져 기억력과 주의력, 각종 정신활동까지 저해한다고 한다. 그래서 세계보건기구에서도 빈혈 발생도에 경종을 울리며 빈혈 예방을 강조하고 있다.

- **다이어트에 좋다**

  파래는 미역이나 다시마와 마찬가지로 칼로리가 낮다. 그러면서도 포만감을 주기 때문에 다이어트에 효과적이다.

- **니코틴을 중화시킨다**

  파래에는 메틸메티오닌이 들어있어 담배의 니코틴 독성을 약하게 하여 몸 밖으로 배출시켜 준다. 또한 간 기능을 활성화시켜 주는 작용을 한다.
- **배변을 원활하게 해준다**
대장의 연동운동을 돕는 식물성 섬유질이 풍부하게 함유되어 있어 배변을 원활하게 하는 효과가 있다.
- **피부 염증에 효과가 있다**
외상, 습진, 화상 등의 피부 염증에 좋은 효과를 나타낸다. 특히 아토피성 피부염, 과민성 피부염에도 뛰어난 효과를 나타낸다.

많이 이용하는 민간요법

- 건조 파래는 그대로 튀겨 튀각을 만들거나 손으로 적당량씩 뜯어 불린 후 사용한다.
- 과자를 굽는 데 넣어 먹기도 하고 해태에 섞어서 김으로 만들어지는 경우도 있다.
- 손으로 작게 뜯어서 기름 두른 팬에 볶아 먹기도 하고 물에 적셔 불렸다가 무쳐 먹기도 하고, 장아찌도 만든다.
- 한식에서는 주로 파래무침으로 이용한다.
- 파래에는 인체에 유익한 특유의 색소가 있는데 강한 불이나 햇빛에 의해 손상되기 쉽기 때문에 살짝 굽거나 날 것 그대로 섭취하는 것이 좋다.
- 파래탕에서 지속적으로 목욕을 하면 여성의 피부는 윤택해지고 아름다운 피부를 만들어 준다.

어떤 독성이 있을까?

- 탄닌이라는 성분은 철분의 흡수를 막기 때문에 파래를 먹은 직후에는 홍차나 커피 등 탄닌이 함유된 차를 마시지 않는 것이 좋다.

TIP

좋은 파래 고르기
광택이 있는 것, 선명한 녹색을 띤 어린잎이 좋다.
손질법 : 구입한 파래는 넓은 함지에 넣고 빨래를 하듯 조물조물 문질러 비빈다.

내 몸에 좋은 파래 활용법
- 겨울철에 맛이 좋은 해조류인 '파래'는 아작아작 씹히는 맛이 좋고 상큼한 향기와 맛이 독특하여 생채, 국, 무침 등의 다양한 요리에 이용된다.
- 판에 떠서 말린 것, 줄에 걸어서 말린 것, 건조품을 갈아서 분말상으로 만든 것이 있으나 보통은 판에 떠서 말린 것을 판다.

빈혈을 예방하는 **파래무침**

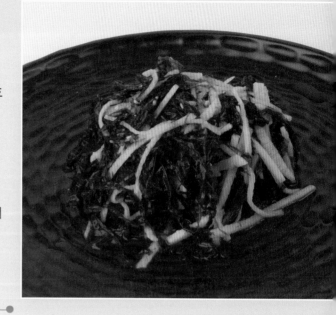

재료 파래 100g, 무 50g, 쪽파 2뿌리.
양념 다진 마늘 약간, 죽염 약간, 깨소금, 자연발효
식초 1/2 큰술, 참기름 약간.

만드는 방법

1. 파래는 깨끗하게 씻어서 물기를 꼭 짠다.
2. 무는 가늘게 채 썰어서 죽염을 살살 뿌려 놓는다.
3. 쪽파 역시 다듬어서 송송 다져 놓는다.
4. 파래와 무에 양념과 쪽파를 넣고 버무려 마무리
   한다.

니코틴을 중화하는 **파래부침**

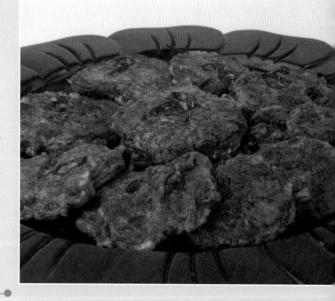

재료 파래 100g, 홍고추 2개, 우리밀가루 100g,
죽염 약간, 현미유 1컵.

만드는 방법

1. 파래는 깨끗하게 씻어서 물기를 짜서 적절하게 자
   른다.
2. 우리밀가루에 파래를 넣어 냉수에 걸쭉하게 반죽
   하여 죽염으로 간한다.
3. 팬에 현미유를 넣고 한 숟가락씩 지져내면서 가운
   데에 홍고추를 고명으로 올려서 지진다.

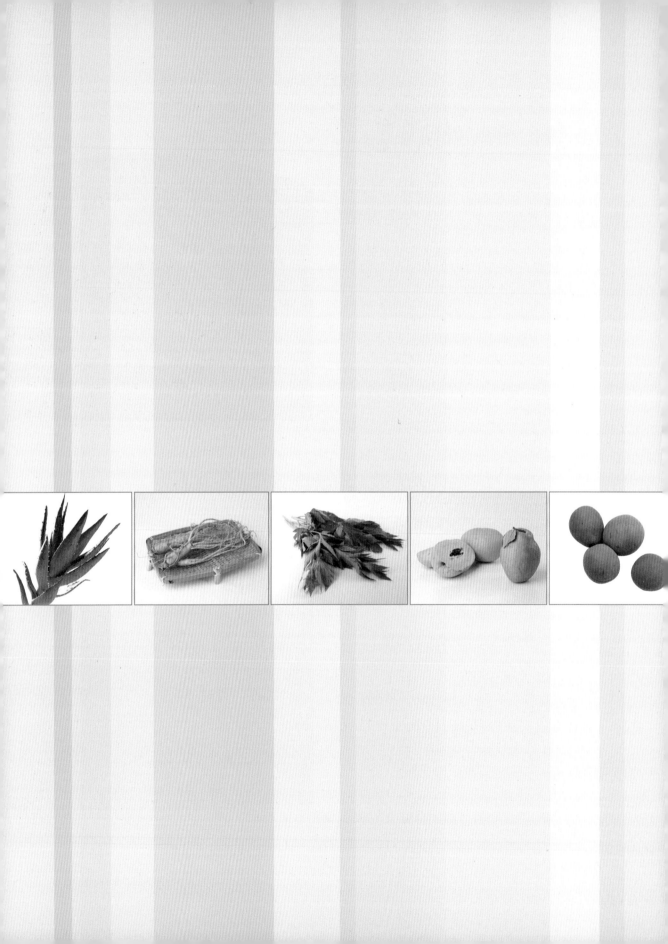

PART 08

내 몸에 약이 되는
웰빙약초류
5가지

Wellbing Medicinal Herbs

살균력 강하고 식중독 예방하는
매실

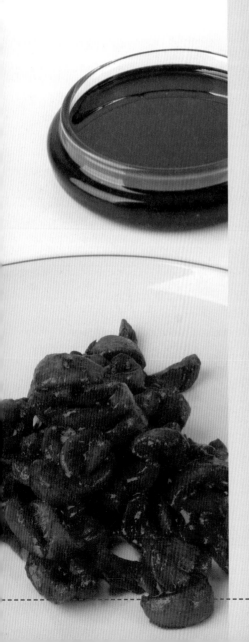

이른 봄에 고고한 향기를 내뿜으며 꽃을 피우는 매화. 매화나무는 앵두과에 속하는 낙엽 활엽 교목이다.

이 매화가 우리나라에 언제 들어왔는지 그 연대는 알 수 없으나, 백제의 왕인이 일본으로 귀화한 후 고국을 읊은 시 속에 매화가 나와 있는 것으로 보아 그 이전부터 매화가 가꾸어졌음을 짐작할 수 있다.

매화나무의 원산지는 중국 사천, 호북지역이다. 푸른 매실은 차로 마시지만 매실주를 담가 먹기도 한다. 우리나라뿐 아니라 중국, 일본에서도 식용, 약용으로 널리 이용해 왔다. 일본인들은 섬나라라는 특성 때문에 생선을 즐겨 먹는다. 특히 생선회를 먹을 때는 식중독에 걸릴 염려가 있어 매실을 즐겨 먹는다. 매실의 종류로는 다음과 같은 것들이 있다.

- 청매 : 껍질이 파랗고 과육이 단단한 상태로 신맛이 가장 강할 때다.
- 황매 : 노랗게 익은 것으로 향기가 매우 좋은 데 과육이 물러 흠이 나기 쉽다.
- 금매 : 청매를 증기에 쪄서 말린 것. 금매로 술을 담그면 빛깔도 좋고 맛도 뛰어나다.
- 오매 : 오매는 빛깔이 까마귀처럼 검다고 해서 붙여진 이름이다. 청매를 따서 껍질을 벗기고 나무나 풀 말린 것을 태운 연기에 그을려 만든다. 오매는 한약재로도 쓰인다.
- 백매 : 옅은 소금물에 청매를 하룻밤 절인 다음 햇볕에 말린 것. 효능은 오매와 비슷하지만 오매보다 만들기 쉽고 먹기에도 좋다.

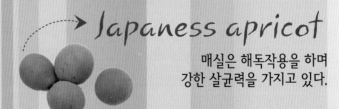

↝ *Japaness apricot*

매실은 해독작용을 하며
강한 살균력을 가지고 있다.

어떤 성분이 들어 있을까?

매실의 주요 성분은 수분 90.5g, 탄수화물 8.1g, 지질 0.2g, 단백질 0.7g, 섬유소 1.1g, 회분 0.5g 등이다.

매실에 함유되어 있는 미네랄은 칼슘, 나트륨, 칼륨, 인, 철, 마그네슘, 아연, 구리 등이고 비타민은 A(베타카로틴), B_1, B_2, B_3, B_5, B_6, C, E, 엽산 등이다.

유기산은 구연산, 사과산, 주석산, 호박산 등으로 구성되어 있다. 특히 구연산의 함량이 다른 과실에 비해 월등히 높아 매실을 널리 애용하고 있다. 그밖에 카테킨산, 펙틴, 탄닌, 청산배당체, 아미그달린 등을 함유하고 있다.

성분표 (per 100g edible potion)				농진청 식품성분표 (2006 seventh revision)	
에너지kcal	탄수화물g	지질g	단백질g	비타민A 레티놀µg	비타민A 베타카로틴µg
29	8.1	0.2	0.7	0	123
비타민B1 티아민mg	비타민B2 리보플라빈mg	비타민B3 나이아신mg	비타민B5 판토텐산mg	비타민B6 피리독신mg	비타민B12µg 시아노코발라민
0.03	0.02	0.4	0.35	0.06	0
엽산µg	비타민Cmg	비타민Dµg	비타민Emg	비타민Kµg	칼슘mg
8.0	6	0	3.5	–	7
나트륨mg	칼륨mg	인mg	철mg	마그네슘mg	망간mg
4	230	19	0.6	8	–
아연mg	코발트µg	구리mg	몰리브덴µg	셀레늄µg	요오드µg
0.1	–	0.11	–	–	–

(행 제목) 매실 Japaness apricot (생것)

* 참고하세요! –: 수치가 애매하거나 측정되지 않음, Φ: 식품성분 함량이 미량 존재, /: 분석자료가 존재하지 않음.

어디에 좋을까?

• 살균작용과 해독작용을 한다

매실에 들어있는 구연산은 해독작용과 강한 살균성이 있다. 그래서 식중독이 많은 여름철에 매실을 먹으면 위 속의 산성이 강해져 조금 변질한 식품을 먹어도 소독이 된다. 1953년 매실 연구로 '노벨생리의학상'을 받은 영국의 크레브스 박사는 매실이 배탈, 설사, 식중독을 유발하는 균의 성장을 막고 항균작용을 한다고 발표했다.

• 식중독 예방에 좋다

매실에 있는 피크린산이라는 성분이 독성물질을 분해한다. 특히 식중독, 배탈 등 음식으로 인한 질병을 예방, 치료하는 데 아주 효과적이다.

- 피로회복에 좋다

  매실에는 구연산, 사과산, 호박산 등 유기산이 많이 함유되어 피로회복에 좋다. 또한 어깨 결림, 두통, 요통 등에도 효과가 있다.

- 변비 치료에 좋다

  매실의 신맛은 소화불량, 위장장애를 없애고 카테킨산이라는 성분은 만성변비를 없애준다.

- 피부미용에 좋다

  매실에는 각종 유기산과 비타민이 풍부해 묵은 각질과 피지를 효율적으로 조절한다. 또한 혈액순환을 도와 피부에 좋은 작용을 한다.

- 열을 내리고 염증을 없애준다

  놀다가 다치고 들어온 아이에게 매실농축액 한두 방울이면 다른 약이 필요 없을 정도다. 감기로 인해 열이 날 때도 좋다.

많이 이용하는 민간요법

- 한방에서는 해열 · 수렴 · 지혈 · 진통 · 구충제 · 갈증 방지에 쓰인다. 여행을 해서 물을 바꾸어 마시면 배탈 나는 일이 많은데 그것은 토질이 달라짐에 따라 수질이 다르기 때문에 몸에 이상이 오는 현상이다. 그런 때에 매실을 먹으면 예방과 치료가 된다고 알려져 있다.
- 매실은 종기, 담, 뱃속의 벌레를 없애고 술독, 물독, 물고기 독을 푼다. 〈본초강목〉

어떤 독성이 있을까?

- 매실의 씨에는 아미그달린이라는 배당체가 있는데, 분해되면 유독한 청산이 만들어지기 때문에 먹지 않는 것이 좋다.
- 위산과다증인 사람은 매실을 많이 먹지 않는 것이 좋다. 덜 익은 매실도 많이 먹으면 좋지 않다.

 TIP ＊ **매실은** 익기 직전의 청매로 살이 많고 단단한 것이 좋다. 고추장 장아찌는 황매로도 만들 수 있다. 황매는 과육이 부드러우므로 흠집이 없고 껍질이 두꺼운 것을 고른다.

내 몸의 해독제 **매실 엑기스**

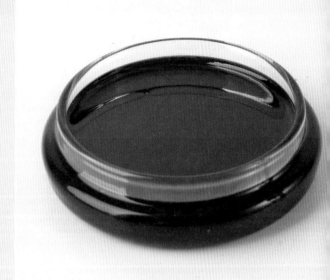

재료 청매 10kg.

만드는 방법
1. 청매는 씻어서 물기를 없앤 다음 씨를 제거한다.
2. 씨를 제거한 매실을 믹서한 다음 유리냄비에 넣어서 가열한다.
3. 끓어오르면 불을 약하게 하여 떠오르는 찌꺼기를 제거하면서 조린다.
4. 약한 불로 48시간 정도 달이면 갈색이 된다. 이때 거품이 나기 시작하면서 진갈색이 되면 끈적끈적해진 것을 떼어내 보면 실처럼 올라붙는 데 이렇게 되면 완성된 것이다.

식중독 예방하는
매실고추장 장아찌

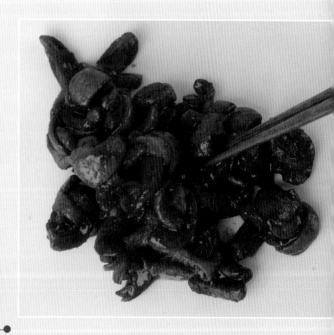

재료 매실 500g, 소금 1/3컵 정도, 고추장 1컵, 마늘 4쪽, 올리고당 3큰술, 생강즙 1큰술.

만드는 방법
1. 고추장, 마늘, 올리고당, 생강즙을 섞어 고추장 소스를 만들어 살짝 끓여 식힌다.
2. 매실도 깨끗하게 씻어서 소금물에 담가 하루정도 절인 다음 4등분하여 씨를 제거하여 하루정도 꼬들꼬들 말린다.
3. 항아리나 유리병에 말린 매실을 담은 다음 고추장 소스를 넣고 깻잎을 덮어 꼭꼭 눌러둔다. 15일 정도 지나면 먹을 수 있다.

가래 · 기침 · 기관지염에 좋은
모과

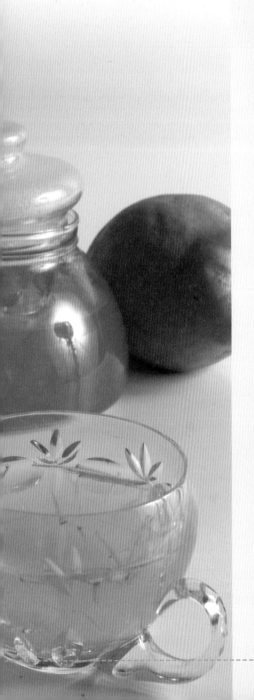

모과는 능금나무과에 속하는 낙엽 활엽 교목으로 높이는 6m 가량 자라며 줄기에 비늘 모양의 구름무늬가 있고 잎은 타원형이다. 열매는 가을에 맺는데 서리가 내리면 노랗게 익고 울퉁불퉁해진다.

"과일전 망신은 모과가 시킨다."라는 말이 있듯이 모과는 향기와 빛깔은 좋으나 맛을 보면 시고 떫어서 상을 찡그리게 된다. 그리고 껍질이 단단해 날로 먹기는 어렵다.

중국이 원산지로 우리나라에는 조선시대 이전에 전해진 것으로 추정된다. 표면에 정유성분이 있어 끈끈한데, 이것이 향과 효능을 더해준다.

모과는 향기가 진하고 산뜻하기 때문에 방에 한두 개만 놓아두면 좋은 방향제 구실을 한다. 자동차 안에 두어도 항상 상쾌한 기분을 즐길 수 있다. 나무 또한 결이 곱고 단단하면서도 가공이 쉬워 고급 가구의 재료로 쓰인다. 흥부전에 나오는 화초장도 바로 이 모과나무로 만든 장롱이라고 한다.

예로부터 정과를 만들거나 술(침출주)로 이용하기도 하였으며, 차로 또는 건조시켜 한방 약재로 사용한 모과는 전라남도 · 충청남도 · 경기도에서 많이 나고 중국 · 일본 등지에 분포한다.

Chinese quince

모과는 주독을 풀어주고 가래를 제거한다.

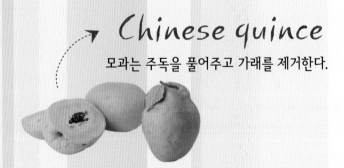

어떤 성분이 들어 있을까?

모과의 주요 성분은 수분 78.3g, 탄수화물 20.0g, 지질 0.4g, 단백질 0.7g, 섬유소 4.6g, 회분 0.56g 등이다.

모과에 함유되어 있는 미네랄은 칼슘, 나트륨, 칼륨, 인, 철, 마그네슘, 아연, 구리 등이고, 비타민은 A(베타카로틴), B₁, B₂, B₃, B₅, B₆, C, E, 엽산 등이다.

모과의 성분으로 중요한 것은 당분으로 주로 과당 형태로 들어 있다. 탄닌 성분이 있어 떫은 맛이 나며, 사과산·시트르산 등의 유기산이 들어 있어 신맛이 난다.

모과에는 아미노산과 질소, 그리고 펙틴이 많이 함유되어 있다. 펙틴이 많아 젤리 등으로 만드는 것은 괜찮다. 하지만 석세포(stone cell)와 섬유질이 많기 때문에 가공해서 탕제나 엑기스를 추출하는 방법으로 섭취해야 한다.

성분표 (per 100g edible potion)				농진청 식품성분표 (2006 seventh revision)	
모과 Chinese quince (마른것)	에너지kcal	탄수화물g	지질g	단백질g	비타민A 레티놀μg	비타민A 베타카로틴μg
	61	20.0	0.4	0.7	0	6
	비타민B1 티아민mg	비타민B2 리보플라빈mg	비타민B3 나이아신mg	비타민B5 판토텐산mg	비타민B6 피리독신mg	비타민B12μg 시아노코발라민
	0.02	0.01	0.3	0.31	0.04	0
	엽산μg	비타민Cmg	비타민Dμg	비타민Emg	비타민Kμg	칼슘mg
	12.0	81	0	0.6	0	21
	나트륨mg	칼륨mg	인mg	철mg	마그네슘mg	망간mg
	2	247	18	0.5	12	
	아연mg	코발트μg	구리mg	몰리브덴μg	셀레늄μg	요오드μg
	0.2	–	0.09	–	–	

＊ **참고하세요!** –: 수치가 애매하거나 측정되지 않음, Φ: 식품성분 함량이 미량 존재, /: 분석자료가 존재하지 않음.

어디에 좋을까?

• **입덧을 하는 데 효과적이다**

여성들이 임신을 하면 입덧으로 고생하게 되는데 이럴 때 모과차를 마시면 좋다. 입덧의 원인인 위장 장애를 완화시키는 데 모과가 잘 듣기 때문이다.

• **신진대사를 돕고 소화 효소의 분비를 촉진시킨다**

모과의 신맛은 사과산을 비롯한 유기산인데 신진대사를 도와주고 소화 효소의 분비를 촉진시켜 주는 효과를 발휘한다.

- 설사병에 좋다

  모과가 떫은 맛이 나는 것은 탄닌 성분 때문으로 이는 피부를 수축하는 작용이 있어 설사병에 효과적이다.

- 혈당의 상승을 막아주는 효과가 있다

  모과에 단맛을 주는 과당은 다른 당분보다 혈당의 상승을 막아주는 효과가 있다. 체내의 당분 흡수를 더디게 할 뿐만 아니라 이미 흡수된 당분을 빨리 소비시키기 때문에 당뇨 환자의 에너지원으로 좋다.

- 간장과 신장활동을 원활하게 해준다

  모과에 들어있는 사포닌과 탄닌은 콜레스테롤 수치를 낮춰주며, 간장과 신장활동을 원활하게 해주고 술독을 풀어준다.

많이 이용하는 민간요법

- 옛날부터 진경(震驚) · 거담(去痰) · 감기 · 천식 등에 모과를 달여 먹었다. 중국에서는 모과를 끓여 설탕에 재어 식용하며, 얇게 썰어 말린 것을 지혈제로도 쓴다.
- 모과는 술독을 풀고 가래를 제거한다. 속이 울렁거릴 때 이것을 먹으면 속이 가라앉고, 구워 먹으면 설사에 잘 듣고, 기름에 적셔 머리를 빗으면 백발을 고쳐준다. 〈본초강목(本草綱目)〉
- 성질이 따뜻하고 독이 없는 모과는 힘줄과 뼈를 튼튼하게 하는 효과가 있다. 그래서 한방에서는 다리와 무릎에 힘이 없어 먼 길을 걸을 수 없거나, 근육이 저리고 아플 때 약으로 사용한다.

어떤 독성이 있을까?

- 모과의 떫은 맛 성분인 탄닌은 체내에서 수렴작용을 나타내므로 변비 환자에게는 금기다.
- 탄닌 성분은 철분과 결합하는 성질이 있어 철분과는 상극이다. 꿀이나 그외 철분식품과는 궁합이 맞지 않는다.
- 모과는 소변을 농축시켜 양을 적게 만들므로 신장질환이 있는 사람은 삼가는 것이 좋다.

피로를 없애주는 **모과주**

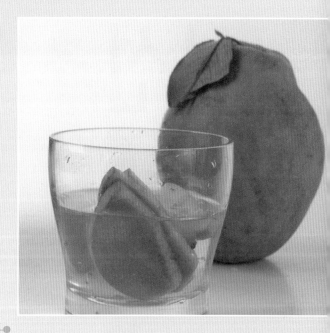

재료 모과 3개, 소주 1ℓ, 황설탕은 모과량의 1/2.

만드는 방법
1. 신선하고 큰 모과를 골라 깨끗이 씻어서 하룻밤 정도 그늘에 말려 물기를 완전히 제거한다.
2. 모과를 껍질째 얇게 썬다.
3. 모과를 용기에 넣고 황설탕, 소주도 함께 넣는다.
4. 용기를 밀봉한 다음 시원한 곳에 2개월 정도 저장하여 발효시킨다.
5. 2개월이 지나면 건더기는 체로 걸러내고 맑은 술만 저장하여 숙성시킨다.

효과 피로 회복, 기침 해소에 좋다.

소화를 촉진하는 **모과소스**

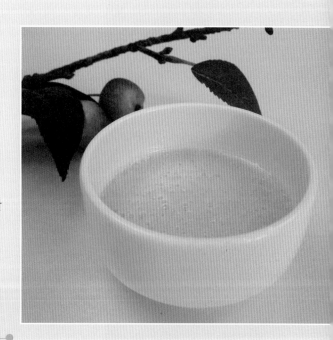

재료 모과청 2큰술, 생수 300cc, 죽염 약간.

만드는 방법
1. 모과청을 생수와 함께 믹서한다.
2. 믹서한 재료를 냄비에 넣고 약한 불에서 조린다.
3. 2가 걸쭉하게 조려지면 죽염을 약간 가미하여 완성한다.

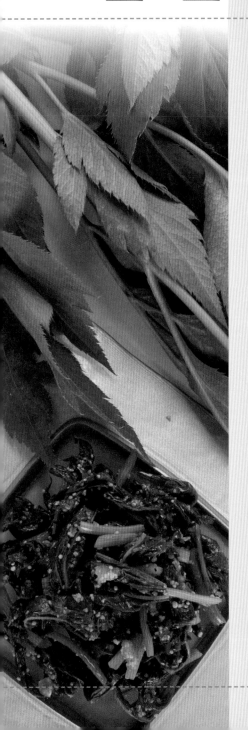

간 기능을 좋게 하는
신선초

신선초는 쌍떡잎식물 산형화목 미나리과의 여러해살이풀로 명일엽(明日葉) 또는 신립초라고도 한다.

높이는 약 1m 정도고 줄기와 뿌리가 굵다. 줄기 윗부분에서 가지가 갈라진다. 뿌리에 달린 잎은 줄기 밑동에서 모여나며 잎자루가 굵다. 잎은 두껍고 연하며 짙은 녹색으로 윤기가 난다. 줄기나 잎을 자르면 연한 노란색의 즙이 나온다.

꽃은 8~10월에 연한 노란색으로 핀다. 열매는 타원형으로서 길이 6~8mm이며, 좌우에 좁은 날개 모양의 능선이 있다.

신선초는 생장력이 왕성하기 때문에 원산지인 팔장도 사람들은 '진입초'라고도 부른다. 이것은 신선초가 정력에 좋다는 의미도 있겠지만, 신선초의 잎이 힘차게 솟아오르는 모양이 매우 힘이 있기 때문에 붙여진 것이다. 원산지의 여인네들은 신선초의 이름만 들어도 얼굴이 빨개질 정도라고 한다.

우리나라에서는 70년대 말경에 도입되어 현재는 정착단계에 들어있다. 재배기술도 많이 발달하여 제주도를 비롯하여 전라도, 서울 근교, 강원도 등 100여 군데에서 유기농업에 의해 대량으로 재배되고 있다.

Angellica keiskel

신선초는 혈액을 맑게 하고
간기능을 활성화한다.

어떤 성분이 들어 있을까?

신선초의 주요 성분은 수분 80.3g, 탄수화물 12.2g, 지질 1.1g, 단백질 4.4g, 섬유소 1.8g, 회분 2.0g 등이다.

신선초에 함유되어 있는 미네랄은 칼슘, 나트륨, 칼륨, 인, 철, 아연 등이고, 비타민은 A(베타카로틴), B1, B2, B3, C, 엽산 등이다. 신선초에는 영양소가 골고루 함유되어 있다.

성분표 (per 100g edible potion)				농진청 식품성분표 (2006 seventh revision)	
	에너지kcal	탄수화물g	지질g	단백질g	비타민A 레티놀μg	비타민A 베타카로틴μg
신 선 초 Angellica keiskel (생것)	57	12.2	1.1	4.4	0	2721
	비타민B1 티아민mg	비타민B2 리보플라빈mg	비타민B3 나이아신mg	비타민B5 판토텐산mg	비타민B6 피리독신mg	비타민B12μg 시아노코발라민
	0.17	0.46	0.6			
	엽산μg	비타민Cmg	비타민Dμg	비타민Emg	비타민Kμg	칼슘mg
	16.1	71	/			235
	나트륨mg	칼륨mg	인mg	철mg	마그네슘mg	망간mg
	87	752	62	3.2		
	아연mg	코발트μg	구리mg	몰리브덴μg	셀레늄μg	요오드μg
	/					

＊ **참고하세요!** −: 수치가 애매하거나 측정되지 않음, Φ: 식품성분 함량이 미량 존재, /: 분석자료가 존재하지 않음.

어디에 좋을까?

- **암 예방 효과가 있다**

  신선초의 줄기를 꺾으면 노란 즙이 나오는데, 이 즙에 다량 함유된 칼콘과 쿠마린이라는 성분이 암을 억제하는 효과가 있다. 인체 내에는 다양한 암 촉진 인자가 들어오는 데 칼콘에는 이들의 작용을 저해하여 세포가 암으로 변하는 것을 막는 효능이 있다. 쿠마린은 혈액응고 방지작용이 있어 혈액 속의 암세포가 혈관 벽에 정착하여 성장하는 것을 막아준다.

- **당뇨병, 동맥경화증, 고혈압에 탁월한 효과가 있다**

  신선초에는 혈당 강하작용이 있으므로 당뇨병 치료에 이용된다. 또한 콜레스테롤을 제거하고 혈압을 정상화시키는 작용이 있어 동맥경화증, 고혈압 및 저혈압에 탁월한 효과가 있다.

- **빈혈 예방과 혈액순환을 좋게 한다**

  유기 게르마늄과 엽록소 등이 세포 속에 산소 공급을 도와 혈액순환을 좋게 해주기 때문에 빈혈 예방과 치료에 도움을 준다.

- 간 기능을 활성화시킨다

  신선초는 혈액을 정화하여 간의 부담을 덜어주고 간 기능을 활성화시킨다. 또 신장기능을 활성화하며 이뇨작용이 있어 신장염·부종 등에 쓰면 좋다.

- 위를 강화하고 장을 고르게 한다

  신선초는 경련해소와 담즙분비 촉진, 그리고 위를 강화하고 장을 고르게 한다. 식욕부진, 복부팽만, 위장의 경련, 변비, 치질 등에 활용하면 효과가 좋다.

많이 이용하는 민간요법

- 신선초의 열매는 약술을 담가 피로회복, 자양강장제로 이용한다. 줄기와 잎은 녹즙을 내어서 마시면 병의 예방 및 치료도 될 뿐 아니라 노화방지에도 한몫을 하게 되므로 현대인의 성인병 걱정을 해결할 수 있는 좋은 건강자양식품이다. 신선초는 자르면 누런 즙이 나오는 데 목욕제로서 보온효과와 미용효과가 크다.

어떤 독성이 있을까?

- 암 예방을 위한 신선초의 하루 섭취량은 50g 정도. 매일 꾸준히 먹는 것이 중요한데 신선초를 요리할 때는 너무 삶지 않도록 주의해야 한다. 칼콘과 쿠마린은 가열해도 손상이 없지만, 비타민류는 열에 약하기 때문이다.
- 쿠마린의 작용으로 인해 피부가 햇빛에 대해 과민반응을 보일 수 있으므로 신선초 차를 복용하는 경우에는 일광욕이나 과다한 햇빛 노출은 삼가야 한다.

최고의 암 예방식 신선초 주스

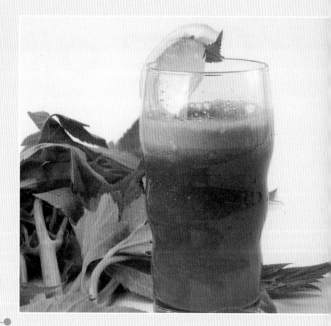

재료 신선초 잎과 줄기 100g, 사과 1/2개, 발효액
상효소 적당량.

만드는 방법
1. 사과와 신선초는 작게 썰어둔다.
2. 작게 썬 사과와 신선초를 녹즙기로 간다.
3. 컵에 부은 다음 입맛에 따라 적당량의 발효액상효
소를 넣어 마신다.

동맥경화 예방하는 신선초 나물

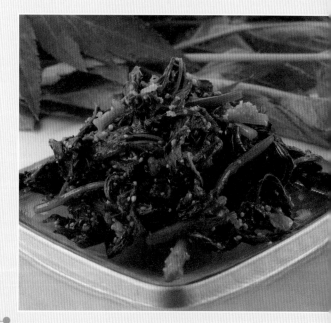

재료 신선초 100g, 죽염 약간, 볶은 들깨 20g.

만드는 방법
1. 열탕에 소금을 넣어 줄기를 1~2분간 데치고 나서
잎을 함께 데친다. 데친 후 10~20분간 냉수에 식
힌다.
2. 물기를 제거하고 4~5cm 간격으로 썬다.
3. 신선초를 볼에 담아 양념을 넣어 무친다.
4. 그릇에 담고 그 위에 참깨를 뿌려준다.

세포를 보호하고 혈관을 튼튼히 하는
알로에

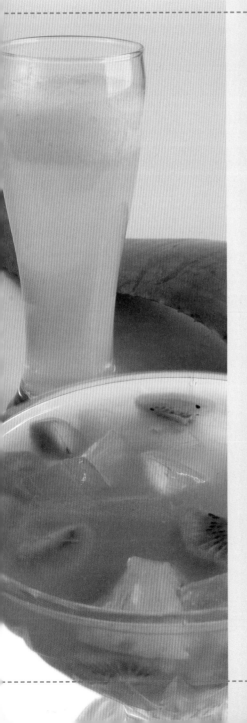

알로에는 외떡잎식물 백합목 백합과에 속하는 식물로 노회 또는 나무노회라고도 하고 알로에 속에 속하는 식물 전체를 가리키거나 그 한 종을 가리킨다. 아프리카가 원산지고, 전 세계에 약 300종이 있다.

알로에는 아라비아어의 '알로에(Aloeh)'에서 파생된 것으로 그 의미는 안트리퀴논의 하제적인 성질 때문에 국제적으로 유명한 상품이 된 황색의 수액을 말하는 '빛이 나고 맛이 쓴 물질'이라는 뜻이다.

동양으로 전래된 알로에는 중국의 한의서에 '노회'라고 적혀 있으며, 당나라 때 유우석이란 시인이 지독한 습진을 알로에로 쉽게 치료했다고 전한다.

우리나라에는 중국으로부터 한방치료법과 한약재가 들어올 때 알로에도 함께 들어온 것으로 긴 역사를 가지고 있을 것으로 추측된다.

알로에 베라는 짧은 줄기를 둘러싸고 16~20개의 두터운 잎이 다발모양으로 돋아나는 데 잎의 길이는 80~100cm 정도며, 생명력이 강하여 모든 자연조건에서 자생이 가능하다. 알로에 아보레센스의 회녹색 잎은 가늘고 길며 줄기가 나무처럼 위로 뻗는데 노란 줄무늬를 가진 것도 있다. 오래되고 햇볕을 충분히 받은 성숙한 잎일수록 맛이 쓰고 약효가 좋다.

알로에 사포나리아의 줄기는 매우 짧고 50cm 정도로 길게 자라는 녹색의 잎은 다소 아래로 처져 있으며, 줄기의 중심에서 긴 꽃대가 올라와 적동색의 꽃이 핀다. 알로에 베라종과 같이 잎이 두텁고 커서 젤리질이 많으며, 알로에 중 가장 쓰지 않다.

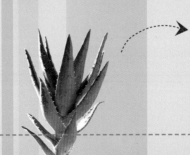

Aloe

알로에는 세포를 재생시키는 작용을 한다.

어떤 성분이 들어 있을까?

지금까지 밝혀진 성분은 세균과 곰팡이에 대한 살균력이 있고 독소를 중화하는 알로에틴, 궤양에 효과가 있는 알로에우르신과 항암효과가 있는 알로미틴이 들어있다고 한다. 또한 알로인, 알로에 에모딘, 베타 발로인, 육탄당 고분자 다당체 등이 함유되어 있다.

이밖에 스테로이드 · 아미노산 · 사포닌 · 항생물질 · 상처 치유 호르몬 · 무기질 · 아미노산 · 비타민 등 다양한 성분이 들어있다. 이러한 성분들이 복합적으로 작용하여 인체의 면역성을 증가시키고 자연 치유력을 향상시키는 등 건강을 유지, 증진하는 데 필요한 수많은 약리성을 발휘한다.

어디에 좋을까?

- **세포의 손상 부위를 신속하게 재생시킨다**
  알로에는 세포를 보호하고 신속하게 재생시키는 작용을 한다. 알로에가 세포 재생 효과를 높여주는 증상은 위궤양, 당뇨로 인한 피부 궤양, 탈모 방지, 수술 후 상처 부위의 세포 재생, 여드름으로 인한 상처 등이다. 이같은 작용을 하는 대표적인 알로에 성분은 크로멘계 물질과 겔질의 고분자 물질 등으로 보고되고 있다.

- **콜레스테롤을 낮춰준다**
  알로에는 고혈압 원인 중 하나로 꼽히는 혈관 속의 콜레스테롤 양을 줄여 혈압을 정상화시키는 효과가 있다. 알로에가 높은 혈압을 낮추고 뇌혈관 파괴로 생기는 뇌출혈을 예방하는 것은 약리작용의 결과로 보여진다.

- **방사선 방어에 효과적이다**
  알로에는 무해무독성인 약리작용으로서 인체에 부작용을 주지 않고 방사선 방어 효과에도 탁월하다.

- **당뇨병을 예방한다**
  알로에는 당뇨병에 있어 인슐린 분비와 함께 혈당량 강하 효과가 있다.

- **변비에 효과적이다**
  알로에는 오래 전부터 좋은 변비 치료제로 알려져 있다. 알로에 성분 중 안트론 유도체인 알로인, 알로에 에모딘은 대장 점막을 자극해 대장의 연동운동을 촉진한다. 따라서 알로에는 정상적인 배변 주기를 만들어주며 기존 변비약의 단점인 복통, 설사를 수반하지 않으면서 변비를 해소시켜 준다. 경련성 변비인 경우에 시중에서 판매하는 하제(설사를 하게 하는 약)를 사용하면 소화 이상이나 장내 이상 발효를 일으키므로 사용을 피하는 게 좋고, 오히려 신경을 안정시키는 것이 더 중요하다.

- **소화성궤양을 개선한다**

알로에는 소화성궤양에 있어 85%의 치유율을 나타내며 기존 궤양 치료제인 제산제, 위액분비 억제제, 항히스타민제보다 부작용이 거의 없다. 또 알로에가 위점막에 손상을 주는 균의 활동력을 억제시켜 줌으로써 위·십이지장궤양의 근원적 개선에도 큰 효과가 있다.

많이 이용하는 민간요법

- 민간에서는 알로에 잎의 액즙을 위장병에 내복하고 외상이나 화상 등에도 이용한다.
- 건성피부와 지성피부를 중성화시키고 피부 보습 효과가 있어 화장품 원료로도 쓰인다.

어떤 독성이 있을까?

- 최근에 소화 궤양의 치료제로 제산제나 위산분비 억제제, 방어력 증강제 등의 치료제가 개발돼 이용되고 있다. 하지만 이들 약제는 단기 치료 또는 급성 소화성 궤양의 치료에는 효과가 있을지 모르지만 장기간 복용을 해야 할 때는 부작용에 주의해야 한다.

제산제는 마그네슘이나 알루미늄 제제가 대부분이다. 그러나 마그네슘 제제는 설사를 일으키고, 알루미늄 제제는 변비를 유발시키는 부작용이 있다. 또 위산 분비 억제제는 발기부전이나 성욕 감퇴를 일으킬 수도 있다.

콜레스테롤 제거하는
알로에 · 과일 화채

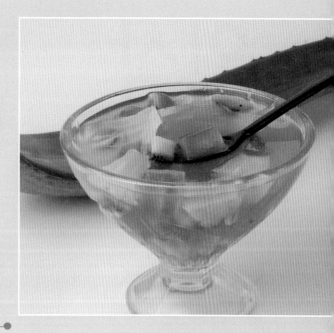

재료 껍질을 제거한 알로에 베라 200g, 파인애플 링 1개, 노란 키위 1개, 생수 800cc, 발효액 상효소 1,500cc.

만드는 방법
1. 알로에, 파인애플, 키위 등을 깍뚝썰기를 해서 준비 한다.
2. 생수 800cc에 발효액상효소 1,500cc의 비율로 희석하여 준비한다.
3. 2의 엑기스에 1의 과일을 담아서 완성한다.
4. 차게 먹으려면 얼음을 넣거나 냉장고를 이용해도 된다.

당뇨병을 예방하는 # 알로에 주스

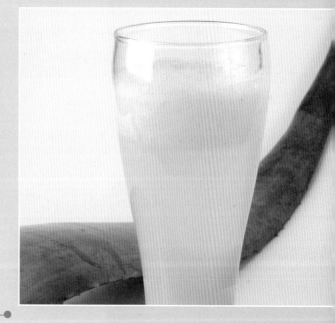

재료 알로에 베라 200g, 생수 300cc, 발효액상효 소 1큰술.

만드는 방법
1. 알로에의 껍질을 제거한 뒤 생수와 발효액상효소를 넣어서 같이 믹서한다.

세계인의 만병통치약
인삼

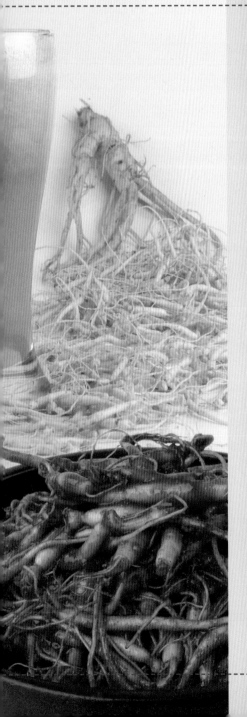

인삼은 오갈피 나무과에 속하는 다년초로 60cm 내외며, 사람 인(人)자 모양이다.

인삼의 학명인 파낙스(panax)는 그리스 말로 '만병통치약' 이라는 뜻이다. 그리고 '진생(ginseng)'은 인삼의 중국 발음에서 유래한다.

인삼의 처방에 관한 기록은 중국 후한(A.D. 196~219)의 문헌인 장중경의 〈상한론〉이다. 또한 한방의서의 원본이라 할 수 있는 〈신농본초경〉에 이르러서는 인삼의 산지, 품질을 비롯하여 그 약효와 응용 등에 관한 구체적인 설명이 있었고 야생인삼의 자생지 등 인삼에 대한 유래도 밝히고 있다.

인삼의 특산지로 예로부터 유명한 곳은 개성, 금산, 풍기 지방이다. 그 근원을 따지면 개성 인삼은 고구려, 금산 인삼은 백제, 풍기 인삼은 신라다.

본격적으로 인삼 경작에 주력하게 된 것은 조선 숙종 때 (1675년)이며, 영조 때(1721년) 와서야 대량으로 재배하기 시작하였다. 이때부터 고려 인삼이 대외적으로 알려지고 효능을 인정받게 되었다.

우리나라의 고려 인삼이 세계적으로 명성을 날리고 있는 것은 그 효과 때문이다. 인삼하면 코리아, 코리아 하면 인삼을 연상할 만큼 고려 인삼은 세계의 약품이자, 세계의 식품으로 정착되었다.

일본의 죽절 인삼, 중국의 삼칠 인삼, 미국의 아메리카 인삼, 히말라야 인삼 등 여러 종류가 있으나 건강식품과 약용으로 쓰이는 것은 우리의 고려인삼이다. 그래서 한국 인삼 (Korea Ginseng)이 유명하게 된 것이다.

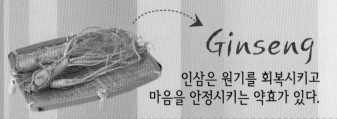

Ginseng

인삼은 원기를 회복시키고 마음을 안정시키는 약효가 있다.

어떤 성분이 들어 있을까?

인삼의 주요 성분은 수분 10.1g, 탄수화물 69.8g, 지질 0.5g, 단백질 15.7g, 섬유소 5.2g, 회분 3.9g 등이다.

인삼이 함유하고 있는 미네랄은 칼슘, 나트륨, 칼륨, 인, 철 등이고, 비타민은 B1, B2, B3, C 등이다. 국내의 한 연구진(일화 인삼중앙연구소)은 "인삼 성분인 사포닌은 장내 세균에 의해 항암물질로 바뀐다. 그 사실에 착안, 유산균으로 사포닌의 항암 성분을 만드는 데 성공했다."고 밝혔다.

성분표 (per 100g edible potion)				농진청 식품성분표 (2006 seventh revision)	
에너지kcal	탄수화물g	지질g	단백질g	비타민A 레티놀μg	비타민A 베타카로틴μg
316	69.8	0.5	15.7	0	0
비타민B1 티아민mg	비타민B2 리보플라빈mg	비타민B3 나이아신mg	비타민B5 판토텐산mg	비타민B6 피리독신mg	비타민B12μg 시아노코발라민
0.16	0.50	1.0			
엽산μg	비타민Cmg	비타민Dμg	비타민Emg	비타민Kμg	칼슘mg
	6				227
나트륨mg	칼륨mg	인mg	철mg	마그네슘mg	망간mg
	/	385	33.5		
아연mg	코발트μg	구리mg	몰리브덴μg	셀레늄μg	요오드μg

(인삼 Ginseng (마른것))

＊ 참고하세요! −: 수치가 애매하거나 측정되지 않음, ∅: 식품성분 함량이 미량 존재, /: 분석자료가 존재하지 않음.

어디에 좋을까?

• 노화를 방지한다

영국의 옥스퍼드 대학의 스테펜 홀더 박사는 1984년 '홍삼의 노인병 치료에 대한 임상 연구'를 통해 인삼이 노화 방지에 탁월한 효과가 있다는 연구 결과를 발표하였다. 이태령 서울대 교수 또한 "고려 인삼에 있는 파낙신이라는 성분이 적혈구의 용혈 및 지질의 과산화를 억제해 노화를 방지한다."고 발표한 바 있다.

• 변비를 예방한다

영국의 식물섬유 연구자들이 1978년 19명의 건강한 사람을 대상으로 인삼·밀·양배추·사과의 식물섬유를 비교 연구한 적이 있다. 그 결과 인삼의 식물섬유는 변의 양을 늘렸다. 밀의 반 정도밖에 섭취하지 않았지만 결장에 영향을 미쳤던 것이다. 변이 증가하면 결장암의 위험이 소멸된다. 변에 포함되어 있는 발암성 물질이 희석되어 농도가 낮아지고 장벽이 깨끗해지기 때문이다.

- 혈당을 조절한다

제 8회 국제인삼심포지움(2003년 10월 28일)에서는 고려홍삼이 위암 수술환자의 생존율을 높이며 당뇨병 환자의 혈당을 조절한다는 새 효능이 밝혀져 주목을 끌었다.

고려대 의대 서성옥·조민영(외과) 교수팀은 항암제를 투여하고 있는 위암 수술환자 42명을 대상으로 이들 중 22명에게는 6개월간 매일 홍삼분말 4.5g씩을 복용시키고, 나머지 20명에게는 홍삼을 복용시키지 않았다. 그 결과 5년간 생존율이 비투여군은 38.5%인 데 비해 투여군은 76.4%로 현저한 차이를 보였다.

- 혈액순환을 좋게 한다

인삼은 혈액순환을 좋게 함으로써 냉기를 치유한다. 일본의 기구 다니 박사는 요통과 냉증이 있는 65세 여자환자에게 인삼을 10주간 투여한 결과 두 가지 병이 함께 개선된 사례를 보고했다.

많이 이용하는 민간요법

- 오장을 보하고 정신을 안정시킨다. 놀라는 병을 그치게 하고 사기(邪氣)를 제거하며 눈을 밝게 하고 심장을 열어준다. 비위를 좋게 하고 오래 먹으면 몸이 가벼워지며 따라서 장수한다. 〈본경〉
- 인삼은 대장 및 냉(冷)과 심복통, 흉협역만(胸協逆滿), 토사곽란 등을 다스린다. 속을 편하게 하고 소갈(消渴)을 그치게 하며 혈맥을 통하게 한다. 〈별록(別錄)〉
- 체내의 오장을 보하며, 정신을 안정시키고 오래 장복하면 몸이 가뿐하게 되어 수명이 길어진다. 〈신농본초경(神農本草經)〉

어떤 독성이 있을까?

- 인삼에 함유되어 있는 사포닌은 용혈성이 있다. 이 사포닌 엑기스를 가열하면 용혈성을 잃게 된다. 이 용혈성은 담이 있는 사람의 경우 맺힌 피를 풀어주는 작용을 하기도 한다.
- 열성체질인 사람이 인삼을 단독으로 복용할 경우 고열이나 발진이 발생할 수 있으므로 주의해야 한다.

노화를 막는 **미삼김치**

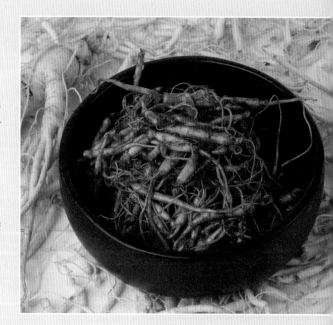

재료 미삼 200g, 홍고추 3개, 청고추 3개, 다진 쪽파 1큰술, 고춧가루 2큰술, 고추장 2큰술, 자연발효식초 1큰술, 통깨 1큰술, 죽염 약간.

만드는 방법
1. 미삼을 씻어서 물기를 뺀다.
2. 청·홍고추는 씨를 제거하고 채 썰어 준비한다.
3. 고춧가루, 고추장, 쪽파 다진 것, 통깨, 죽염을 양념으로 섞어서 1,2를 함께 버무린다.

혈당을 조절하는 **수삼과 무 주스**

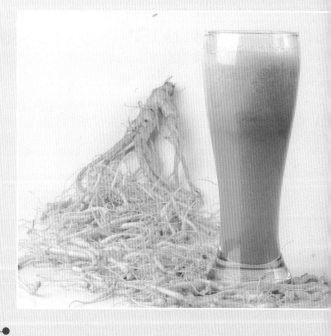

재료 수삼 5뿌리, 무 1/2개, 발효액상효소 2컵, 유자청 2큰술, 생수 1컵.

만드는 방법
1. 수삼과 무는 물과 함께 믹서에 간다.
2. 잘 갈아진 즙을 유리 냄비에 넣고 약한 불로 30분 정도 달인다.
3. 체에 무와 수삼을 걸러서 유리 냄비에 넣고 유자청과 함께 끓인다.
4. 거품을 걷어가며 끓이다가 유자의 건더기도 건져내고 발효액상효소를 넣어 마무리한다.
5. 식혀서 냉장고에 넣어두었다가 먹을 때 잣을 띄우고 기호에 맞게 냉·온주스로 마실 수 있다.

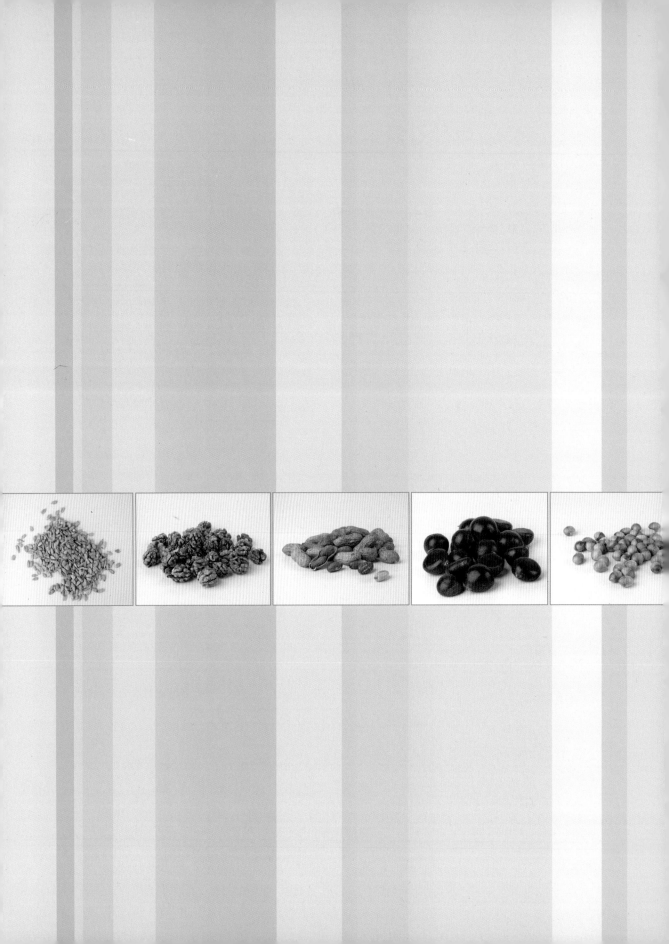

내 몸에 약이 되는
웰빙종실류
7가지

Wellbing Nuts and Seeds

한 알 한 알이 정력환
땅콩

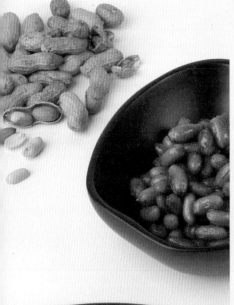

땅콩은 한해살이 풀로 키는 30~50cm이고, 각 마디에 네 개의 깃 모양을 한 겹잎이 나온다. 열매는 고치 모양의 협과(莢果)로 땅속에 들어가 있는데 이것을 땅콩 또는 낙화생이라고 한다.

미국의 과학자 카바는 1943년 세상을 떠날 때까지 농업용·공업용·의료용으로 쓰이는 땅콩의 용도 3백여 가지를 연구하였다.

그 중에 고단백질 액체가 포함되는데, 이 특수한 영양제는 영양실조에 걸린 아프리카와 아시아의 수백만 어린이들을 죽음으로부터 구해냈다. 땅콩은 이처럼 우리 인간에게 유익한 영양식품이다.

땅콩은 기원전 남미에서 멕시코로 전해졌다고 한다. 16세기에는 브라질과 아프리카를 왕래하는 노예 식량으로 이용했다.

우리나라에 널리 재배된 것은 19세기 이후로 추정된다. 인도를 비롯한 중국과 같은 아시아 지역이 주산지다.

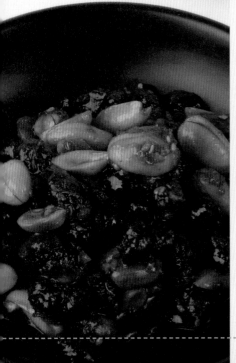

→ Peanuts

땅콩 10알이면 하루에 필요한 비타민 E양이 모두 공급된다.

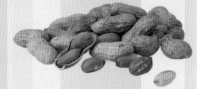

어떤 성분이 들어 있을까?

땅콩의 주요 성분은 수분 2.2g, 탄수화물 21.6g, 지질 48.2g, 단백질 25.6g, 섬유소 3.2g, 회분 2.4g 등이다.

땅콩에 함유되어 있는 미네랄은 칼슘, 나트륨, 칼륨, 인, 철, 마그네슘, 망간, 아연, 코발트, 구리 등이고, 비타민은 B_1, B_2, B_3, B_5, B_6, E, 엽산 등이다.

콩 종류 중에서 당질이 가장 적게 들어있지만 사람의 뇌조직이나 신경조직을 구성하는 갈락토오즈를 주성분으로 하는 갈락토아반이라는 성분이 들어있으며, 단백질은 글로불린 형태로 많이 들어 있고 라이신이라는 필수아미노산이 많이 들어있다.

땅콩은 그 한 알 한 알이 문자 그대로 정력환이다. 칼로리가 높으면서도 콜레스테롤이 전혀 없다는 것이 땅콩의 가장 큰 장점이다. 땅콩 열 알이면 비타민 E의 하루 필요량이 모두 공급된다.

성분표 (per 100g edible potion)				농진청 식품성분표 (2006 seventh revision)	
	에너지kcal	탄수화물g	지질g	단백질g	비타민A 레티놀μg	비타민A 베타카로틴μg
	567	21.6	48.2	25.6	0	0
	비타민B1 티아민mg	비타민B2 리보플라빈mg	비타민B3 나이아신mg	비타민B5 판토텐산mg	비타민B6 피리독신mg	비타민B12μg 시아노코발라민
땅콩 Peanuts (볶은것)	0.36	0.10	16.7	2.56	0.46	0
	엽산μg	비타민Cmg	비타민Dμg	비타민Emg	비타민Kμg	칼슘mg
	76.0	0	0	10.9	$\emptyset$	52
	나트륨mg	칼륨mg	인mg	철mg	마그네슘mg	망간mg
	3	795	427	1.6	200	2.1
	아연mg	코발트μg	구리mg	몰리브덴μg	셀레늄μg	요오드μg
	3.0	37.5	0.67	–	–	–

* 참고하세요! –: 수치가 애매하거나 측정되지 않음, $\emptyset$: 식품성분 함량이 미량 존재, /: 분석자료가 존재하지 않음.

어디에 좋을까?

• 머리를 맑게 해준다

  비타민 B군과 레시틴이라는 인지질이 머리를 맑게 한다고 하며 공부하는 어린이나 정신노동을 하는 사람에게 좋은 간식이 될 수 있다.

• 혈청 콜레스테롤을 저하시킨다

  리놀렌산과 아라키돈산 같은 필수지방산은 동맥경화의 원인이 되는 혈청 콜레스테롤치를 저하시킨다.

- **소화를 도와준다**

  레시틴은 일종의 유화제로서 기름기의 소화를 도와주는 작용도 한다. 또 고단백, 고지방에 비타민 B군과 E가 풍부하게 들어있어 스태미나 강정식품으로 높은 평가를 받고 있다.

- **지혈작용이 있다**

  땅콩은 혈우병, 여성의 출혈성 질환, 혈소판 감소 자반병, 수술 후 출혈 등에 좋은 효과를 나타낸다.

- **만성기관지염에 좋다**

  땅콩 껍질 100g을 물에 10시간 이상 달여서 얻은 약 100cc의 즙에 조청을 조금 넣어서 하루에 두 번씩 열흘 동안 먹었을 때 407례 중 302례에서 유효한 효과를 얻었다.

많이 이용하는 민간요법

- 땅콩을 소금물에 끓여 먹으면 폐병을 다스리고, 볶아서 먹으면 혈액순환을 도우며, 뱃속의 모든 냉적(冷積)과 위통을 다스린다. 〈전남본초(傳南本草)〉
- 한방에서는 땅콩이 기침을 멈추고 혈액을 만들어주며, 젖이 나오도록 하고 비장을 건실하게, 위를 튼튼하게, 폐를 윤기 있게 해준다고 한다.

어떤 독성이 있을까?

- 땅콩은 곰팡이가 핀 변질된 것은 먹지 않도록 하는 데 아플라톡신이라는 발암물질이 생긴다. 또한 땅콩은 설사를 할 때엔 먹지 않도록 한다.

TIP

소화기능 약할 때는 땅콩죽

소화능력이 약하거나 쇠약한 사람은 땅콩을 이용하여 죽을 만들어 먹어도 좋다.
땅콩을 붉은 속껍질째 잘 씻어서 절구에 찧어서 멥쌀을 넣고 죽을 쑤어 먹는다. 죽이 다 끓을 무렵 조청을 조금 넣어 먹어도 된다. 땅콩죽은 장기간 먹어도 특별한 부작용이 없다.

땅콩보관법

더러 땅콩을 고구마나 감자처럼 뿌리로 착각하는 사람이 있는 데 말 그대로 콩 종류에 속하는 열매로 땅속에서 캐낸다고 하여 땅콩이라는 이름이 붙었다.
캐낸 땅콩은 꼬투리째 보관하는 게 좋다. 꼬투리를 벗겨 저장하면 씨알이 조금씩 쪼글쪼글해지기 쉽다.

만성 기관지염 다스리는
땅콩 볶음 조림

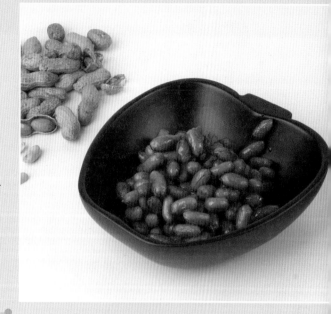

재료 생땅콩 3컵.
조림장 포도씨기름 1큰술, 통깨 약간, 조청 2큰술,
       간장 2큰술.

만드는 방법
1. 생땅콩은 씻어서 냄비에 넣고 포도씨기름으로 살짝
   볶는다.
2. 간장과 조청을 볶은 땅콩에 넣어서 조린다.
3. 조려진 땅콩에 통깨를 뿌려 완성한다.

스태미나 강정식
땅콩 · 서리태 콩조림

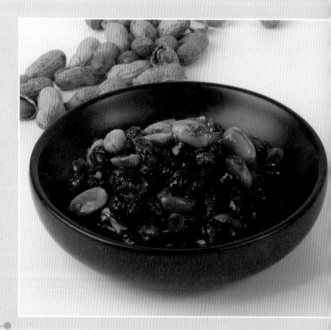

재료   땅콩 100g, 서리태 100g, 포도씨기름 500cc.
양념장 간장 2큰술, 조청 3큰술, 생강즙 약간.

만드는 방법
1. 불린 서리태콩과 땅콩을 김이 오른 찜통에 보자기
   를 깔고 찐다.
2. 뜨거울 때(약 180℃) 찹쌀가루에 얼른 버무려 포도
   씨기름에 재빨리 튀겨낸다.
3. 준비해 놓은 양념장에 2를 얼른 버무려낸다.

겨울 밤의 스태미나 건강식

밤

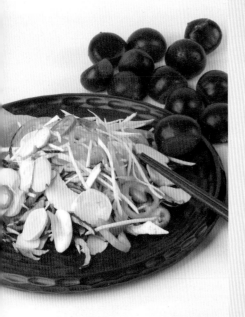

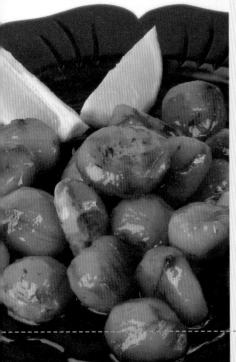

밤은 너도밤나무과에 속하는 낙엽교목으로 키는 5~15m 정도다. 세계적으로 약 13개 품종이 있다. 이탈리아 · 프랑스 · 스페인 등은 예전부터 밤 생산지로 유명하며, 이 나라에서 세계의 밤 생산량의 3분의 2 정도가 생산되고 있다.

동양에서는 우리나라 · 중국 · 일본 등이 밤 생산의 중심지다. 우리나라에 밤이 전래된 것은 약 2천 년 전에 중국의 승려들이 가지고 와서 대동강 하류 지방에 퍼뜨린 것으로 전해진다. 경기도 양주밤과 평안도 함종밤이 유명하다.

밤의 속껍질은 탄닌산이 들어 있어 떫은 맛이 있으므로 쉽게 벗겨지는 평양밤이 군밤용으로 적당하다. 은은한 단맛 때문에 생률도 좋고 삶은 밤도 일품이다. 겨울 거리의 군밤 장수는 한국의 독특한 풍물이기도 하다.

밤을 넣어서 끓인 밤암죽과 군밤은 우리나라 특유의 이유식이다. 탐스럽게 살이 오른 아이를 보고 밤살이 올랐다, 혹은 밤벌레 같다고 하는 것은 모두 밤이 어린이 이유식으로 이용되었기 때문이다.

군밤타령을 들으면 매서운 삭풍이 부는 엄동설한에도 우리는 따뜻함을 느끼게 된다.

군밤은 뜨거운 불길에서 오는 훈훈함뿐 아니라 밤알이 갖는 충실한 영양 때문에 옛날부터 더욱 귀물로 여겨진 것 같다.

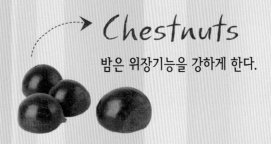

Chestnuts

밤은 위장기능을 강하게 한다.

어떤 성분이 들어 있을까?

밤의 주요 성분은 수분 57.8g, 탄수화물 37.1g, 지질 0.6g, 단백질 3.2g, 섬유소 1.3g, 회분 1.3g 등이다.

밤에 함유되어 있는 미네랄은 칼슘, 나트륨, 칼륨, 인, 철, 마그네슘, 아연, 구리 등이고, 비타민은 A(베타카로틴), B1, B2, B3, B5, B6, C, E, K, 엽산 등이다.

밤은 5대 영양소가 비교적 골고루 들어있어 좋은 식품이다. 거기에 칼슘과 철분 등 무기질도 함유하고 있어 이상적인 영양식품으로 꼽힌다. 특히 비타민 B1, B2, C가 많이 들어 있어 겨울철의 비타민 공급원으로 아주 좋다.

밤에 들어 있는 당질은 소화가 잘 되는 양질의 것이며, 위장기능을 강화하는 효과가 있다고 전해지고 있다.

성분표 (per 100g edible potion)				농진청 식품성분표 (2006 seventh revision)	
에너지kcal	탄수화물g	지질g	단백질g	비타민A 레티놀μg	비타민A 베타카로틴μg
162	37.1	0.6	3.2	0	45
비타민B1 티아민mg	비타민B2 리보플라빈mg	비타민B3 나이아신mg	비타민B5 판토텐산mg	비타민B6 피리독신mg	비타민B12μg 시아노코발라민
0.25	0.08	1.0	1.04	0.27	0
엽산μg	비타민Cmg	비타민Dμg	비타민Emg	비타민Kμg	칼슘mg
74.0	12	0	0.3	1	28
나트륨mg	칼륨mg	인mg	철mg	마그네슘mg	망간mg
2	573	68	1.6	40	–
아연mg	코발트μg	구리mg	몰리브덴μg	셀레늄μg	요오드μg
0.5	–	0.32			

밤 Chestnuts (생 것)

＊ **참고하세요!** –: 수치가 애매하거나 측정되지 않음, Φ: 식품성분 함량이 미량 존재, /: 분석자료가 존재하지 않음.

어디에 좋을까?

• **위장기능을 강화하는 효과가 있다**
밤에 함유된 당질은 소화가 잘 되는 양질의 것으로 위장기능을 강화하는 효과가 있다.

• **스태미나 식품이다**
밤은 원기를 돕고 위장을 튼튼히 하며 배고플 때 식량이 되는 스태미나 식품이다. 몸이 허약한 사람들은 보신식으로 먹기도 한다.

• **생밤은 술안주로 제격이다**
술안주로 생밤을 먹으면 밤 속의 비타민 C가 알코올을 분해 · 산화시키는 데 도움을 준다. 또

배탈이 나거나 설사가 심할 때 군밤을 잘 씹어 먹으면 효과적이다.

- 다이어트 식품으로 그만이다

밤은 먹어도 먹어도 허기지고 공허함을 느끼는 허한 사람들에게 좋다. 그래서 다이어트 식품으로 애용된다. 특히 비만인 사람들의 기운을 회복하게 하므로 다이어트 치료제로 없어서는 안 되는 약재다.

많이 이용하는 민간요법

- 밤은 기(氣)를 올리고 대장과 위장을 도우며 신기(腎氣)를 보한다. 〈명의별록(名醫別錄)〉
- 근골(筋骨)이 상한 데, 종기통, 어혈 등에 생밤을 씹어 바르면 효과가 있다. 〈당본초(唐本草)〉
- 밤송이 하나에 밤 세 개가 들어있는데 이 중 가운데 것을 율설(栗楔)이라 하여 약용으로 쓴다. 밤의 내피를 율부라 하여 가루로 만들어 꿀에 개어 바르면 금세 주름이 펴지고 얼굴에 광택이 생긴다고 한다. 이는 밤에 들어 있는 탄닌산 때문에 수렴작용이 일어나서 피부가 팽팽해진 것으로 여겨진다.
- 생선뼈가 목에 걸렸을 때는 목구멍 속에 밤의 속껍질을 태워 가루로 만들어 넣으면 생선뼈가 쉽게 내려가기도 한다.

어떤 독성이 있을까?

- 떫은 껍질과 과육에는 탄닌이 많은 데 이것은 갈변의 원인이 된다.
- 밤은 변비가 있고, 몸에 열이 많은 사람은 먹어서는 안 된다.

TIP

좋은 밤 고르기 요령

무겁고 껍질에 윤기가 도는 것이 좋은 밤이다.
밤은 '과일 중에 가장 이로운 것'이라 하는데, 불에 살짝 구워서 진물이 나올 정도가 소화에 제일 좋다. 날 것이나 바짝 구운 것은 나쁘다.

스태미나 쑥쑥~ **밤 샐러드**

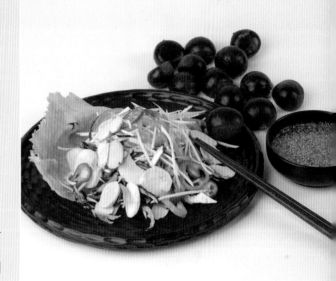

재료 밤(생률) 5알, 수삼 1뿌리, 대추 3개, 치커리 5잎,
양상추 2잎, 파프리카(노랑) 1/2개.
소스 간장 1/2큰술, 조청 1큰술, 자연발효식초 1큰술,
참기름 1큰술, 깨소금 1큰술.

만드는 방법
1. 생률은 원형대로 얇게 저민다.
2. 대추는 돌려서 씨를 빼고 채 썰어 놓는다.
3. 수삼은 길게 채 썰어서 준비한다.
4. 치커리와 양상추도 손으로 뜯어서 찬물에 담갔다
   건진다.
5. 노란 파프리카도 채 썰어서 1,2,3,4를 고루 섞어서
   접시에 담고 소스를 듬뿍 뿌려 완성한다.

위장을 좋게 하는 **밤조림**

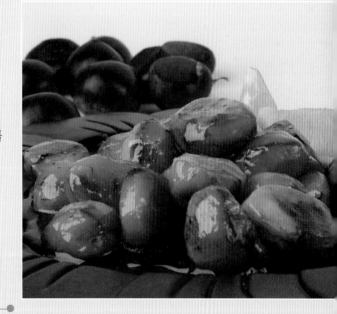

재료 밤 20개, 조청 1컵, 물 1컵.

만드는 방법
1. 밤은 껍질을 제거한 후 먼저 찬물에 헹궈서 물기를
   제거한다.
2. 냄비에 물 1컵과 함께 먼저 밤을 살짝 익힌다.
3. 익은 밤에 조청을 넣고 조린다.

생활습관병 퇴치하는
은행

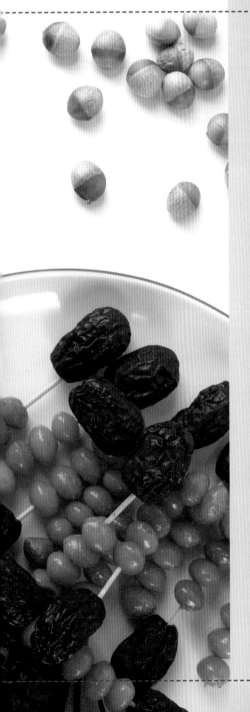

은행나무는 낙엽성의 고목으로 우리나라에서는 고조선 초기부터 길러왔다. 단단한 내종피를 둘러싸고 있는 부드러운 인을 은행이라 부르는 데 특유한 맛이 있으며 삶거나 구워서 먹는다.

은행나무는 중국이 원산지라는 설이 있지만, 우리나라가 원산지라는 설이 더 유력하다. 은행나무는 우리나라를 비롯하여 세계 여러 나라에 분포되어 있지만 우리나라 은행처럼 수질이 좋은 나무는 없다.

은행나무는 2억 년 전부터 존재했다고 하며, 현존하는 식물 중 가장 오래된 나무로 최고의 수명을 누린다. 진화론자인 다윈은 이러한 은행나무를 '살아 있는 화석'이라고 말한 바 있다.

은행은 성질이 부드럽지만 약간의 독성이 있다. 맛은 달고 쓰며 텁텁하다. 또한 은행나무는 벌레가 먹지 않으며 공해에도 무척 강하다. 불에도 강해 방화림으로 쓰이고 있다. 이와 관련해 일본인들은 은행나무를 '물을 뿜어내는 나무'라 부르고, 중국인들은 '불을 먹는 나무'라고 부른다.

오래된 절간에서 수백 년 묵은 큰 은행나무를 흔히 볼 수가 있다. 은행나무가 수명이 길기 때문에 은행은 장수를 돕는 식품으로 생각되고 있으며, 여러 가지 병을 치료하는 데 이용되어 왔다.

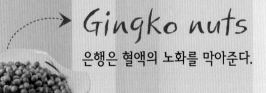

Gingko nuts
은행은 혈액의 노화를 막아준다.

어떤 성분이 들어 있을까?

은행의 주요 성분은 수분 54.2g, 탄수화물 37.4g, 지질 1.7g, 단백질 5.4g, 섬유소 0.6g, 회분 1.3g 등이다.

은행에 함유되어 있는 미네랄은 칼슘, 나트륨, 칼륨, 인, 철, 마그네슘, 아연, 구리 등이고, 비타민은 A(베타카로틴), B₁, B₂, B₃, B₅, B₆, C, E, K, 엽산 등이다.

은행은 신선로 같은 고급 음식이나 안주상에 올리는 귀한 식품으로 대접받아 왔을 정도로 독특한 맛이 좋다.

또한 신경조직의 성분이 되는 레시틴과 비타민 D의 모체가 되는 에르고스테린도 들어 있으며 펙틴, 히스티딘 등도 함유되어 있다. 특히 단백질의 질이 좋고 소화 흡수가 잘되어 예로부터 스태미나 식품으로 잘 알려져 있다.

성분표 (per 100g edible potion)				농진청 식품성분표 (2006 seventh revision)	
	에너지kcal	탄수화물g	지질g	단백질g	비타민A 레티놀µg	비타민A 베타카로틴µg
은 행 Gingko nuts (생것)	183	37.4	1.7	5.4	0	92
	비타민B1 티아민mg	비타민B2 리보플라빈mg	비타민B3 나이아신mg	비타민B5 판토텐산mg	비타민B6 피리독신mg	비타민B12µg 시아노코발라민
	0.40	0.04	1.6	1.38	0.08	0
	엽산µg	비타민Cmg	비타민Dµg	비타민Emg	비타민Kµg	칼슘mg
	49.0	14	0	2.8	3	5
	나트륨mg	칼륨mg	인mg	철mg	마그네슘mg	망간mg
	7	578	156	1.1	53	–
	아연mg	코발트µg	구리mg	몰리브덴µg	셀레늄µg	요오드µg
	0.4		0.27			

* **참고하세요!** –: 수치가 애매하거나 측정되지 않음, Φ: 식품성분 함량이 미량 존재, /: 분석자료가 존재하지 않음.

어디에 좋을까?

• **은행보다 약효가 더 많은 것은 은행잎이다**

은행잎에 들어 있는 '플라보노이드' 는 유해산소를 없애고 세포막을 보호하며 혈압을 내리는 작용을 한다. 또한 '징코플라톤' 이라는 성분은 혈액순환을 좋게 하고 혈전을 없애며 혈액의 노화를 막는다.

• **폐결핵과 천식에 좋다**

은행은 폐와 관련된 병에 약효가 뛰어나고, 폐 기능을 돕는 것으로 알려져 있다. 또한 호흡 기능을 왕성하게 하고 염증을 없애며 결핵균의 발육을 억제하는 효과가 있다.

- 고혈압에 좋다

  은행잎을 쪄서 만든 차를 하루에 2~3잔씩 마셔도 혈액순환이 좋아져 혈압이 서서히 내려간다.
- 현기증에 효과적이다

  현기증을 일으키는 원인은 여러 가지가 있지만, 뇌의 혈액순환이 잘 안 되어 현기증이 나기도 한다. 은행잎은 혈액순환을 좋게 해 현기증을 없앤다. 실제로 스트레스 때문에 뇌의 혈액순환이 잘 안 되어 심한 현기증에 시달렸던 사람이 은행잎술을 한 번에 25cc씩 하루에 두 번 마셨더니, 마신 지 한 달도 채 안 되어 현기증이 완전히 사라졌다는 임상 결과가 보고된 적도 있다.

많이 이용하는 민간요법

- 모든 종기창에 은행을 씹어 붙인다. 〈다산방(多山方)〉
- 대하증에는 은행을 불에 열 개씩 구워 식혀서 씹어 먹는다. 머리가 어지러운 데에는 은행을 2~3개씩 씹어 물과 함께 먹는다. 〈천금방(千金方)〉
- 은행을 익혀 먹으면 폐가 보온되고, 천식과 기침이 그친다. 생으로 먹으면 담이 내리고 독이 사라져버리며 충이 죽는다. 〈본초강목(本草綱目)〉
- 심장의 기능을 돕고 설사를 멎게 하며 야뇨증, 냉증, 주독 해소, 강장작용, 강정작용에 도움을 준다. 〈중약대사전〉

어떤 독성이 있을까?

- 은행 씨에는 알레르기 피부염을 일으키는 성분이 들어 있다. 그렇기 때문에 은행을 과식하면 중독을 일으킨다. 최근에 밝혀진 바에 의하면 하루에 150개 이상을 먹으면 몸에 열이 나고 토하며 호흡까지 곤란해진다고 한다. 특히 덜 익은 열매는 해가 더욱 심하다.
- 은행에는 계절적으로 맹독성 청산화합물이 생성되기 때문에 중독사건이 발생하기도 하며 중추신경의 자극과 마비를 일으키고 혈액 중의 산화 환원작용을 상실시켜 순간적으로 죽게도 하는 약재다. 따라서 은행을 날로 먹거나 한꺼번에 많이 먹는 것은 좋지 않다. 〈동의보감〉에는 많이 먹으면 배 아픔, 구토, 설사, 발열 증세가 있을 수 있다고 하였다. 은행 독은 청산 배당체로 불에 익히면 독성이 훨씬 줄어든다.

고혈압 다스리는
은행과 대추꼬치

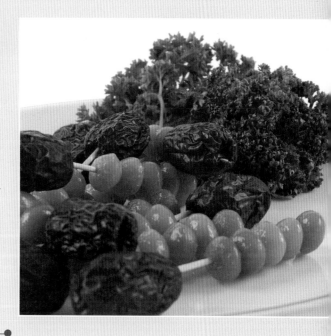

재료 은행 2홉, 대추 10개, 죽염 약간, 올리브유 1큰술, 조청 1큰술.

만드는 방법
1. 은행은 프라이팬에 돌돌 굴려서 구운 뒤 거즈에 싸서 껍질을 제거한다.
2. 대추는 씨를 제거하고 조청에 살짝 조린다.
3. 1의 은행을 올리브유에 볶다가 죽염으로 간해서 준비한다.
4. 꼬치에 3의 은행을 다섯 개씩 꽂은 다음 끝에 2의 대추를 꽂아 마무리 완성한다.

폐결핵 · 천식에 좋은 # 은행밥

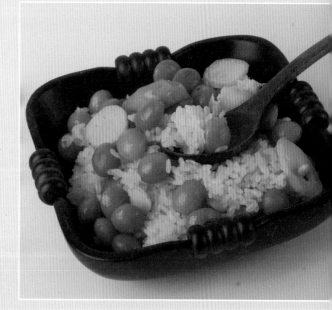

재료 멥쌀 2홉, 찹쌀 1홉, 은행 1홉.

만드는 방법
1. 멥쌀과 찹쌀을 씻어서 1시간 정도 불린다.
2. 은행은 달궈진 프라이팬에 굴려서 껍질을 제거하여 준비한다.
3. 1, 2를 압력솥에 담아 쌀의 1.5배의 물을 붓고 밥을 한다.

자양강장과 혈압 강하에 좋은

잣

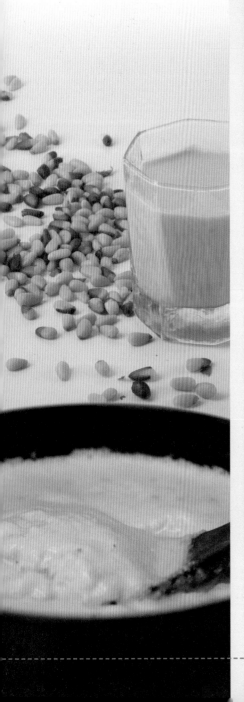

잣은 소나무과에 속하는 상록 과목으로 높이는 10~30m나 자라고 나무껍질은 회갈색이나 묵으면 비늘 모양이 되어 떨어진다. 솔잎 모양의 잎은 한 군데서 다섯 잎씩 나오기 때문에 오엽송(五葉松)이라고도 하며, 우리나라 전국에 분포되어 있다.

예로부터 귀한 식품으로 여겨져 기운이 없을 때나 입맛을 잃었을 때 잣으로 만든 죽을 먹으면 기운이 샘솟고 입맛을 찾게 하는 데 큰 효과가 있어 노약자나 환자에게 애용되어 왔다.

잣나무는 우리나라의 특산물로 잣송이는 타원형의 방울 열매로서, 그 속에 수백 개의 종자가 들어 있다. 잣송이의 향기는 유난히 향긋하다.

자양강장제로 널리 알려진 잣은 맛이 고소해서 껍질을 까서 그냥 먹든지 잣죽이나 고명으로 많이 이용된다. 잣을 한약명으로는 백자(柏子)·송자(松子)·해송자(海松子)라고 한다.

Pine nuts

잣은 피부를 부드럽고 윤기가 흐르게 한다.

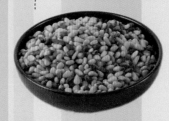

어떤 성분이 들어 있을까?

잣의 주요 성분은 수분 3.4g, 탄수화물 11.6g, 지질 68.2g, 단백질 14.7g, 섬유소 1.0g 등이다.

잣이 함유하고 있는 미네랄은 칼슘, 나트륨, 칼륨, 인, 철, 마그네슘, 아연, 구리 등이고, 비타민은 B₁, B₂, B₃, B₅, B₆, E, K, 엽산 등이다.

특히 잣 속에는 100g당 약 665kcal의 열량이 들어 있어 고열량 식품으로서는 으뜸으로 치며, 철분도 호두나 땅콩보다 많아 빈혈과 자양강장에 아주 좋은 지방식품이다.

지방산 조성은 올레인산, 팔미트산, 리놀산, 리놀레인산 등의 불포화지방산이 들어있다.

성분표 (per 100g edible potion)				농진청 식품성분표 (2006 seventh revision)		
잣 Pine nuts (생것)	에너지kcal	탄수화물g	지질g	단백질g	비타민A 레티놀μg	비타민A 베타카로틴μg
	665	11.6	68.2	14.7	0	0
	비타민B1 티아민mg	비타민B2 리보플라빈mg	비타민B3 나이아신mg	비타민B5 판토텐산mg	비타민B6 피리독신mg	비타민B12μg 시아노코발라민
	0.56	0.18	3.6	0.59	0.17	0
	엽산μg	비타민Cmg	비타민Dμg	비타민Emg	비타민Kμg	칼슘mg
	79.0	0	0	11.5	1	18
	나트륨mg	칼륨mg	인mg	철mg	마그네슘mg	망간mg
	4	590	560	5.8	290	–
	아연mg	코발트μg	구리mg	몰리브덴μg	셀레늄μg	요오드μg
	6.9	–	1.44	–	–	–

＊ 참고하세요! –: 수치가 애매하거나 측정되지 않음, Φ: 식품성분 함량이 미량 존재, /: 분석자료가 존재하지 않음.

어디에 좋을까?

- **자양강장제 및 빈혈에 효과적이다**

  잣은 칼로리가 높을 뿐 아니라 비타민 B군이 풍부한 것이 특색이며, 호두나 땅콩보다도 많은 철분이 들어있어 빈혈에도 좋은 식품이다.

- **우수한 불포화지방산이 들어있다**

  잣은 우수한 지질 성분을 가지고 있는 것이 특색이다. 올레인산·리놀산·리놀레인산 등의 불포화지방산은 피부를 윤택하게 하고 혈압을 내리게 하며, 스태미나에 도움을 주는 성분으로 알려져 있다.

- **콜레스테롤을 내려준다**

  잣에 들어있는 피노렌산은 콜레스테롤을 줄이는 역할을 해주며 알레르기 증상을 일으키기 쉬운 예도 막아주는 귀중한 지방산이다.

- **탈모증이 없어지고 머리에 윤기가 나게 해준다**

  잣의 성분 중 비타민 E는 시력의 회복과 빈혈 치료에 효과가 있으며, 머리카락이 빠지는 사람이 섭취하면 모공이 단단해져 탈모증이 없어지고 머리에는 윤기가 난다. 뇌세포와 신경조직 발달에 필수적인 레시틴은 두뇌 발육에 효과가 있다.

- **병후 회복기에 먹으면 좋다**

  잣은 지방, 단백질이 풍부한 고열량 식품이다. 특히 비타민 B가 풍부하고 지방은 불포화지방산으로서 피부를 부드럽게 하고 혈압을 내리는 작용을 한다.

- **오장의 움직임을 보하는 작용을 한다**

  잣은 피부에 직접 작용해 윤기가 나게 할 뿐만 아니라 오장의 기능을 높이므로 피부를 건강한 상태로 이끌어준다.

많이 이용하는 민간요법

- 기침이 그치지 않을 때 잣 75g, 호두 75g을 까서 갈아 꿀로 개어 매 7~10g씩 식후에 열탕으로 먹는다. 〈외태(外台)〉
- 잣은 모든 풍병을 다스리고 장과 위를 좋게 한다. 〈해약본초(海藥本草)〉
- 잣은 골절풍과 두현을 다스리고 수기를 흩어버리며 오장을 좋게 한다. 〈개보본초(開寶本草)〉
- 잣은 폐에 유익하고, 기침을 멎게 하며, 기를 보하고, 혈을 늘리며, 장을 윤하고, 갈증을 멎게 한다. 〈본초통현(本草通玄)〉
- 잣죽을 먹으면 심폐가 윤활하고 대장이 화(和)한다. 〈사림삼서(士林三書)〉

어떤 독성이 있을까?

- 비만한 사람이거나 대변을 묽게 보는 사람들에게는 역시 조심해야 할 식품이 아닐 수 없다. 왜냐하면 잣은 살을 찌게 하는 지방이 다량 함유되어 있기 때문이다. 그래서 수척하고 피부가 건조하여 대변이 굵게 나오는 노인들에게 좋다.
- 자양강장식품이라 해서 너무 지나치게 먹으면 지방이 많아 배탈이 나기 쉽다.

TIP

잣 보관법

잣은 봄이 지나면 영양가가 떨어지므로 될 수 있으면 껍질째 보관하는 것이 좋다.

탈모증 예방하는 **잣 두유**

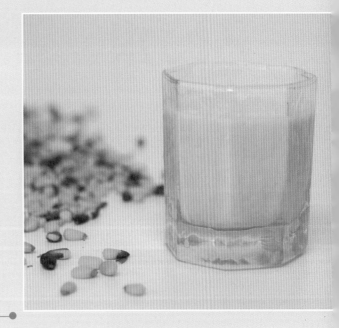

재료 잣 1/2컵, 불린 콩 1컵, 죽염 약간.

만드는 방법
  1. 불린 콩은 끓는 물에 살짝 데친다.
  2. 데친 콩은 잣과 함께 믹서하여 죽염으로 간한다.

콜레스테롤 내려주는 **잣죽**

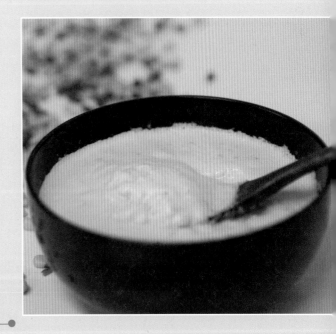

재료 잣 1/2컵, 쌀 2컵, 물 12컵, 소금 1큰술.

만드는 방법
  1. 잣은 고깔을 떼어내고 젖은 행주로 깨끗이 닦는다.
  2. 쌀을 깨끗이 씻어 물에 불린다.
  3. 믹서나 분쇄기에 쌀과 잣을 넣고 간다.
  4. 간 쌀과 잣에 물 12컵을 넣고 푹 끓인다.

두뇌 기능 좋게 하는
참깨

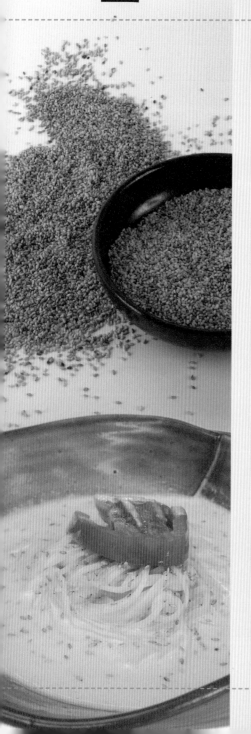

참깨는 참깨과에 속하며 많은 유형과 변종을 가지는 곧추 선 1년생 식물이다.

참깨는 옛날부터 씨를 얻기 위해 재배해 왔는데, 씨는 식품과 조미료로 만들었으며 품질 좋은 기름을 추출했다. 유료작물(기름을 생산하기 위해 재배하는 식물) 중에서 가장 재배 역사가 오래된 참깨의 원산지는 학자에 따라 인도, 아프리카, 수단, 중앙아시아, 말레이시아 등 여러 가지 설이 있지만, 현재는 30여 종의 참깨 야생종의 대부분이 아프리카에서 발견된 점을 근거로 아프리카 사반나 지대를 원산지로 보고 있다.

중국인들은 5,000년 전부터 참깨를 이용했는데, 수세기 동안 기름을 태워 나온 그을음으로 가장 품질이 뛰어난 먹을 만들었다. 로마인들은 씨를 커민과 섞어 간 뒤 가루반죽에 뿌려 빵을 만들었다.

〈아라비안나이트〉의 〈알리바바와 40인의 도둑〉에 '열려라 참깨'가 보이듯이 참깨는 신비스런 힘을 가진 것으로 간주되었으며, 지금도 마력을 지닌 것으로 여기고 있다.

참깨를 호마(胡麻)라 하는데, 우리나라에서는 호마를 통일신라시대에 재배했다는 기록이 있는 점으로 보아 아주 오래 전부터 재배한 것으로 추정된다. 주로 기름을 짜는 데 쓰는 데, 기름을 짜고 난 깻묵은 사료로도 쓰인다.

우리나라의 경우 재배 면적이 점점 감소해 최근에는 많은 양의 참깨를 외국에서 수입하고 있는 실정이다.

Sesame

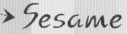

참깨는 항산화물질이 함유되어 있어 암예방에도 도움이 된다.

어떤 성분이 들어 있을까?

참깨의 주요 성분은 수분 4.8g, 탄수화물 21.2g, 지질 49.2g, 단백질 20.5g, 섬유질 5.2g, 회분 4.4g 등이다.

참깨에 함유되어 있는 미네랄은 칼슘, 나트륨, 칼륨, 인, 철, 마그네슘, 아연, 구리 등이고, 비타민은 A(베타카로틴), B₁, B₂, B₃, B₅, B₆, E, 엽산 등이다.

참기름이 다른 식용유보다 저장 안정성이 특별히 높은 것은 항산화물질을 함유하고 있기 때문이다. 참깨의 단백질에는 특히 필수아미노산과 리신, 메티오닌, 히스티딘, 류신 등이 많이 함유되어 있다. 특히 검은깨는 흰깨나 갈색깨보다 단백질과 필수아미노산의 함량이 훨씬 많은 것으로 보아 동양에서 검은깨를 예부터 강장식품으로 선호한 이유가 기름보다는(기름 함량과 지방산 조성에서 흰깨보다 뒤처짐) 단백질의 우수성에 있었다고 생각된다.

성분표 (per 100g edible potion)				농진청 식품성분표 (2006 seventh revision)	
	에너지kcal	탄수화물g	지질g	단백질g	비타민A 레티놀μg	비타민A 베타카로틴μg
	548	21.2	49.2	20.5	0	15
	비타민B1 티아민mg	비타민B2 리보플라빈mg	비타민B3 나이아신mg	비타민B5 판토텐산mg	비타민B6 피리독신mg	비타민B12μg 시아노코발라민
참 깨	0.65	0.15	5.1	0.56	0.44	–
Sesame	엽산μg	비타민Cmg	비타민Dμg	비타민Emg	비타민Kμg	칼슘mg
(건조)	198.8	0	–	1.3	7	1060
	나트륨mg	칼륨mg	인mg	철mg	마그네슘mg	망간mg
	2	412	546	10.4	370	
	아연mg	코발트μg	구리mg	몰리브덴μg	셀레늄μg	요오드μg
	5.5	–	1.66			

＊ **참고하세요!** ‒: 수치가 애매하거나 측정되지 않음, Φ: 식품성분 함량이 미량 존재, /: 분석자료가 존재하지 않음.

어디에 좋을까?

- **뇌 활동을 원활히 한다**

  칼슘과 철분이 많고, 뇌 활동을 원활하게 해주어 어린이나 노인들에게 좋다.

- **동맥경화와 고혈압에 효과적이다**

  참깨는 리놀산이라는 불포화지방산과 메티오닌 등의 필수아미노산이 다량 함유되어 있다. 때문에 동맥경화증을 예방하고 간기능을 강하게 해 전신의 건강 증진에 도움을 준다.

- 항산화작용이 뛰어나다

  참깨와 참기름을 조사해 본 결과 여러 종류의 항산화 물질이 함유되어 있음을 발견했다. 이것이 입증된 것은 나고야대학의 오오자와 도시히코 교수의 쥐실험에서다.

- 면역력 향상에 도움이 된다

  안토시아닌에는 면역력을 향상시키는 효과가 있다. 검정깨에 들어있는 안토시아닌이 암세포의 증식을 억제하는 것은 동물실험에서 증명되었다.

- 해독작용이 뛰어나다

  참깨에 함유된 세서민은 간장의 작용을 도와 알코올 분해를 촉진하여 해독작용을 향상시키는 작용이 있다. 또 참깨에는 알코올 분해 과정에서 발생하는 독소인 아세트알데히드의 독성을 없애는 효과도 있다. 술을 마실 때 약간의 참깨를 먹어 둘 것을 권한다.

많이 이용하는 민간요법

- 참깨를 먹으면 몸이 거뜬해지고 늙지 않고 무병장수할 수 있는 식품으로 설명하고 있다.
  〈동의보감〉

어떤 독성이 있을까?

- 참깨의 외피 표면은 셀룰로오스라는 물질로 싸여 있어 소화 흡수되지 않고 그대로 체외로 배설되어 버린다. 때문에 아까운 유효성분을 섭취할 수 없다. 이 결점을 보완하려면 참깨를 볶아 먹는 것이 좋다. 참깨를 볶으면 외피가 벗겨져 소화 흡수가 잘 된다.

참기름 보관요령

참기름은 햇볕과 공기 중에서 쉽게 산패가 되므로 어둡고 시원한 냉장고에 보관해야 한다. 가능하면 기름을 짠 후 오래 두지 말고 즉시 먹는 것이 좋다. 산패된 기름은 썩은 것과 같기 때문에 우리 몸속에서 부작용을 일으키게 된다. 산패를 방지하기 위해서는 기름을 짜지 말고 깨소금을 만들어 먹는 것이 좋다.

면역력 쑥쑥 높이는 **참깨 · 현미죽**

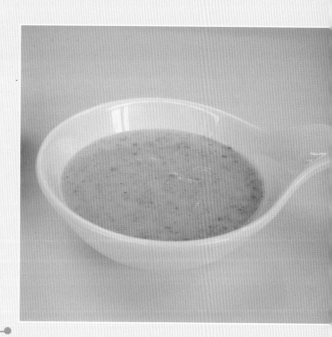

재료(4인분) 참깨 1/2컵, 현미 3/4컵, 죽염 약간.

만드는 방법
1. 참깨는 씻어 체에 받쳐 물기를 뺀다. 참깨의 물기를 뺀 후 프라이팬을 달군 다음 참깨를 놓고 타지 않게 살짝 볶는다.
2. 현미는 씻어서 1시간쯤 불린 다음 볶아 놓은 참깨와 함께 믹서에 간다.
3. 간 현미와 참깨에 물 6컵을 부어 냄비에 담고 나무 주걱으로 저으면서 서서히 끓여서 걸쭉하게 익힌 다음 상에 내기 직전에 죽염 간을 한다.

뇌기능 좋게 하는 **깨국수**

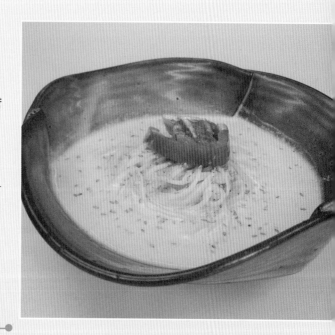

재료(4인분) 참깨 1홉, 불린 찹쌀 1큰술, 죽염 약간, 우리밀국수 150g.

만드는 방법
1. 참깨는 씻어서 돌이 없도록 체에 거른다.
2. 1의 참깨와 불린 찹쌀을 곱게 믹서한 다음 체에 받쳐서 끓인 다음 죽염으로 간한다.
3. 끓는 물에 국수를 넣어 삶아서 찬물에 헹궈 건진다.
4. 2의 깻국물에 국수를 넣어서 마무리한다.

고혈압 개선하고 신경과민 다스리는
해바라기씨

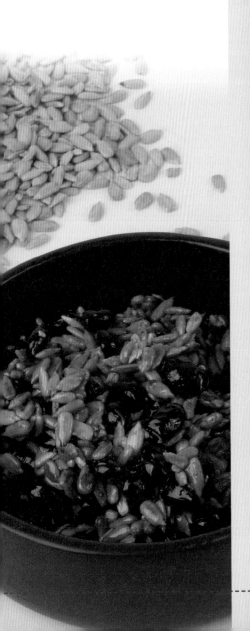

성질이 따뜻하고 단맛이 나는 해바라기씨는 여러 가지 특색을 가지고 있어 비상시를 대비한 저장식량으로 훌륭하다. 쌀이나 콩처럼 찌거나 볶을 필요도 없이 껍질도 간단하게 벗길 수가 있다.

해바라기에는 야생종·관상용종·보통 재배종의 세 가지가 있는데, 관상용종은 재배종과 비슷하나 씨앗이 작고 지질 함량이 적다. 재배종에는 미국종과 러시아종이 있다.

우리나라에서는 비교적 근래에 전파되었고, 중국을 거쳐 선교사에 의해서 들어온 것으로 추정되고 있다. 해바라기란 중국 이름 '향일규'를 번역한 이름이며, 해를 향한다는 뜻이다. 콜럼버스가 아메리카 대륙을 발견한 다음 유럽에 알려졌으며 '태양의 꽃', '황금꽃'이라 부른다.

→ Sunflower seeds

해바라기씨는 성장기 어린이의
영양식품으로 좋다.

어떤 성분이 들어 있을까?

해바라기씨의 주요 성분은 수분 5.4g, 탄수화물 18.8g, 지질 49.6g, 단백질 22.8g, 섬유소 0g, 회분 3.5g 등이다.

해바라기씨에 함유되어 있는 미네랄은 칼슘, 나트륨, 칼륨, 인, 철, 마그네슘, 망간, 아연, 구리, 셀레늄 등이고, 비타민은 B_1, B_2, B_3, B_5, B_6, C, E, K, 엽산 등이다.

또한 해바라기씨는 지방이 약 반을 차지할 정도로 기름이 많은 데 이 지질은 반건유성이다. 지방산 조성은 리놀렌산, 올레산, 팔미트산, 스테아르산이다.

단백질의 아미노산 조성은 메티오닌과 트립토판이 비교적 많으므로 영양적으로 우수하다.

성분표 (per 100g edible potion)					농진청 식품성분표 (2006 seventh revision)	
해바라기 씨 Sunflower seeds (마른것)	에너지kcal	탄수화물g	지질g	단백질g	비타민A 레티놀μg	비타민A 베타카로틴μg
	570	18.8	49.6	22.8	0	
	비타민B1 티아민mg	비타민B2 리보플라빈mg	비타민B3 나이아신mg	비타민B5 판토텐산mg	비타민B6 피리독신mg	비타민B12μg 시아노코발라민
	2.29	0.25	4.5	6.75	0.77	0
	엽산μg	비타민Cmg	비타민Dμg	비타민Emg	비타민Kμg	칼슘mg
	227.0	1	–	34.5	3	116
	나트륨mg	칼륨mg	인mg	철mg	마그네슘mg	망간mg
	3	689	705	6.8	354	2.0
	아연mg	코발트μg	구리mg	몰리브덴μg	셀레늄μg	요오드μg
	5.0	–	1.75	–	59.5	

＊ **참고하세요!** –: 수치가 애매하거나 측정되지 않음, Φ: 식품성분 함량이 미량 존재, /: 분석자료가 존재하지 않음.

어디에 좋을까?

- **고혈압과 신경과민에도 좋다**
  해바라기씨에는 칼륨·칼슘·철분 등의 무기질이 풍부하다. 또 일반 곡류의 정제 과정에서 상실하기 쉬운 비타민 B 복합체도 풍부하기 때문이라고 생각된다.

- **소화 흡수가 잘 된다**
  해바라기씨 중의 지질은 우수한 필수지방산이 많기 때문에 소화 흡수가 잘 된다. 또 소화기가 약하고 몸이 차고 허약한 사람들에게 좋다.

- **볶은 해바라기씨는 이뇨제로 쓰인다**
  해바라기씨의 기름은 비교적 많은 비타민 A, E가 함유되어 있는 데, 이는 단백질, 지방 등 열량 영양소의 흡수량을 높여주고 질병에 대한 저항력도 높여주는 역할을 한다. 비타민의 함량이 많아 다른 식용유보다 보건식품으로 권장되는 식품이다.

• 성장기 어린이에게 좋은 영양식품이다
볶은 해바라기씨에는 칼슘, 철분 등의 무기질과 비타민 B군이 풍부하며 필수아미노산이 많다. 불포화지방산과 단백질도 있어 성장기 어린이에게 좋은 영양식품이다.

많이 이용하는 민간요법

• 내복약으로는 달여서 복용하고, 부종이나 염좌의 외용약으로는 짓찧어 환부에 붙인다. 식용으로는 기름을 짜 먹는 것이 일반적이며, 특히 안주용이나 간식용으로 이용하고 있다.

어떤 독성이 있을까?

• 소화가 잘 되고 성질이 따뜻해서 누구나 먹어도 좋다. 단 임산부는 너무 많이 먹어서는 안 된다.

신경과민 다스리는
해바라기씨 볶음

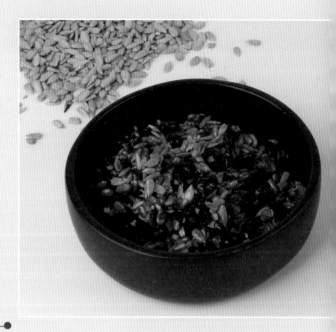

재료 해바라기씨 200g, 검정콩 100g, 간장 2큰술,
조청 2큰술, 청주 1큰술.

만드는 방법
1. 프라이팬에 해바라기씨를 볶는다.
2. 검정콩은 한 번 삶는다.
3. 삶아진 콩과 볶은 해바라기씨를 간장과 청주로 조린다.
4. 조려지면 조청을 넣어서 한 번 더 조린 다음 완성한다.

고혈압 예방식
해바라기씨 · 강된장 볶음

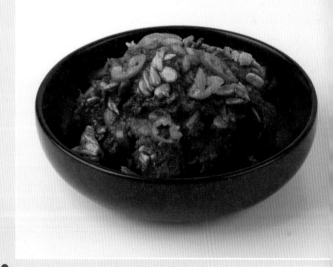

재료 해바라기씨 2큰술, 불린 표고버섯 1개, 된장, 1
큰술, 다진 마늘 적당량, 청고추 2개, 다진 파
1큰술, 맛술 약간, 육수 300cc.

만드는 방법
1. 해바라기씨를 살살 볶아서 믹서에 갈아 놓는다.
2. 불린 표고버섯의 꼭지를 따고 잘게 썬다.
3. 냄비에 육수를 붓고 표고버섯을 먼저 넣고 끓으면
된장을 넣는다.
4. 팔팔 끓으면 해바라기씨, 다진 마늘, 고추, 파, 맛
술을 넣고 되직할 때 불을 끈다.

강장효과 · 노화방지 · 탈모 막는
호두

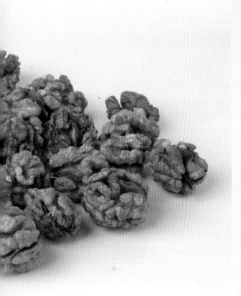

호두는 호두나무과에 속하는 낙엽교목으로 1m 정도의 키에 쌍자엽 식물에 속한다. 북반구의 온대에 40여 종이 있고 우리나라에도 호두나무 · 굴피나무 · 가래나무 등 세 가지가 있다.

호두에는 양질의 단백질과 영양가가 높으며 지질이 많아 칼로리가 높은 식품이기 때문에 귀족들의 사랑을 받아온 식품이다.

하루에 호두 세 알만 먹으면 그날 필요한 지질이 공급된다고 할 만큼 좋은 지질을 가지고 있다. 러시아의 작곡가 차이코프스키의 '호두까기 인형' 이라는 음악이 있을 정도로, 호두는 동 · 서양을 막론하고 사랑받아 온 열매다.

우리나라는 예로부터 천안의 호두가 유명하였다. 천안 가까이에 있는 광덕면 대덕리 출신의 고관이었던 고려의 유청신(柳淸臣)이라는 사람이 원나라 사신으로 갔을 때 호두를 가지고 와서 이곳에 심은 이후로 천안은 호두의 명산지가 되었다.

호두의 단단한 겉껍질을 벗기면 속이 복잡하게 얽혀 있는데, 이 때문에 일이 복잡하여 갈피를 잡을 수 없을 때 흔히들 "호두 속 같다."고 한다. 성질은 따뜻하고 맛이 달고 고소하며, 독이 없다.

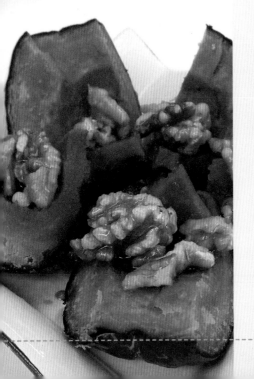

Walnuts

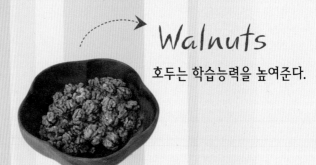

호두는 학습능력을 높여준다.

어떤 성분이 들어 있을까?

호두의 주요 성분은 수분 3.5g, 탄수화물 12.6g. 지질 66.7g, 단백질 15.4g, 섬유소 2.8g, 회분 1.8g 등이다.

호두에 함유되어 있는 미네랄은 칼슘, 나트륨, 칼륨, 인, 철, 마그네슘, 망간, 아연, 구리, 셀레늄 등이고, 비타민은 A(베타카로틴), B1, B2, B3, B5, B6, E, K, 엽산 등이다.

호두에는 지방 함량이 많으며, 지방산으로는 리놀렌산, 올레산이 함유되어 있다. 단백질은 트립토판이 아주 많은 양질의 것으로 영양가가 무척 높다. 호두는 100g당 652kcal의 열량을 내는 고열량 식품이다. 호두는 특유한 향미가 있어 아이스크림, 제과 등의 원료로 이용된다.

성분표 (per 100g edible potion)				농진청 식품성분표 (2006 seventh revision)	
	에너지kcal	탄수화물g	지질g	단백질g	비타민A 레티놀μg	비타민A 베타카로틴μg
호두 Walnuts (마른것)	652	12.6	66.7	15.4	0	22
	비타민B1 티아민mg	비타민B2 리보플라빈mg	비타민B3 나이아신mg	비타민B5 판토텐산mg	비타민B6 피리독신mg	비타민B12μg 시아노코발라민
	0.24	0.09	1.1	1.66	0.58	/
	엽산μg	비타민Cmg	비타민Dμg	비타민Emg	비타민Kμg	칼슘mg
	31.0	0	–	1.8	3	92
	나트륨mg	칼륨mg	인mg	철mg	마그네슘mg	망간mg
	5	368	332	2.2	158	3.4
	아연mg	코발트μg	구리mg	몰리브덴μg	셀레늄μg	요오드μg
	3.1	–	1.50	–	4.9	–

* **참고하세요!** –: 수치가 애매하거나 측정되지 않음, Φ: 식품성분 함량이 미량 존재, /: 분석자료가 존재하지 않음.

어디에 좋을까?

• **콜레스테롤 수치를 낮춰준다**
호두의 지질은 불포화지방산이 많고 혈청 콜레스테롤의 저하작용이 있는 필수지방산이 많아 콜레스테롤이 혈관에 부착되는 것을 예방한다.

• **노화방지와 강장효과가 좋다**
호두에는 무기질과 비타민 B1이 풍부해 매일 먹게 되면 피부에 윤이 나고 고와지며, 노화 방지와 강장효과도 기대된다. 미국의 시사주간지 〈타임〉에서는 '몸에 좋은 식품 10가지'를 선정했는데 이중 호두가 선정되기도 했다.

• **치매와 뇌졸중을 예방한다**
호두에는 뇌세포의 혈액순환을 좋게 하여 기억력을 높이고 치매와 뇌졸중의 예방에 도움이 되는 성분이 많다. 필수지방산인 리놀레산과 리놀렌산이 풍부하여 뇌 조직 성분을 합성하기 때문에 기억력과 학습능력을 높여준다.

- **고혈압, 동맥경화증 예방과 치료에 좋다**

불포화지방산과 비타민 E가 작용하여 콜레스테롤이 혈관벽에 붙는 것을 막아주므로 고혈압과 동맥경화증 예방과 치료에 효과적이다.

많이 이용하는 민간요법

- 호두를 먹는 사람은 살이 찌고, 피부가 윤택해지며 머리털이 검어진다. 많이 먹으면 소변이 잘 나오고, 치질이 없어진다. 〈개보본초〉
- 호두는 기운을 보하고 혈을 늘린다. 거친 것을 윤택하게 하고, 담(痰)을 제거하며, 종독(腫毒)을 흩어버린다. 〈본초강목(本草綱目)〉
- 호두는 폐를 다스리고 숨 가쁜 것을 고치는 데에 좋다. 그뿐 아니라 정력이 약해져서 허리가 아픈 데에도 효력이 좋다. 〈동의보감〉
- 중국에서는 정초나 명절에 아이들에게 호두선물을 하는 관습이 있는데 이는 아이들의 기억력이 좋아진다고 믿기 때문이다.
- 우리나라 속담에 호두를 하루에 1개씩 먹는다면 40대는 10년, 50대는 5년을 장수한다고 한다.

어떤 독성이 있을까?

- 과식하면 풍(風)을 동(動)하게 하여 눈썹이 빠지기도 하며, 열이 많은 음식이라 겨울철에는 좋지만 여름철에는 좋지 않다.
- 대변이 묽은 사람은 많이 먹지 않는 것이 좋다. 몸이 찬 사람은 많이 먹고, 체열이 있는 사람은 적게 먹어야 한다.
- 호두는 칼로리가 매우 높아 너무 많이 먹는 것은 좋지 않다. 한 번에 먹는 적당량은 2~3개 정도가 좋다.

호두보관법

호두는 껍질째 보관한다. 껍질을 까 두면 지방질이 산화되어 변질되기 쉽다. 살 때도 껍질을 까서 파는 것은 산패되지 않았는지 잘 살펴보아야 한다. 또한 껍질째 보관했다고 해서 안심하고 너무 오래 두면 안 된다. 이듬해 4, 5월이 지나면 기름기에 절어서 맛이 없을 뿐 아니라 영양도 떨어지기 때문이다.

호두를 먹는 방법에 대해서 〈식료본초〉에서는 다음과 같이 설명하였다.

"호두를 한 번에 많이 먹는 것은 득(得)이 되지 않으므로 점차로 그 양을 늘려가며 먹어야 한다. 첫날은 한 개씩 5일간 먹고 그 다음 6일부터는 1일 두 개씩 늘려 20개를 먹으며, 다시 되돌아가서 전과 같이 시작하여 20개에 이른다. 이런 식으로 계속 먹으면 살이 찌고 윤택해지며 수염과 머리털이 검어지고 광채가 나며 혈맥이 통하고 노치(老痴)가 다스려져 노쇠하지 않는다."고 했다.

뇌졸중 예방하는
호두·미니 단호박찜

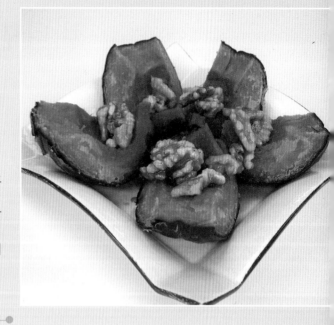

재료 호두 1홉, 미니 단호박 1개, 조청 1큰술.

만드는 방법
1. 미니 단호박의 꼭지를 따고 씻어서 준비한다.
2. 호두는 물에 불려서 이쑤시개로 껍질을 제거한 후 적당한 크기로 쪼갠다.
3. 1의 호박 속에 2의 호두를 넣어서 호박꼭지를 닫고 찜솥에서 20분 정도 찐다.
4. 접시에 익은 호박을 놓고 쪼갠 다음 조청을 뿌려서 완성한다.

노화를 막는 # 호두 조청조림

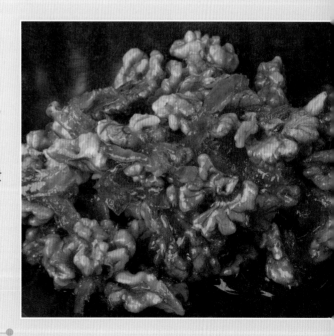

재료 호두 3컵, 포도씨기름 적당량, 유자청 1큰술, 조청 2큰술.

만드는 방법
1. 호두는 먹기 좋은 크기로 쪼갠다(뜨거운 물에 담갔다가 이쑤시개로 껍질을 벗기면 된다).
2. 유자청과 조청을 조려서 조청장을 만든다.
3. 포도씨기름에 호두를 튀긴다.
4. 2의 조림장에 3의 호두를 버무려서 완성한다.

내 몸에 꼭 필요한
비타민 가이드

비타민은 체내에 매우 적은 양으로 존재하지만 세포의 정상적인 대사활동을 위해 꼭 필요한 미량영양소다. 비타민은 그 자체로 에너지를 내지 못하며 탄수화물, 단백질, 지방으로부터 에너지를 얻는 데 보조효소로 작용한다. 독자적으로 혹은 다른 비타민과 함께 작용하며, 한 비타민이 다른 비타민을 대신하지 못한다.

비타민은 수용성과 지용성으로 나누는 데 지용성 비타민으로는 비타민 A, D, E, K가 있으며, 수용성 비타민으로는 비타민 C, B_1(티아민), B_2(리보플라빈), B_3(나이아신), B_5(판토텐산), B_6(피리독신), B_{12}(시아노코발라민), B_9(엽산), 비오틴 등이 있다. 비타민 E, C, A(베타카로틴)는 항산화 작용이 있어 항산화 비타민이라 부르기도 한다.

◉ 비타민 A(베타카로틴)
– 항산화효과 –

·비타민 A 기능 : 비타민 A는 지용성 비타민으로 엽록소와 카로티노이드를 함유한 식물들에서 발견되었다. 연구에 의하면 비타민 A는 동물 구조 조직의 보존과 시력이나 조직의 재생과 같은 육체적으로 중요한 기능에 관여하는 것을 알게 되었다. 비타민 A는 장에서 흡수되어 간장에 저장된다. 비타민 A는 눈병, 야맹증, 약시를 예방·치료하고 피부와 모발에 영양을 준다. 또 고환의 조직을 건강하게 하

고, 뼈의 성장과 활력을 촉진한다. 위액 분비를 촉진하고 단백질 소화를 돕는다. 세포막을 안정화하여 조로와 노화를 막는다. 최저 1일 섭취량은 어른의 경우 4,000IU이고 소아는 1,500IU이며, 치료용으로는 26,000~50,000IU까지 사용한다.(1IU는 0.6mg과 동일한 생물학적 활성을 갖는다)

·비타민 A 결핍증 : 비타민 A의 결핍은 눈의 염증, 약시, 야맹증 등의 원인이 된다. 감기에 걸리기 쉽고, 유아의 성장이 느려진다. 살결이 거칠어지고 여드름, 주름살, 건선의 원인이 된다. 모발이 건조해지고, 광택을 잃는다. 비듬과 탈모가 생기며 손톱이 쪼개진다. 비타민 A 결핍의 원인은 정백식품을 상식하거나 육류식품 위주의 식생활, 채소 섭취의 부족, 그리고 간장병이나 위장병이 있을 때다.

·비타민 A의 과잉증 : 비타민 A의 과량 섭취는 거의 대부분 보충제를 복용할 경우 발생한다. 비타민 A 독성 증상은 피로감, 두통, 오심, 설사, 식욕부진, 체중 감소 등이며 권장량의 100배 이상을 섭취할 때 나타난다. 간장질환을 앓고 있으면 과량 투여를 해서는 안 된다.

·비타민 A 함량이 높은 음식 : 통밀($57\mu g$), 찰수수($55\mu g$), 옥수수($304\mu g$), 단옥수수($156\mu g$), 찰옥수수($42\mu g$), 고구마($113\mu g$), 녹두($72\mu g$), 동부(11

μg), 온두콩(78μg), 밤(45μg), 은행(92μg), 참깨(15μg), 호두(22μg), 호박씨(32μg), 가시오가피순(2588μg), 가지(32μg), 갓(1183μg), 고구마 잎(2107μg), 고구마 줄기(61μg), 고들빼기(670μg), 고사리(243μg), 붉은 고추 생것(6466μg), 고춧잎(4581μg), 곰취(4681μg), 근대(2682μg), 갓김치(2342μg), 열무김치(3573μg), 파김치(2109μg), 깻잎(9145μg), 냉이(1136μg), 달래(1823μg), 당근(7620μg), 돌나물(717μg), 두릅(403μg), 머위(4522μg), 무(4860μg), 미나리(1499μg), 민들레(1760μg), 부추(3094μg), 브로콜리(766μg), 비름(2571μg), 비트(2379μg), 상추(234μg), 시금치(3640μg), 신선초(2721μg), 쑥(3375μg), 쑥갓(3755μg), 씀바귀(1832μg), 아욱(6859μg), 야콘(80μg), 양상추(96μg), 적양상추(1045μg), 엄나무잎(3137μg), 오이(56μg), 원추리(535μg), 질경이(2030μg), 치커리(1065μg), 케일(1813μg), 토란대(74μg), 토마토(542μg), 파(775μg), 파슬리(2941μg), 파프리카(185μg), 피망(383μg), 호박(663μg), 호박잎(2322μg), 감(2845μg), 한라봉(891μg), 금귤(1429μg), 살구(1784μg), 수박(856μg), 김(22500μg), 다시마(774μg), 뜸북이(324μg), 미역(1845μg), 톳(378μg).

◉ 비타민 B₁ (티아민)
– 각기병 치료 –

· 비타민 B₁ 기능 : 비타민 B₁인 티아민은 소장에서 빠르게 흡수되고 혈액을 통해 간, 신장, 심장으로 옮겨지면서 망간이나 다른 특별한 단백질과 결합하여 활성 효소의 형태로 된다. 이 비타민은 체내의 특정 부위에 다량 저장되지 않기 때문에 매일 공급되어야 한다. 비타민 B₁은 신경병의 예방과 치료를 담당하며 노화방지에도 작용한다. 비타민 B₁은 각기병을 치료하고, 성장을 촉진하고, 심근을 보호하고, 두뇌의 작용을 자극한다. 또 탄수화물의 신진대사를 촉진하며 소화를 돕는다. 장의 연동운동을 돕고 변비를 예방한다. 그리고 납중독으로부터 인체를 보호하고, 심장과 관련하여 생기는 부종 또는 수분 정체를 예방한다. 혈액순환을 돕고 피로를 예방하고 조로를 막는다. 최저 1일 필요량은 1.0mg이고, 치료용으로는 100mg까지 사용한다.

· 비타민 B₁ 결핍증 : 비타민 B₁ 결핍증은 심혈관, 신경, 근육, 소화기계에 영향을 미친다. 그리고 마비성 또는 신경 각기병의 주증상으로 말초신경 질환의 증상인 '발이 타는 듯한 증상'이 나타날 수 있다. 또 식욕이 없어지고, 근육의 힘이 빠지고, 맥박이 지연된다. 신경이 불안정하고, 위산 분비가 부족하고, 소화 장애가 생긴다. 그리고 만성변비와 체중감소가 온다. 당뇨병, 신경쇠약, 우울증의 원인이 되기도 한다. 장기간의 결핍은 각기병, 신경염, 부종을 일으킨다. 비타민 B₁의 결핍 원인으로는 부적절한 영양 섭취, 설탕의 과잉섭취, 과음·과식, 흡연, 정백식품을 상식할 경우다.

· 비타민 B₁ 함량이 높은 음식 : 기장(0.42mg), 메밀(0.46mg), 통밀(0.52mg), 쌀보리(0.41mg), 수수(0.32mg), 현미(0.23mg), 옥수수(0.38mg), 율무(0.49mg), 조(0.21mg), 호밀(0.26mg), 감자(0.11mg), 고구마(0.06mg), 마(0.12mg), 강낭콩(0.48mg), 녹두(0.40mg), 검정콩(0.36mg), 동부(0.32mg), 완두콩(0.59mg), 팥(0.46mg), 들깨(0.42mg), 땅콩(0.80mg), 밤(0.25mg), 수박씨(0.32mg), 은행(0.40mg), 참깨(0.65mg), 해바라기씨(2.29mg), 호두(0.24mg), 호박씨(0.32mg), 갓(0.24mg), 보리순(0.58mg), 느타리버섯(0.21mg), 상황버섯(0.27mg), 영지버섯(0.47mg), 팽이버섯(0.24mg), 표고버섯(0.66mg), 오디(1.47mg).

◉ 비타민 B₂(리보플라빈)
– 성장 촉진 –

· 비타민 B₂ 기능 : 비타민 B₂는 성장을 촉진하고 건강을 증진시킨다. 비타민 B₂는 눈, 피부, 손톱, 모발의 건강에 중요한 역할을 한다. 최저 1일 필요량은 1.2mg이고 치료용으로는 25~50mg까지 사용한다.

· 비타민 B₂ 결핍증 : 비타민 B₂가 결핍되면 인후통, 입과 인후 가장자리의 발적과 부종, 입술 바깥쪽과 입 모퉁이가 갈라지고 쓰라린 증상, 혀의 염증과 발적, 촉촉한 인설성 피부 염증(지루피부염) 등이다. 그리고 눈의 충혈을 유발시킬 수 있다. 또 눈 가려움증, 염증, 구내염, 궤양, 설염, 거친 입술, 구각염, 모발의 광택 상실, 비듬, 주름, 습진, 지루증, 빈혈, 국부 가려움증, 백내장, 위궤양, 간기능 부전 등의 원인이 된다. 결핍 원인으로는 신생아에서 황달 치료를 위한 광선치료, 항생제나 피임약을 상용하거나 갑상선질환, 기생충의 감염, 당뇨병과 알코올 섭취에 따른 비타민 B₂의 배설에 의해 결핍될 수 있다.

· 비타민 B₂ 함량이 높은 음식 : 귀리(0.21mg), 메밀(0.26 mg), 통밀(0.23 mg), 검정콩(0.25mg), 노란콩(0.28mg), 동부(0.41mg), 팥(0.29mg), 수박씨(0.41mg), 아몬드(0.92mg), 해바라기씨(0.25mg), 가시오가피순(0.49mg), 고구마 잎(0.23mg), 고춧잎(0.32mg), 곰취(0.50mg), 깻잎(0.45mg), 냉이(0.32mg), 더덕(0.20mg), 두릅(0.25mg), 마늘(0.32mg), 무(0.34mg), 브로콜리(0.26mg), 비트(0.52mg), 시금치(0.34mg), 신선초(0.46mg), 쑥(0.32mg), 씀바귀(0.31

mg), 케일(0.23mg), 파슬리(0.24mg), 상황버섯(2.68mg), 송이버섯(0.48mg), 싸리버섯(0.43mg), 양송이버섯(0.53mg), 영지버섯(3.10mg), 팽이버섯(0.34mg), 표고버섯(1.61mg), 복숭아(0.23mg), 김(2.95mg), 청태(0.30mg).

◉ 비타민 B₃(나이아신)
– 신경조직 기능 증진 –

· 비타민 B₃ 기능 : 비타민 B₃는 혈액순환을 돕고 신경조직의 기능을 건강하게 유지한다. 위장의 기능을 돕고 단백질과 탄수화물의 신진대사를 돕는다. 또한 피부건강과 편두통의 예방에 도움이 되고, 혈류순환을 증진시키므로 손발냉증에도 사용한다. 그리고 정신분열증 치료에도 사용된다. 최저 1일 필요량은 10.0mg이고, 치료용으로는 100mg까지 사용한다.

· 비타민 B₃ 결핍증 : 비타민 B₃의 결핍은 피부, 소화기계, 신경계를 침범한다. 결핍 증상으로는 암갈색 위축성 피부염, 설태, 구내염, 초조감, 신경과민, 피부염, 설사, 건망증, 불면, 만성두통, 소화장애, 빈혈 등이 나타난다. 결핍이 심하면 신경쇠약, 신경장애, 무력증, 정신병 등의 원인이 된다. 심한 나이아신 결핍의 결과는 펠라그라로 알려져 있다. 펠라그라의 4가지 증상은 피부염, 설사, 치매, 사망이다. 비타민 B₃ 결핍의 원인은 정백식품의 상식, 콜레스테롤 함유식품의 과잉섭취다.

· 비타민 B₃ 함량이 높은 음식 : 귀리(2.3mg), 기장(2.9mg), 메밀(1.2mg), 통밀(2.6mg), 보리(1.3mg), 현미(3.0mg), 율무(2.7mg), 조(1.5mg), 호밀(1.8mg), 감자(1.0mg), 돼지감자(1.7mg), 강낭콩(1.6mg), 녹두(2.0

mg), 검정콩(2.3mg), 노란콩(2.2mg), 완두콩(1.9mg), 작두콩(2.0mg), 팥(2.3mg), 개암(7.0mg), 들깨(7.0mg), 땅콩(18.1mg), 아몬드(3.5mg), 은행(1.6mg), 잣(3.6mg), 참깨(5.1mg), 해바라기씨(4.5mg), 호두(1.1mg), 호박씨(4.9mg), 가시오가피순(1.6mg), 갓(1.2mg), 고구마잎(2.3mg), 고춧잎(2.3mg), 갓김치(1.3mg), 냉이(1.3mg), 두릅(2.0mg), 머위(1.5mg), 무(4.0mg), 미나리(1.5mg), 민들레(1.6mg), 생강(1.0mg), 소리장이(4.7mg), 씀바귀(1.6mg), 엉겅퀴(2.7mg), 진달래꽃(1.7mg), 질경이(1.6mg), 케일(1.1mg), 콩잎(3.9mg), 파슬리(1.4mg), 호박잎(1.0mg), 석이버섯(1.6mg), 상황버섯(5.2mg), 송이버섯(4.7mg), 싸리버섯(46.3mg), 양송이버섯(4.0mg), 영지버섯(3.2mg), 팽이버섯(5.2mg), 표고버섯(7.7mg), 복숭아(1.2mg), 으름(5.7mg), 김(10.4mg), 다시마(1.1mg), 뜸부기(6.6mg), 미역(1.0mg), 우뭇가사리(1.1mg), 청각(1.4mg), 청태(8.0mg), 톳(1.9mg).

◉ 비타민 B5(판토텐산)
– 신체 활력 증진 –

· 비타민 B5 기능 : 비타민 B5는 부신 분비선을 자극하여 부신피질호르몬과 아드레날린의 생성을 증진시키고, 스트레스를 예방하는 비타민이다. 또 정신적 · 육체적 스트레스와 체내의 독소로부터 몸을 보호하는 비타민이다. 비타민 B5는 신체 활력을 증진시키고 병균의 감염을 방어한다. 또 신체의 발육을 돕고 뇌의 중추신경조직과 기능을 증진시키고 노화방지에도 작용한다. 최저 1일 필요량은 30~50mg이고, 치료용으로는 1,000mg까지 사용한다.

· 비타민 B5 결핍증 : 비타민 B5의 결핍은 만성피로, 병균 감염, 백발, 신경피로, 초조감, 현기증, 근무력증, 위장장애, 변비 등이 나타난다. 또 피부

장애, 발육지연, 통증, 불면, 부신피질 기능저하, 저혈당, 저혈압 등이 발생한다. 비타민 B5의 결핍 원인으로는 정백식품의 상식, 만성알코올 중독, 경구용 피임제의 상용, 당뇨병, 소화기관 장해 등이다.

· 비타민 B5 함량이 높은 음식 : 귀리(1.35mg), 메밀(1.23mg), 밀(1.03mg), 수수(1.42mg), 현미(1.36mg), 조(1.84mg), 호밀(1.46mg), 녹두(1.66mg), 대두(1.52mg), 동부(1.30mg), 팥(1.00mg), 들깨(1.65mg), 땅콩(1.77mg), 밤(1.04mg), 삼씨(81.0mg), 수박씨(1.04mg), 연시(3.41mg), 해바라기씨(6.75mg), 호두(1.66mg), 냉이(1.10mg), 브로콜리(1.12mg), 느타리버섯(2.40mg), 목이버섯(1.14mg), 팽이버섯(1.40mg), 표고버섯(1.08mg).

◉ 비타민 B6(피리독신)
– 혈당 조절 기능 –

· 비타민 B6 기능 : 비타민 B6의 기능은 혈당을 조절하는 기능이 있어 당뇨병에 사용한다. 또한 효소계를 활성화시키고 세균의 침입을 막는 항체의 생산에 관여한다. 그리고 DNA와 RNA의 왕성한 합성과 적절한 기능수행을 위해 필요하다. 신경계와 뇌의 왕성한 기능수행에 도움을 준다. 신장질환과 피부질환을 예방하고 퇴행성질환을 예방한다. 비타민 B6는 체내 나트륨과 칼륨 사이의 균형을 조절하는 작용을 하는 데, 이것은 생명유지에 필수적인 신체기능에 매우 중요하다. 최저 1일 필요량은 2.0mg(어린이의 경우는 0.2mg, 임신부나 수유부의 경우는 2.5mg)이고, 치료용으로는 200mg까지 사용한다.

· 비타민 B6 결핍증 : 비타민 B6의 결핍은 빈혈,

부종, 우울증, 혼란, 초조감, 불면증, 피부질환, 구강궤양, 구강통증, 입술통증, 구취, 신경증, 습진, 신장결석, 대장염, 충치, 편두통, 조로현상, 탈모증, 편두통, 습진 등이 나타난다. 비타민 B_6의 결핍 원인으로는 당뇨병, 천식, 정백식품의 상식, 설탕의 과잉섭취, 경구용 피임약, 고단백의 과잉섭취 등이다.

· 비타민 B_6 함량이 높은 음식 : 귀리(0.12mg), 기장(0.20mg), 메밀(0.21mg), 밀(0.35mg), 통보리(0.56mg), 수수(0.31mg), 현미(0.45mg), 옥수수(0.39mg), 호밀(0.29mg), 감자(0.13mg), 고구마(0.15mg), 토란(0.15mg), 강낭콩(0.36mg), 녹두(0.52mg), 대두(0.18mg), 동부(0.24mg), 완두콩(0.17mg), 잠두(0.37mg), 팥(0.39mg), 개암(0.56mg), 들깨(0.55mg), 땅콩(0.45mg), 밤(0.27mg), 삼씨(0.39mg), 수박씨(0.71mg), 연씨(0.54mg), 잣(0.17mg), 참깨(0.77mg), 해바라기씨(0.77mg), 호두(0.58mg), 호박씨(0.22mg), 갓(0.25mg), 마른 붉은 고추(3.81mg), 배추김치(0.19mg), 냉이(0.32mg), 마늘(0.50mg), 부추(0.16mg), 브로콜리(0.27mg), 비름(0.19mg), 상추(0.10mg), 생강(0.13mg), 순무(0.16mg), 쑥갓(0.13mg), 양배추(0.10mg), 양파(0.11mg), 우엉(0.24mg), 유채(0.26mg), 죽순(0.13mg), 케일(0.16mg), 파슬리(0.27mg), 피망(0.19mg), 호박잎(0.21mg), 느타리버섯(0.10mg), 송이버섯(0.15mg), 팽이버섯(0.12mg), 표고버섯(0.13mg), 망고(0.13mg), 멜론(0.10mg), 키위(0.12mg), 김(0.16mg).

◉ 비타민 B_9 (엽산, 폴릭 엑시드)
– 조혈작용 –

· 비타민 B_9 기능 : 비타민 B_9의 기능은 핵산대사와 아미노산대사에 관여한다. 또한 적혈구의 생성을 돕고 체세포의 성장과 분열, RNA와 DNA의 생산을 위해 필요하다. 단백질대사와 정상적인 성장을 돕고, 상처회복과 감염치료에 필요하다. 그리고 모발과 피부의 건강증진에도 필요하다. 또한 신경계와 골수가 기능을 잘 할 수 있도록 돕는다. 최저 1일 필요량은 0.4mg이고, 치료용으로는 5~10mg까지다.

· 비타민 B_9 결핍증 : 비타민 B_9의 결핍은 거대적혈구 빈혈증상, 설사, 수종, 위궤양, 월경에 관련된 질환이 나타난다. 그리고 심한 피부질환, 탈모, 순환장애, 피로, 우울증, 습관성 유산과 같은 생식기 장애, 난산, 기형아, 높은 유아 사망률을 일으킨다. 남성의 경우 정력이 떨어진다. 비타민 B_9의 결핍 원인은 경구 피임약, 알코올, 궤양치료제, 정백식품의 상식 등이다.

· 비타민 B_9 함량이 높은 음식 : 귀리(56.0μg), 기장(13.0μg), 통밀(38.0μg), 통보리(50.0μg), 현미(27.0μg), 옥수수(28.0μg), 율무(16.0μg), 조(29.0μg), 호밀(60.0μg), 감자(27.4μg), 고구마(13.0μg), 마(24.0μg), 토란(30.0μg), 강낭콩(85.0μg), 녹두(460.0μg), 대두(572.9μg), 동부(300.0μg), 완두콩(65.0μg), 잠두(423.0μg), 팥(130.0μg), 개암(113.0μg), 들깨(59.0μg), 땅콩(121.9μg), 밤(74.0μg), 수박씨(120.0μg), 아몬드(63.0μg), 연씨(180.0μg), 은행(49.0μg), 잣(79.0μg), 해바라기씨(227.0μg), 호두(31.0μg), 호박씨(58.0μg), 가지(32.0μg), 갓(310.0μg), 고사리(130.0μg), 총각김치(181.4μg), 들깻잎(92.3μg), 냉이(180.0μg), 부추(100.0μg), 브로콜리(210.0μg), 비트(109.0μg), 상추(110.0μg), 순무(110.0μg), 시금치(190.0μg), 쑥(190.0μg), 양배추(124.8μg), 양상추(73.0μg), 죽순(63.0μg), 케일(120.0μg), 파슬리(220.0μg), 느타리버섯(128.9μg),

송이버섯(63.0μg), 양송이버섯(59.3μg), 팽이버섯 (75.0μg), 대추(140.0μg), 딸기(114.4μg), 망고(84.0 μg), 오렌지(65.4μg), 김(146.0μg), 다시마(190.0μg), 청태(260.0μg), 파래(180.0μg).

◉ 비타민 B12 (시아노코발라민)
– 빈혈 예방 –

· 비타민 B12 기능 : 비타민 B12의 기능은 적혈 구의 생산과 재생에 꼭 필요하다. 빈혈을 예방하고 유아의 발육을 촉진한다. 신진대사와 효소 활동 과 정에서 중요한 역할을 한다. 최저 1일 필요량은 1~ 5μg이고, 치료용으로는 50~100μg이다.

· 비타민 B12 결핍증 : 비타민 B12의 결핍은 흡 수장애와 악성빈혈을 일으키고 위축성 위염, 소아 의 식욕 감퇴와 발육부진의 원인이 된다. 그리고 만 성피로, 구내염, 권태감, 어깨통증, 무기력, 집중력 저하 등의 증상이 나타난다. 비타민 B12의 결핍 원 인은 정백식품의 상식, 엽산의 과잉 섭취, 아미그달 린의 결핍 등이다.

· 비타민 B12 함량이 높은 음식 : 김(77.6μg), 청태(31.8μg), 파래(1.3μg), 멸치(13.9μg), 새우(2.4 μg), 오징어(6.5μg), 꽃게(7.3μg), 백합(20.3μg), 굴 (28.1μg), 전어(10.2μg), 간(70.6μg).

◉ 비타민 C (아스코르빈산)
– 해독작용 –

· 비타민 C 기능 : 비타민 C의 기능은 혈관, 힘 줄, 인대, 뼈의 중요한 구성 성분인 콜라겐 합성에 필요하다. 또 뇌기능에 필수적이며 기분에 영향을 미치는 신경전달물질인 노르에피네프린의 합성에 중요한 역할을 담당한다. 특히 매우 효과적인 항산 화제다. 비타민 C는 해독작용으로 카드뮴 등의 중 금속을 해독한다. 또 치아 잇몸 뼈의 건강과 그 조 직을 강화한다. 그리고 부신과 갑상선의 기능을 강 화하고, 병 회복을 빠르게 한다. 감기를 예방하고 스트레스를 감소시킨다. 암세포를 공격하는 T임파 구의 생산을 촉진하므로 항암 및 암 억제 작용을 한 다. 최저 1일 복용량은 30~70mg이고, 치료용으로 는 하루 100~1,000mg까지 사용한다. 급성 중독이 나 감염에는 1,000~2,000mg 정맥주사 한다.

· 비타민 C 결핍증 : 비타민 C의 결핍은 치명 적인 질환인 괴혈병으로 알려져 있다. 괴혈병의 증 상은 쉽게 멍이 들고, 출혈이 있으며, 머리카락이나 치아의 손실, 관절 통증과 부종이 생긴다. 이러한 증상은 혈관, 결합조직, 뼈 등 콜라겐을 포함하는 조직의 약화와 관련된 것으로 보인다. 또 충치, 치 조농루, 피부출혈, 모세혈관 위약, 콜라겐조직 위 약, 빈혈, 상처 등의 회복력 저하, 조로, 갑상선 부 전, 저항력 저하, 괴혈병 등의 원인이 된다. 비타민 C의 결핍 원인은 가공식품 섭취, 육류식품 섭취, 화 학물질 오염 등이다.

· 비타민 C 함량이 높은 음식 : 감자(36mg), 고구마(25mg), 돼지감자(12mg), 동부(13mg), 완두콩 (23mg), 팥(15mg), 밤(12mg), 가시오가피순(79mg), 갓 (135mg), 고구마줄기(15mg), 풋고추(170mg), 고춧잎 (81mg), 근대(18mg), 냉이(74mg), 달래(33mg), 당근(8 mg), 도라지(27mg), 돌나물(26mg), 두릅(18mg), 마늘 (28mg), 머위(28mg), 무(25mg), 미나리(10mg), 민들 레(28mg), 배추(17mg), 부추(11mg), 브로콜리(98mg), 비름(36mg), 비트(14mg), 상추(13mg), 생강(17mg), 순

무(18mg), 시금치(60mg), 신선초(71mg), 쑥(33mg), 쑥갓(18mg), 아욱(48mg), 양배추(36mg), 적양상추(45mg), 열무(23mg), 오이(9mg), 원추리(39mg), 유채(110mg), 잔대(22mg), 청경채(48mg), 치커리(48mg), 케일(80mg), 토마토(11mg), 파(21mg), 파슬리(139mg), 파프리카(162mg), 피망(53mg), 호박(12mg), 호박잎(50mg), 팽이버섯(12mg), 감(13mg), 감귤(44mg), 한라봉(58mg), 금귤(44mg), 다래(37mg), 대추(62mg), 딸기(71mg), 레몬(70mg), 멜론(22mg), 모과(81mg), 복숭아(9mg), 사과(4mg), 수박(14mg), 오렌지(43mg), 유자(105mg), 참외(21mg), 키위(27mg), 파인애플(15mg), 김(93mg), 다시마(14mg), 미역(18mg), 파래(15mg).

◉ 비타민 D (엘고스테롤)
- 칼슘 흡수율 증가 -

· 비타민 D 기능 : 칼슘 수치가 유지되는 것은 골 성장과 골밀도 유지, 그리고 신경계의 정상적 기능을 위해 극히 중요하다. 비타민 D가 일단 식이를 통해서든 피부를 통해서든 순환으로 들어오게 되면 비타민 D 결합 단백질과 결합하여 간으로 운반된다. 간에서 비타민 D의 25번 탄소가 수산화되면서 칼시디올로도 알려진 25수산화비타민 D를 형성한다. 칼슘은 세포분화에 관여한다. 건선은 각질 세포라고 불리는 피부세포의 증식이 특징적인 질병이다. 각질 세포에서 비타민 D 수용체의 발견은 심한 건선치료를 위해 칼시트리올 유사체를 포함하는 크림의 사용을 가능케 했다. 칼슘은 면역계에도 중요한 역할을 한다. 면역질환은 면역반응이 외부 항원에 대해서가 아니라 자신에게 속한 항원에 대해 공격을 개시하면서 일어나며 알레르기는 항원이 외부 물질일 때 유발한다. T세포에 의해 매개되는 면역반응은 대량의 칼시트리올에 의해 억제될 수 있다.

하지만 비타민 D 결핍은 또한 T세포 매개 면역을 방해한다. 비타민 D의 기능은 소화기관을 통해서 칼슘, 인, 기타 미네랄 물질의 동화작용을 돕는다. 혈액 중의 칼슘 축적을 조절하는 부갑상선의 기능을 원활하게 해준다. 갑상선의 기능도 건전하게 해준다. 유아 및 성장기에 치아와 뼈 형성에 중요한 구실을 한다. 또 구루병, 충치와 치조농루도 예방한다. 최저 1일 필요량은 400IU이고, 치료용으로는 4,000~5,000IU까지 사용한다.(1IU는 0.6mg과 동일한 생물학적 활성을 갖는다)

· 비타민 D 결핍증 : 영아와 소아에서 지속되는 비타민 D 결핍은 구루병을 유발한다. 구루병은 뼈의 광물화가 실패한 것이다. 빠른 속도로 자라는 뼈는 구루병에 의해 가장 심각하게 영향을 받는다. 뼈의 성장판은 계속 자라지만 광물화가 없는 상태에서 체중을 부하하면 사지가 구부러진다. 비타민 D의 결핍은 곱사, 충치, 골연화증, 소아의 발육부진, 골격 형성 장애 등이 나타나고 근무력증, 무력감, 조로 등도 나타난다. 비타민 D의 결핍 원인은 햇빛을 받지 못하는 생활환경일 경우다.

· 비타민 D 과잉증 : 비타민 D 과잉증은 주로 약물 용량으로 하루 10,000~50,000IU(250~1250μg/d)를 수년간 보충한 경우 나타나는 것으로 보인다. 비타민 D 과잉증의 부작용은 주로 비타민 D 과다에 의해 유발된 혈중 칼슘 수치의 증가 때문이다. 증상은 식욕 상실, 구역, 구토, 갈증, 과다 배뇨, 심한 가려움, 근육 약화, 관절염 등이며 결국은 지남력 장애, 혼수, 사망에 이른다. 혈액과 소변의 칼슘 수치도 증가한다. 이러한 상태가 지속된다면 뼈의 무기질은 제거되고 심장이나 콩팥과 같은 장기의 석회화가 일어날 것이다.

· 비타민 D 함량이 높은 음식 : 참깨(2μg), 느타리버섯(3μg), 목이버섯(440μg), 송이버섯(4μg), 표고버섯(2μg), 멸치(16μg), 그리고 일광.

◉ 비타민 E (토코페롤)
– 혈액응고 방지 –

· 비타민 E 기능 : 비타민 E의 기능은 불포화지방산, 성호르몬, 지용성 비타민이 체내에서 산소 때문에 파괴되는 것을 방지한다. 효과적인 혈관 확장물질이며, 혈액순환을 좋게 한다. 혈액응고를 방지하여 혈전증이나 혈관응고 등을 방지한다. 심장병, 천식, 정맥염, 화상, 혈관 운동성 협심증, 폐기종, 정맥류, 저혈당증 등의 예방과 치료에 효과가 크다. 근육조직의 글리코겐 축적을 좋게 하며, 생식기관 기능 장애, 유산, 불임, 남성불임, 사산, 월경장애, 갱년기장애 등의 예방과 치료에 효과가 있다. 최저 1일 섭취량은 100~200IU이고, 치료용으로는 200~2,400IU까지 사용한다.

· 비타민 E 결핍증 : 비타민 E의 결핍은 관상조직의 퇴화, 폐동맥 색전증, 발작, 심장병 악화 등이 온다. 또한 생식기능장애, 조산, 유산, 불임, 근무력증, 적혈구 위약 등을 일으킨다. 비타민 E의 결핍 원인은 정백가공식품과 육류식품을 상식할 때다.

· 비타민 E 함량이 높은 음식 : 밀(1.4mg), 현미(1.3mg), 호밀(1.3mg), 대두(3.0mg), 개암(15.0mg), 들깨(3.8mg), 땅콩(1.7mg), 삼씨(4.0mg), 수박씨(2.6mg), 아몬드(31.2mg), 은행(2.8mg), 잣(11.5mg), 참깨(7.6mg), 해바라기씨(34.5mg), 호두(1.8mg), 고사리(1.6mg), 건조 붉은 고추(30.7mg), 근대(1.9mg), 깻잎(3.5mg), 냉이(2.5mg), 부추(2.6mg), 브로콜리(2.5mg), 순무(3.2mg), 쑥(3.2mg), 쑥갓(1.7mg), 유채(3.0mg), 케일(2.4mg), 파슬리(3.4mg), 망고(1.8mg), 매실(3.5mg), 사과(1.0mg), 살구(1.7mg), 키위(1.3mg), 김(1.0mg), 청태(2.4mg).

◉ 비타민 K (메다디온)
– 조직의 에너지 활동 증진 –

· 비타민 K 기능

비타민 K의 기능은 응혈물질인 프로트롬빈 생산에 꼭 필요하다. 간 기능 증진에 중요한 비타민이다. 조직의 에너지 활동 특히 신경조직과 관련이 있다.

· 비타민 K 결핍증

비타민 K의 결핍은 코피, 출혈성궤양 등에서 응혈이 잘 되지 않게 된다. 활력 저하와 조로하게 된다.

· 비타민 K 함량이 높은 음식

호밀(6μg), 강낭콩(8μg), 녹두(16μg), 대두(18μg), 동부(14μg), 완두콩(25μg), 잠두(9μg), 팥(8μg), 개암(14μg), 삼씨(50μg), 호박씨(51μg), 가지(10μg), 갓(260μg), 고사리(17μg), 근대(830μg), 냉이(330μg), 미나리(160μg), 배추(59μg), 부추(180μg), 브로콜리(160μg), 비름(1140μg), 상추(160μg), 순무잎(340μg), 시금치(270μg), 쑥(340μg), 쑥갓(250μg), 양배추(78μg), 양상추(29μg), 케일(210μg), 토마토(10μg), 쪽파(120μg), 파슬리(850μg), 호박잎(108μg), 김(4μg), 다시마(110μg), 미역(140μg).

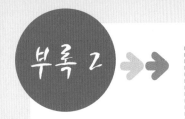

내 몸에 꼭 필요한
미네랄 가이드

미네랄은 비타민과 마찬가지로 성장과 세포대사에 관여하며 그 자체로 에너지를 내지 못한다. 미네랄은 체내 함유량에 따라 대량 미네랄과 미량 미네랄로 분류한다. 대량 미네랄은 칼슘, 인, 칼륨, 마그네슘, 나트륨, 황 등이 여기에 해당한다. 미량 미네랄은 크롬, 코발트, 구리, 요오드, 철분, 망간, 몰리브덴, 셀레늄, 아연, 비소, 붕소, 니켈, 실리콘, 주석, 바나듐 등이다. 독성 중금속으로는 납, 수은, 카드뮴, 알루미늄, 니켈, 비소 등이다.

인체에 필요한 미네랄은 대략 20종류로 알려져 있고, 체중에 비하면 약 4~5% 정도밖에 되지 않는다. 그러나 미네랄은 인체의 절대적인 구성성분으로 신경, 근육의 활성을 조절하는 필수물질이며, 혈색소의 형성이나 산소의 운반을 비롯하여 체액의 산과 알칼리 조절에 절대적인 생리활성물질이다.

미네랄은 비타민과 비슷하게 생체 내의 여러 가지 생화학반응에 효소로 작용하여 신경의 전달, 근육의 움직임, 소화 및 음식 중에 있는 미네랄들의 대사와 이용 등에 관계한다. 그들은 호르몬의 생성에도 이용된다.

미네랄에 대한 이해는 각 성분의 특성도 중요하지만 보다 더 중요한 점은 그들은 체내에서 단독으로 활동하는 것이 아니라 다른 성분들과 어울려서 활동한다는 것이다. 어떤 미네랄도 다른 성분의 도움이나 영향을 미치지 않고 단독으로 기능을 발휘할 수는 없다. 육체적·정신적 스트레스는 체내에서 미네랄의 공급에 영향을 준다. 단 하나의 미네랄 부족이 질병의 원인이 될 수도 있으므로 음식의 섭취 중 부족함이 없는가를 점검하는 것이 좋다.

미네랄이라는 생리적 물질은 어떠한 경우에도 체내 합성이 불가능하므로 반드시 외부에서 음식물 또는 기능성식품의 형태로 공급될 수밖에 없다.

체내에 어떤 종류의 미네랄이 얼마나 축적되어 있는가를 알아낸다는 것은 쉬운 일이 아니다. 유용한 미네랄이 부족한 경우도 있으며, 환경오염으로 인한 해로운 미네랄들이 축적되어 세포나 조직을 파괴시키거나 기능을 떨어뜨리는 경우도 있다. 반드시 있어야 할 미네랄이 없거나 부족할 때 인체는 정상의 범위를 벗어나게 된다. 마찬가지로 해로운 미네랄이 체내에 축적되면 신경정신에서부터 시작하여 전신적으로 균형을 잃게 된다.

체내 미네랄의 함량을 측정하기 위해 이용되는 방법으로는 모발 분석법이 있다. 모발을 분석한다는 의미는 머리털에 있는 각종 미네랄의 함량을 측정하여 표준치와 비교 분석하고, 많고 적음을 판단하는 방법이다. 모발 분석 결과는 진단의 보조수단으로 이용할 수 있다.

☞ 참고하세요!

모발 미네랄 분석이란?

현대인은 미네랄 영양 불균형이 될 가능성이 매우 높다. 요즈음 먹는 음식이 너무나 비건강식이기 때문이다. 또한 환경이나 직업 등으로 인해 중금속 오염이 심각하고, 약물 과용에 의한 미네랄 불균형도 무시할 수 없을 정도다. 스트레스 또한 미네랄의 불균형을 일으킨다. 최근에 웰빙 무드를 타고 건강식품을 많이 복용하는 데 이것이 자기 몸에 맞지 않을 수 있다. 우리가 먹는 음식이 얼마나 엉망인가를 예를 들어보자.

대부분의 사람들은 칼로리를 과잉 섭취하고, 지방을 과다 섭취한다. 단백질을 과다 섭취하고, 정크푸드를 과다 섭취하고 있다. 뿐만 아니라 인스턴트식품을 많이 먹고, 가공식품을 많이 먹고, 수입식품을 많이 먹고, 외식을 많이 한다.

우리나라 사망 원인의 변화는 식습관의 변화와 일치하고 있다. 1960년대 초에는 전염병이 많았고, 암이나 순환기계 질환은 적었으나, 1990년대에 들어서면서 암이나 순환기계 질환은 늘어나고, 전염병은 줄어들었다.

1997년 7월 세계암연구재단과 미국의 암연구재단이 "식품 영양과 암의 예방"이라는 제목으로 670쪽에 이르는 방대한 보고서를 발간하였다. 이 보고서에서 발표한 내용은 다음과 같다. 음식과 암과는 관계가 있다고 하였으며, 채소와 과일의 섭취량이 적거나, 가공식품을 많이 먹거나, 지방 섭취량이 많거나, 육류 섭취량이 많으면 암에 걸릴 위험이 높다고 하였다.

그리고 음식의 조리방법과 암과는 관계가 있다고 하였으며, 탄 음식을 많이 먹거나, 고온 처리된 음식을 많이 먹거나, 전자레인지에 요리한 음식을 많이 먹으면 암에 걸릴 위험이 훨씬 높다고 하였다. 그리고 소금에 절인 음식은 위암과 관계가 있고, 곰팡이가 핀 음식을 먹으면 위암에 걸릴 확률이 높다고 한다. 지금까지 발표된 자료에 의하면 음식은 순환기질병, 당뇨병, 고혈압, 뇌졸중, 비만, 암 등을 일으킬 수 있다고 하였다.

우리가 먹는 음식은 우리 몸의 구성 성분과 밀접한 관계가 있고, 우리 몸을 구성하는 성분은 건강과 밀접한 관계가 있기 때문에 우리 몸을 구성하고 있는 성분을 분석하는 일은 매우 중요하다.

미네랄은 우리 몸에서 여러 가지 생리 기능을 조절하고 유지하는 데 쓰이므로 모발 미네랄 검사를 통해 현재의 대사상태 등을 충분히 살펴볼 수 있다. 모발에서의 미네랄 불균형은 우리 몸 전체의 대사 불균형을 초래할 수 있고, 이는 만성적인 질환 등을 유발할 수 있다. 모발 미네랄 검사를 통해 당신의 미네랄 불균형 상태를 알맞은 식사요법으로 조정하여 보다 건강한 삶을 유지할 수 있다.

【모발 미네랄 검사 결과지】

사례 1

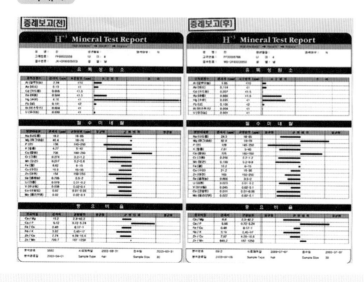

* 옆의 검사자는 신경정신과 약물 복용 중 모발 미네랄 검사를 하였다. 검사 결과에는 수은이 정상 범위를 훨씬 초과하였다. 검사 후 약물 복용을 중지하고 식사요법과 영양요법으로 초과되었던 수은이 정상범위로 호전된 사례다.

사례 2

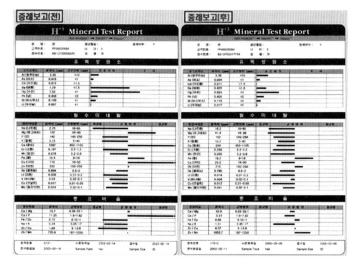

* 옆의 검사자는 잘못된 다이어트로 우울증과 탈모증으로 모발 미네랄 검사를 하였다. 검사 결과에는 수은과 바륨의 중금속이 정상범위를 초과하였다. 모발 미네랄 검사 후 피해야 할 것과 먹어야 할 식단을 체크하고 식사요법과 영양요법을 통해 회복된 사례다.

사례 3

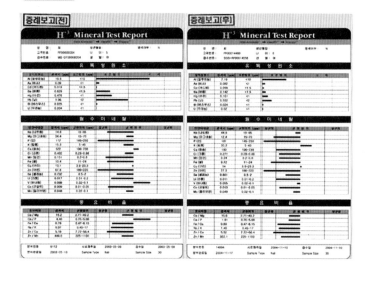

* 옆의 검사자는 소아 ADHD(과잉행동장애) 어린이다. 모발 미네랄 검사 결과 알루미늄과 납의 중금속 수치가 정상범위를 초과하였다. 검사 후 식사요법과 영양요법을 지속한 후에 재검을 하여 정상범위로 회복된 사례이다.

* 모발 미네랄 검사지를 활용하면 내 몸에 부족한 미네랄 성분을 체크해 볼 수 있고 나아가 영양치료를 통해 정상으로 회복할 수도 있다.

  그럼, 내 몸에 꼭 필요한 미네랄의 종류와 그 기능을 알아보자.

⦿ 육체적 안정과 세포대사 조절하는
칼슘(Ca)

· 칼슘의 주요 기능 : 칼슘은 뼈와 치아의 중요한 구성요소다. 칼슘은 성인 체중의 1~2%를 차지한다. 체내 칼슘의 99% 이상이 치아와 뼈에 존재하고 나머지 1%는 혈액, 세포 외액, 근육, 다른 조직에 존재한다. 칼슘은 혈액응고, 신경 자극전달, 근육의 수축과 이완, 세포대사, 내분비를 조절하는 기능을 한다. 그리고 비타민 A, 비타민 C, 비타민 D 등의 흡수를 도와준다. 최저 1일 섭취량은 800~1,000mg 정도다.

· 칼슘이 결핍되면… : 칼슘의 불충분한 섭취나 장 흡수 불량으로 인한 만성적인 칼슘 부족은 골질량의 감소와 골다공증의 주요한 원인 중 하나다. 칼슘 섭취가 장기적으로 부족하면 특히 아동들에서 골격의 석회화가 불충분하고 성장이 지연된다. 또한 근육 경련, 불면증, 간질, 심장 박동수 증가, 구루병, 골연화증 및 골다공증의 발생 위험이 높다. 최근에는 칼슘의 섭취 부족으로 인한 영양문제로 골격질환, 순환기계질환, 고혈압, 동맥경화, 고지혈증, 대장암 등 각종 만성질환과 관련하여 연구되고 있다.
칼슘 결핍이 성격에 미치는 영향은 불안정한 감정 상태, 안절부절, 과도한 행동양상, 신경질, 화를 잘 내는 상태, 감정을 가라앉히기 어려움, 외향적, 정신·의학적인 방어기전의 모자람 등이다.

· 칼슘 섭취가 과잉일 경우 : 장기적인 과잉 섭취로 인한 영향은 고칼슘혈증, 신석증, 피로, 식욕감퇴, 체중감소, 요통, 좌골신경통, 근육통, 변비, 위장 내 가스 형성, 우울, 불안, 공황, 두통, 편집증세, 기억과 집중력 감퇴, 불면증, 저혈압, 바이러스 감염, 성인형 당뇨병, 신장손상, 빈혈, 피부염, 건성피부, 골다공증, 신장결석 등이 유발될 수 있다. 지나친 칼슘 때문에 조직 내 마그네슘, 인, 아연, 구리 등이 상대적으로 부족하여 골다공증이 유발되기도 한다. 고칼슘혈증의 증상은 식욕감퇴, 구토, 변비, 복통, 구강 건조, 구갈, 그리고 잦은 배뇨를 일으킬 수 있다. 심한 고칼슘혈증은 정신 착란, 섬망, 혼수, 그리고 치료하지 않으면 사망을 초래할 수도 있다. 칼슘 과잉이 성격에 미치는 영향은 융통성이 없음, 방어적, 퇴보적, 내성적, 느림, 무뚝뚝, 피곤함 등이다.

· 칼슘 함량이 높은 식품 : 두부(126mg), 연두부(295mg), 검정콩(220mg), 노란콩(245mg), 들깨(750mg), 아몬드(230mg), 검정참깨(1060mg), 흰참깨(1156mg), 해바라기씨(116mg), 돌산갓(160mg), 고구마줄기 마른것(1355mg), 고춧잎(233mg), 고들빼기(115mg), 열무김치(116mg), 깻잎(211mg), 잎무청(249mg), 비름(169mg), 적상추(107mg), 소리장이(517mg), 신선초(235mg), 쑥(230mg), 아주까리잎(661mg), 적양상추(200mg), 엉겅퀴(435mg), 잔대(427mg), 질경이(102mg), 참죽나물(946mg), 취나물(124mg), 케일(281mg), 토란대(270mg), 파슬리(206mg), 호박잎(180mg), 김(325mg), 다시마(103mg), 뜸부기(1090mg), 미역(153mg), 우뭇가사리(183mg), 청태(535mg), 톳(157mg), 뽕잎가루(1050mg), 삼백초(1135mg).

· 칼슘 함량이 낮은 식품 : 통밀(24mg), 수수(10mg), 현미(10mg), 백미(4mg), 옥수수(25mg), 율무(10mg), 조(11mg), 호밀(10mg), 감자(4mg), 고구마

(24mg), 돼지감자(13mg), 마(14mg), 토란(27mg), 강낭콩(23mg), 녹두(18mg), 완두콩(30mg), 도토리(16mg), 밤(28mg), 보리밥(3mg), 은행(3mg), 잣(18mg), 호박씨(53mg), 고추(15mg), 고추냉이(41mg), 미나리(24mg), 박(27mg), 배추(37mg), 부추(47mg), 비트뿌리(7mg), 생강(13mg), 숙주나물(15mg), 시금치(40mg), 아스파라거스(22mg), 양배추(29mg), 양파(16mg), 연근(22mg), 오이(28mg), 우엉(56mg), 원추리(19mg), 자운영(3mg), 죽순(13mg), 콩잎(33mg), 토마토(9mg), 파프리카(12mg), 피마(10mg), 호박(18mg), 느타리버섯(1mg), 버들송이버섯(2mg), 송이버섯(2mg), 양송이버섯(7mg), 팽이버섯(2mg), 표고버섯(20mg), 감(6mg), 감귤(13mg), 금귤(29mg), 다래(22mg), 대추(28mg), 딸기(7mg), 레몬(55mg), 매실(7mg), 멜론(7mg), 모과(21mg), 무화과(26mg), 배(2mg), 복숭아(8mg), 사과(3mg), 살구(5mg), 석류(8mg), 수박(1mg), 앵두(6mg), 오디(45mg), 오렌지(33mg), 유자(49mg), 참외(6mg), 키위(30mg), 파인애플(10mg), 포도(6mg), 효모(16mg).

◉ 신경을 안정시키고 칼슘 축적 예방
마그네슘(Mg)

· 마그네슘의 주요 기능 : 마그네슘은 신체의 구조와 기능 모두에 중요한 역할을 한다. 마그네슘은 엽록소의 구성성분이므로 식물성 식품에 풍부하다. 마그네슘은 건강한 성인의 체내 총 보유량은 약 25g이다. 이중 약 50~60%의 마그네슘이 뼈에 존재하며, 약 30%는 세포 내액에 함유되어 있고, 약 1% 정도가 세포 외액에 존재한다. 마그네슘은 300종 이상의 효소체계에 있어서 보조인자나 활성제로 작용하며, 신경을 안정시키는 데 도움이 되며, 불안할 때 정신 집중을 향상시킨다.

마그네슘 부족이 심하면 과도하게 불안해지고 쉽게 성을 내게 되는 경향이 있다. 또한 지방, 단백질 및 핵산의 합성, 근육의 수축 등 체내에서 일어나는 생화학적 혹은 생리적 과정에도 필요하다. 이외에도 마그네슘은 신경 및 근육의 세포막 전위의 유지와 신경근 연접부에서의 충격전도에도 필수적인 역할을 한다. 마그네슘의 일차적인 기능 중의 하나는 세포와 관절 주위에 칼슘이 과도하게 축적되는 것을 방지하는 것이다.

마그네슘은 가장 강력한 칼슘 차단제다. 또한 세포 대사에 가장 핵심적인 미네랄로 세포의 대사율이 높을수록 마그네슘의 요구량도 높다. 마그네슘은 체액의 산과 알칼리의 균형을 조절한다. 또한 마그네슘은 당뇨병 및 알코올 중독의 예방에 도움을 줄 수 있다. 세포의 중요한 핵산인 DNA와 RNA도 마그네슘에 의해 안정될 수 있다. 마그네슘은 골격과 치아의 구성성분이며, 충치 예방에도 관여한다. 최저 1일 필요량은 300mg 정도다.

· 마그네슘이 결핍되면… : 마그네슘이 결핍되면 혈중 칼슘 농도가 낮아져 저칼슘혈증이 나타나 근육경련, 고혈압, 관상혈관과 뇌혈관의 경련이 일어날 수 있다. 마그네슘 결핍은 위장관질환, 신장질환, 심혈관계질환, 근육신경계질환, 흡수불량질환, 당뇨병, 알코올중독증 등 많은 질환에서 발견된다.
마그네슘 결핍은 혈압을 증가시켜 혈관 기능을 손상시키고 심전도 이상, 부정맥 등 심장기능에 문제를 야기한다. 마그네슘 고갈은 인슐린 분비 손상뿐만 아니라 인슐린 저항을 일으켜 당뇨병을 악화시킬 수도 있다.
마그네슘 결핍의 원인 중 대표적인 2가지는 스트레스와 알코올이다. 과격한 운동, 임산부, 수유부, 약물치료를 받는 사람들, 감염에 민감한 사람들은 특히 마그네슘 영양에 신경을 써야 한다. 이외에도 장 흡수 부전증, 장 절단 수술, 지속적인 설사, 알코올성 간경화, 췌장염, 신장질환, 악성 골용해성 골질환, 갑상선이나 부갑상선 기능 항진증, 부신기능의 활성, 이뇨제, 지사제, 알코올 장기 복용 등도 마그네슘 결핍의 원인이 된다. 마그네슘은 신경 안정 기능이 있기 때문에 마그네슘 부족이 심하면 불안하고, 안절부절 못하고, 과도하게 신경과민이 있으며, 쉽게 성을 내게 된다. 이외에도 집중력 부족, 무감각, 우울증, 불면증, 아이들의 과잉행동장애, 경련, 발작, 간질, 빈뇨, 변비, 발한 증가, 체취, 고혈압, 동맥경화, 심근경색증, 울혈성심부전, 부정맥, 관절염, 점액낭염, 월경 전 증후군 등도 발생할 수 있다. 마그네슘 결핍이 성격에 미치는 영향은 마약 중독, 안절부절, 호전적, 과도한 행동 등이다.

· 마그네슘을 과잉 섭취하면… : 마그네슘 과잉은 결핍과는 달리 임상적으로 중요한 문제가 그다지 발생하지는 않는 것으로 알려져 있다. 마그네슘 과잉은 기면, 혼수, 심박동의 이상, 신장 기능 저하, 저혈압, 근력 약화, 호흡곤란, 허약, 구역질 등이 나타날 수 있다. 마그네슘 과잉이 성격에 미치는 영향은 느림, 퇴행적, 늘어짐, 피곤함 등이다.

· 마그네슘 함량이 높은 식품 : 현미(110mg), 오트밀(100mg), 메밀가루(190mg), 수수(160mg), 호밀(100mg), 강낭콩(150mg), 녹두(150mg), 동부(170mg), 완두콩(120mg), 들깨(230mg), 땅콩(200mg), 수박씨(410mg), 아몬드(310mg), 잣(290mg), 참깨(370mg), 코코넛(160mg), 해바라기씨(354mg), 김(298mg), 미역(110mg), 청태(1300mg), 톳(460mg), 파래(3200mg), 겨자(380mg).

· 마그네슘 함량이 낮은 식품 : 율무(12mg), 감자(30mg), 고구마(19mg), 곤약(4mg), 돼지감자(13mg), 토란(30mg), 가지(17mg) 갓(21mg), 고사리(22mg), 깍두기(13mg), 당근(12mg), 머위(6mg), 무(11mg), 미나리(24mg), 배추(11mg), 부추(18mg), 브로콜리(18mg), 상추(19mg), 생강(27mg), 셀러리(9mg), 숙주나물(8mg), 쑥갓(26mg), 아스파라거스(9mg), 양배추(13mg), 양상추(8mg), 연근(16mg), 오이(10mg), 죽순(13mg), 토마토(9mg), 피망(11mg), 호박(15mg), 느타리버섯(15mg), 송이버섯(8mg), 표고버섯(14mg), 감(7mg), 감귤(11mg), 금귤(19mg), 딸기(12mg), 레몬(11mg), 망고(12mg), 매실(8mg), 멜론(13mg), 모과(12mg), 배(5mg), 버찌(12mg), 복숭아(7mg), 사과(5mg), 살구(8mg), 석류(6mg), 오렌지(11mg), 자두(5mg), 참외(13mg), 키위(13mg), 파인애플(10mg), 포도(7mg).

◉ 신체 활성도를 조절하는 나트륨(Na)

· 나트륨의 주요 기능 : 나트륨은 세포 외액의 주된 양이온이며, 체내 총 나트륨 함량의 약 95%는 세포 외액에 존재한다. 나트륨은 세포 외액량을 조절하는 삼투압 결정인자며, 세포막 전위조절과 세포막에서 물질의 능동적 운반에 중요한 결정인자로서 작용한다.

나트륨은 칼륨과 함께 신경전도와 근육수축, 체액 균형, 그리고 산성과 알칼리성의 균형에 중요한 역할을 하고, 신장은 이들 전해질의 주요 조절 기관이다. 나트륨은 혈액량을 포함한 세포 외액의 조절을 위한 주된 결정요인이기 때문에 혈압과 혈액량을 조절하는 수많은 생리적인 과정은 체내 나트륨 양을 조절함으로써 일어난다. 최저 1일 필요량은 200~600mg 정도다.

· 나트륨이 결핍되면… : 나트륨 결핍은 신장병, 만성설사, 과도한 구토, 심한 발한, 부신장애와 갑상선 저하증 등으로 인해 발생할 수 있으며, 지사제 남용과 단백질 결핍도 나트륨 결핍의 원인이 될 수 있다. 또한 나트륨 결핍은 성장 감소, 모유분비 감소, 근육경련, 매스꺼움, 설사, 식욕부진, 소화불량, 장내가스, 근육위축, 체중감소, 구토, 탈수, 두통, 혼동, 발작, 혼수, 저혈압, 알레르기 증상, 기관지 약화, 간기능 저하, 호흡장애 등이 발생할 수 있다. 나트륨 결핍이 성격에 미치는 영향은 피곤함, 늘어짐, 우울, 시작하기가 어려움 등이다.

· 나트륨을 과잉 섭취하면… : 많은 양의 염분을 섭취하면 구역질, 구토, 설사와 복통을 일으킬 수 있다. 나트륨 과다는 카드뮴, 철, 셀레늄, 니켈, 칼슘, 마그네슘, 칼륨 등의 과다에 의해서 나타날 수 있으며, 카드뮴과 같은 중금속에 의해서도 고나트륨 혈증이 유발된다. 고나트륨 혈증의 증상은 어지럼증, 실신, 저혈압과 소변양 감소 등이다. 또한 부종, 고혈압, 빠른 심장박동, 호흡곤란, 경련, 혼수와 사망을 초래한다. 나트륨이 과도한 상태에서는 갈증, 피로, 민감성, 기면 등이 나타날 수 있다. 이외에도 고혈압, 뇌졸중 발병, 위암과 연관, 신경불안정, 정서불안, 스트레스에 민감한 반응, 발작, 자살 충동을 유발할 수 있다.
나트륨 과잉이 성격에 미치는 영향은 활달, 높은 에너지, 적극적, 활동적, 시작하는 사람, 급성 스트레스 등이다.

· 나트륨 함량이 높은 식품 : 라면(1005mg), 소면(1441mg), 칼국수(1768mg), 도넛(360mg), 샌드위치(551mg), 감자 스낵(360mg), 우유식빵(434mg), 옥수수빵(778mg), 크래커(634mg), 치즈(450mg), 팬케이크(439mg), 피자(398mg), 햄버거(498mg), 고들빼기(2231mg), 배추김치(1146mg), 마늘 장아찌(2269mg), 단무지(1119mg), 무짠지(1669mg), 오이지(1444mg), 다시마(554mg), 미역(610mg), 청각(928mg), 청태(530mg), 톳(410mg), 파래(848mg), 식염(33597mg), 죽염(39061mg), 쌈장(3288mg), 미역국(6516mg).

· 나트륨 함량이 낮은 식품 : 가공되지 않은 곡류, 두류, 채소류, 과일류, 견과류 등.

◉ 내 몸의 에너지 조절제 칼륨(K)

· 칼륨의 주요 기능 : 칼륨은 세포 내액에 가장 다량으로 들어있는 주요 양이온으로 세포막의 전위를 유지하고 세포 내액의 이온의 세기를 결정한다. 이온화된 칼륨은 나트륨 이온과 함께 신경 및 근육세포의 흥분과 자극전달을 조절하여 근육의 수축과 이완을 조절한다. 특히 심장박동의 유지에 중요한 역할을 한다. 또한 세포 외액의 나트륨 이온과 함께 세포의 삼투압과 수분 평형을 유지하는 기능을 한다. 체액의 산-염기의 균형을 유지시켜 주며 혈당이 글리코겐으로 전환되어 저장되거나 단백질이 저장될 때 칼륨과 함께 저장된다. 칼륨을 다량 섭취하였을 때 나트륨의 배설을 증가시켜 혈압을 강하시키는 효과도 있다. 최저 1일 필요량은 2,000~2,500mg 정도다.

· 칼륨이 결핍되면… : 칼륨 결핍은 저칼륨 혈증을 유발한다. 저칼륨 혈증의 증상은 막전위 및 세포 대사 이상과 연관되어 있는데 피곤, 근육위축, 근육 경련, 장 마비(속이 부글거림, 변비, 복통 등을 유발) 등을 포함한다. 심한 저칼륨혈증은 근육 마비나 부정맥을 유발시켜 사망에 이르게 한다.

또한 칼륨 결핍은 심한 설사나 장기간 굶주렸을 때, 또는 이뇨제 복용 시 결핍이 일어날 수 있다. 칼륨 결핍은 식욕감퇴, 근육경련, 변비, 불규칙한 심장박동이 발생한다. 또 피로, 허약, 근육경련, 부정맥을 유발한다. 이외에도 위장장해, 신장기능 저하, 신경전달 감소, 습진, 갈증, 변비, 피부건조, 불면증, 알레르기, 협심증 등이 발생할 수 있다. 단백질의 부족이 칼륨 결핍의 원인이 될 수 있다. 칼륨 결핍이 성격에 미치는 영향은 피곤함, 우울, 퇴보적, 낮은 에너지, 정력 부족 등이다.

· **칼륨을 과잉 섭취하면… :** 칼륨 과잉은 고칼륨 혈증을 유발한다. 고칼륨 혈증은 칼륨 섭취가 콩팥의 제거 능력을 초과했을 때 생긴다. 이로 인해 급성 또는 만성 신부전, 알도스테론 분비 감소가 소변 내 칼륨 배출 감소로 이어져 혈장에서의 칼륨과다 축적을 유발할 수 있다. 고칼륨 혈증의 증상은 손발 저림, 근육 위축, 일시적인 마비, 부정맥을 유발할 수 있다. 칼륨 과잉은 신장질환, 만성설사, 과도한 구토, 심한 발한, 지사제 남용, 부신장애와 갑상선 기능 저하증 등의 신체 이상에서 나타날 수 있으며, 근육허약, 신경질, 마비증상, 손발이 저리고 무감각, 정신환란, 부정맥 등이 발생할 수 있다. 칼륨 과잉이 성격에 미치는 영향은 활달, 좌절, 맨땅에 헤딩하기 등이다.

· **칼륨 함량이 높은 식품 :** 통밀(780mg), 보리쌀(190mg), 수수(524mg), 현미(326mg), 율무(324mg), 옥수수(302mg), 조(368mg), 호밀(501mg), 감자(485mg), 고구마(429mg), 돼지감자(630mg), 마(550mg), 토란(365mg), 강낭콩(732mg), 녹두(332mg), 검정콩(168mg), 노란콩(1340mg), 동부(400mg), 완두콩(296mg), 작두콩(1296mg), 쥐눈이콩(1611mg), 팥(2644mg), 들깨(605mg), 땅콩(904mg), 밤(573mg), 아몬드(770mg), 연씨(410mg), 은행(578mg), 잣(590mg), 참깨(412mg), 해바라기씨(689mg), 호두(368mg), 호박씨(730mg), 가지(378mg), 고구마잎(206mg), 고들빼기(250mg), 고사리(185mg), 고추(370mg), 곰취(231mg), 근대(175mg), 배추김치(300mg), 열무김치(606mg), 냉이(288mg), 달래(379mg), 당근(395mg), 더덕(203mg), 도라지(453mg), 두릅(341mg), 마늘(664mg), 머위(550mg), 무(426mg), 미나리(412mg), 민들레(340mg), 배추(239mg), 부추(446mg), 브로콜리(307mg), 비트(397mg), 적상추(674mg), 생강(344mg), 숙주나물(123mg), 시금치(502mg), 신선초(752mg), 쑥(278mg), 쑥갓(260mg), 씀바귀(152mg), 야콘(199mg), 양배추(205mg), 양상추(167mg), 양파(144mg), 연근(377mg), 오이(312mg), 우엉(370mg), 원추리(347mg), 죽순(518mg), 질경이(278mg), 케일(302mg), 토란대(240mg), 토마토(178mg), 파(129mg), 파슬리(680mg), 파프리카(255mg), 피망(210mg), 호박(123mg), 느타리버섯(260mg), 목이버섯(861mg), 상황버섯(463mg), 양송이버섯(535mg), 팽이버섯(368mg), 표고버섯(2140mg), 감(379mg), 감귤(173mg), 금귤(139mg), 다래(401mg), 대추(357mg), 딸기(167mg), 메론(374mg), 모과(247mg), 무화과(170mg), 배(171mg), 복숭아(217mg), 사과(95mg), 산딸기(130mg), 산수유(2345mg), 살구(160mg), 수박(133mg), 앵두(268mg), 오디(284mg), 오렌지(126mg), 유자(194mg), 자두(164mg), 참외(663mg), 키위((271mg), 파인애플(107mg), 포도(173mg).

*칼륨 함량이 낮은 식품은 칼륨 함량이 높은 식품을 제외한 식품으로 생각하면 됩니다.

◉ 여성 미네랄 **구리(Cu)**

· **구리의 주요 기능 :** 구리는 체내에서 산화환

원효소의 구성요소로서 필수 족매인자로 작용하는 영양소다. 구리는 철분의 흡수 및 이용을 돕는 작용, 헤모글로빈 합성을 돕는 작용, 결합조직을 콜라겐과 엘라스틴이 교차 결합하는 작용, 골격 형성과 심장순환계의 결합조직을 정상으로 유지하는 작용, 신경전달물질인 노르에피네프린과 도파민을 형성하는 효소의 보조인자 작용, 면역체계의 일부로 작용, 혈액응고와 콜레스테롤 대사에 관여하며, 에너지 생성을 비롯하여 항산화 과정과도 연관되어 있다. 구리는 간과 뇌에 가장 많이 존재하고 그 다음으로 심장, 신장, 췌장, 비장, 폐, 뼈, 근육 순이다. 구리의 결핍과 과다는 중요한 장기들의 기능을 방해할 수 있다.

· 구리가 결핍되면… : 구리의 결핍은 철 보충으로도 고쳐지지 않는 빈혈, 백혈구 감소증, 호중구 감소증, 저색소증 등이 있으며, 혈중 콜레스테롤 증가 등이 나타날 수 있다. 또한 류마티스 관절염, 관절 주위에 칼슘 침착으로 인한 관절통, 만성 세균감염 및 만성피로, 다발성 경화증, 파킨슨씨병과 같은 신경학적 장애, 동맥류, 심비대, 심부전, 뇌경색, 허혈성 심질환, 갑상선 기능저하, 통풍, 고혈압, 항생제 감수성, 고혈당증, 정서적 장애(조증장애), 불면증, 알레르기 반응, 골다공증 및 괴혈병 증상 등이 발생할 수 있다. 최저 1일 필요량은 2~3mg 정도다. 구리 결핍이 성격에 미치는 영향은 감성적인 반응의 부재가 나타난다.

· 구리를 과잉 섭취하면… : 구리의 과잉은 소화기 장애, 구토, 복통, 오심, 설사로 시작하여 심한 경우 혼수, 피로, 결뇨, 간세포 손상, 혈관질환, 효모와 곰팡이 증식을 촉진, 바이러스 감염의 재발을 유발한다. 월경과다 및 기간 연장, 생리 전 증후군,

전두통, 우울증, 변비, 정서적인 불안정, 체중 증가도 유발한다. 임신 마지막 3개월 동안 구리 성분이 너무 높으면 임신중독증, 자간증, 산후 우울증을 포함한 임신 합병증과 연관될 수 있다. 감정의 급격한 변화, 폭력적인 성격, 우울증, 정신분열증, 빈혈, 신장염, 간경화, 골다공증, 콜레스테롤 상승, 동맥경화, 혈관 파열, 면역 저하, 갑상선 기능 저하, 조직의 노화, 피부염, 허약증세, 탈모, 정신분열, 피부질환, 척추측만증 등이 발생할 수 있다.
구리 과잉이 성격에 미치는 영향은 감성적이고 예술적이며, 심한 경우는 센티멘털, 유아적, 무서움을 잘 타는 멍한 상태, 우울, 감정의 변화가 심함, 공포, 공격적 행동, 환각, 정신분열, 정신병 등이다.

· 구리 함량이 높은 식품 : 대두(1.01mg), 깨(1.93mg), 삼씨(1.30mg), 수박씨(1.49mg), 아몬드(1.35mg), 잣(1.44mg), 해바라기씨(1.75mg), 호두(1.50mg), 호박씨(1.26mg), 풋마늘가루(38.20mg), 유자(1.40mg), 참굴(1.17mg), 꼬막(5.60mg), 큰논우렁(1.90mg), 불동꼴뚜기(2.97mg), 꽃게(1.10mg), 젓새우(1.56mg), 톳(1.40mg), 홍화꽃(159.00mg), 비타민 D, B$_1$, B$_{12}$, 엽산, 칼슘, 코발트, 철, 셀레늄, 나트륨 등.

· 구리 함량이 낮은 식품 : 곡류, 채소류, 과일류, 해조류, 버섯류 등.

◉ 항산화제 아연(Zn)

· 아연의 주요 기능 : 아연은 촉매적, 구조적, 조절적 역할을 하는 인체 생리활성물질이다. 인체에 존재하는 아연의 총량은 1.5~2.5g이다. 아연은 모든 세포에 존재하면서 기본적인 생화학적 역할을 하고 있다. 아연은 RNA나 DNA와 같은 핵산의

합성에 관여하고, 단백질의 대사와 합성을 조절한다. 또 췌장에서 분비되는 인슐린 호르몬의 구성성분이므로 탄수화물 대사에 중추적인 역할을 하고 있다.

아연은 상처의 회복을 돕고 성장이나 면역기능을 원활히 하는 데 필요하다. 아연은 남성과 여성 호르몬 생산에 필수적이고 인간의 건강과 질병에 중요한 역할을 한다는 사실이 입증되었다. 아연은 세포의 산화적 손상을 방지하는 항산화작용이 있다.

아연은 면역체계와 같이 세포 교체가 빠른 많은 조직에서 필수적인 역할을 한다. 아연 결핍은 감염에 대한 초기반응 단계뿐만 아니라 복잡한 세포성과 체액성 면역과정을 다양한 측면에서 저해한다. 아연이 부족하면 세포증식이 저해되어 성장지연을 초래한다. 아연은 세포분열과 증식에 영향을 주는 효소체계에 필수적이며, 이러한 효소체계를 통하여 DNA 합성을 조절할 수 있다. 또한 세포분열 시 호르몬 조절을 통하여 성장에 영향을 줄 수 있다. 최저 1일 필요량은 15~30mg 정도다.

· 아연이 결핍되면… : 아연 결핍에 대한 임상적 증상은 수포·농포성 피부염, 탈모증, 성장지연, 설사, 정신장애, 세포 매개 면역능력 감소로 인한 반복적 감염 등이다. 사람에 따라 보통 정도의 아연 결핍은 성장지연, 피부변화, 식욕감퇴, 정신적 무기력, 비정상적 암 적응, 상처회복 지연 등의 증상이 나타난다.

아연 결핍의 원인으로 스트레스, 감염은 아연의 요구량을 증가시켜 아연의 결핍을 초래하고, 비타민 E와 B_1의 과다섭취도 아연의 결핍을 일으킨다. 또한 항우울제, 소염 스테로이드, 이뇨제 등의 약품과 고 섬유성 식이는 아연 요구량을 증가시킨다. 이외에도 알코올 중독, 갑상선 기능 항진 혹은 갑상선의 기능 저하, 부신기능의 저하, 부갑상선 기능 항진 등도 아연 결핍의 원인이 된다. 장성 선단 피부염은 주로 어린이에게 발생하고 심한 아연 결핍 시에 나타난다. 이때 피부에 심한 농포와 습진이 생기며 입, 얼굴, 서혜부, 손, 발에도 생길 수 있다. 또한 아연 결핍은 피부염, 빈혈, 거식증, 조울증, 자폐증, 미각·후각 소실, 생리불순, 월경 전 증후군, 불임, 출산 후 우울, 시신경반퇴행 등을 유발할 수 있다.

아연 결핍이 성격에 미치는 영향은 남성 조루, 감성적인 불안정, 여성적, 감정의 변화가 심함, 공포, 심한 경우에는 정신분열증 등이 나타난다.

· 아연을 과잉 섭취하면… : 오염된 식품에서 들어오는 황산 아연은 위통, 어지러움, 구역질 등을 유발한다. 완전 정맥영양을 통하여 많은 양의 아연을 섭취한 후에 사망했다는 보고도 있다. 만성적인 아연 과잉 섭취는 췌장 효소와 혈청 지단백질 수준에 영향을 미치며 구리와 철 흡수를 저해하고 면역기능을 손상시킨다. 아연 과다로 인해 피로, 식욕부진, 활력저하, 우울증, 냉담, 무관심, 설사, 미각저하, 후각저하, 식후포만감, 빈혈, 야맹증, 상처 치유 지연, 피부건조, 피부염, 각막염, 원형 탈모증, 성장장애, 성기능 성숙의 지연, 성기능 장애(발기불능), 여성 불임, 당뇨, 간경화, 콜레스테롤 상승 등이 유발될 수 있다.

아연 과잉이 성격에 미치는 영향은 감성적인 대응이 감소됨, 순교자적인 행동, 금욕현상 등이 나타난다.

· 아연 함량이 높은 식품 : 오트밀(2.1mg), 기장(2.7mg), 메밀(2.4mg), 통밀(2.6mg), 쌀보리(2.1mg), 현미(2.2mg), 찹쌀(2.7mg), 옥수수(1.7mg), 조(2.7mg), 호밀(3.5mg), 강낭콩(2.5mg), 녹두(4.0mg), 대두(6.5

mg), 두유(2.4mg), 동부(5.5mg), 완두콩(4.1mg), 잠두(4.6mg), 들깨(3.8mg), 땅콩(2.3mg), 삼씨(6.0mg), 수박씨(3.9mg), 아몬드(4.0mg), 잣(6.9mg), 참깨(5.5mg), 코코넛(5.0mg), 해바라기씨(5.0mg), 호두(3.1mg), 호박씨(7.7mg), 고사리(1.4mg), 고추냉이(2.3mg), 풋마늘가루(24.0mg), 죽순(1.3mg), 파슬리(1.0mg), 느타리버섯(1.0mg), 목이버섯(2.1mg), 유자(5.3mg), 멸치(7.1mg), 미꾸라지(3.1mg), 복어(1.5mg), 붕어(2.1mg), 빙어(2.0mg), 잉어(1.8mg), 굴(13.2mg), 꼬막(2.3mg), 소라(2.2mg), 키조개(4.3mg), 피조개(1.5mg), 꽃게(3.7mg), 문어(1.6mg), 새우(1.8mg), 성게(2.0mg), 오징어(1.6mg), 김(4.5mg), 청태(2.6mg), 파래(1.2mg), 홍차(5.0mg), 된장(1.8mg), 마늘(2.5mg), 생강(1.7mg), 파프리카가루(10.3mg), 효모(7.8mg), 홍화꽃(19.0mg), 마그네슘, 철, 인, 비타민 A, B₁, B₃, B₅, B₆, E 등.

· 아연 함량이 낮은 식품 : 감자(0.5mg), 고구마(0.3mg), 곤약(0.1mg), 돼지감자(0.3mg), 마(0.3mg), 토란(0.2mg), 가지(0.2mg), 고구마 잎(0.3mg), 김치(0.4mg), 당근(0.4mg), 땅두릅(0.1mg), 머위(0.2mg), 무(0.1mg), 미나리(0.3mg), 배추(0.4mg), 부추(0.3mg), 생강(0.1mg), 셀러리(0.2mg), 숙주나물(0.3mg), 순무(0.3mg), 쑥갓(0.2mg), 양배추(0.4mg), 양파(0.4mg), 오이(0.3mg), 치커리(0.2mg), 케일(0.3mg), 피망(0.2mg), 호박(0.3mg), 표고버섯(0.4mg), 감(0.1mg), 감귤(0.1mg), 금귤(0.1mg), 딸기(0.2mg), 레몬(0.1mg), 망고(0.1mg), 매실(0.1mg), 멜론(0.2mg), 모과(0.2mg), 무화과(0.2mg), 바나나(0.3mg), 배(0.1mg), 복숭아(0.1mg), 사과(0.1mg), 산딸기(0.4mg), 살구(0.1mg), 석류(0.2mg), 수박(0.4mg), 오렌지(0.1mg), 으름(0.1mg), 자두(0.1mg), 참외(0.4mg), 키위(0.1mg), 파인애플(0.1mg), 포도(0.1mg), 미역(0.3mg), 참기름(0.1mg), 올리브유(0mg).

◉ 체액을 조절하는 **인(P)**

· **인의 주요 기능** : 인은 성인의 경우 체중의 0.65~1.1%로 체내에 약 660~700g 정도 함유되어 있다. 체내에 있는 인의 85%는 칼슘과 결합하여 뼈와 치아를 구성하고 있으며, 골격 내 인과 칼슘의 비율은 보통 1:2를 이루고 있다. 그 나머지는 혈액과 기타조직에 분포되어 있다. 인은 세포막의 구성요소인 인지질과 DNA, RNA 등 핵산과 뉴클레오티드의 구성요소다. 유전 정보의 저장과 전달을 담당하는 핵산은 인을 포함한 분자로 이루어진 긴 사슬이다. 인의 주요 기능은 산-염기의 평형을 조절하는 완충작용에 의한 정상 pH 유지, 대사과정에서 생긴 에너지의 저장과 이동, 인산화 반응에 의한 여러 효소의 활성화 등이다. 인은 탄수화물의 산화와 에너지 대사에 관여하고 효소의 활성화 및 비타민, 조효소 형태로의 전환 등 세포의 기본활동에 필요한 여러 가지 기능을 수행한다. 최저 1일 필요량은 1,000~1,400mg 정도다.

· **인이 결핍되면…** : 저인혈증에 의해서는 식욕감소, 빈혈, 근육약화, 뼈 통증, 구루병, 골연화증, 감염에 대한 감수성 증가, 사지 무감각, 저린감, 보행 장애 등이 나타날 수 있다. 인 결핍은 발육불량, 무력증, 운동실조, 남성의 성기능장애, 신경 및 뇌 기능장해 등을 볼 수 있다. 인의 결핍은 각종 효소의 기능을 억제할 수 있으며, 뼈에서 칼슘의 과다로 인해 오히려 골의 연화를 촉진시킬 수 있다.

· **인을 과잉 섭취하면…** : 혈중 인 농도가 비정상적으로 증가하여 생기는 가장 심각한 부작용은 비골격계 조직의 석회화로서, 콩팥에 가장 흔하다.

콩팥은 혈액 내의 과도한 인을 충분히 제거할 수 없기 때문에 식사로부터 생긴 고인산혈증은 말기 신부전 등 심각한 신부전 환자나 부갑상선 기능 저하증 환자에서 주로 문제가 된다. 콩팥 기능이 정상의 20%일 때는 음식에 들어있는 인도 고인산혈증을 유발할 수 있다. 인 과잉이 지속되면 저칼슘혈증 또는 이차적인 부갑상선 호르몬의 증가로 인해 골격의 손실이 온다. 인이 과다하면 칼슘과의 길항작용으로 칼슘 결핍의 증상을 초래할 수 있다. 특히 가공식품과 탄산음료의 섭취를 줄여야 한다. 인의 과량섭취는 철, 구리, 아연 등의 흡수에 지장을 초래한다.

· 인 함량이 높은 식품 : 귀리(175mg), 오트밀(370mg), 기장(226mg), 메밀(308mg), 통밀(290mg), 통보리(360mg), 수수(191mg), 찰수수(204mg), 현미(279mg), 옥수수(292mg), 율무(290mg), 조(184mg), 호밀(378mg), 녹두(335mg), 검정콩(576mg), 노란콩(620mg), 완두콩(161mg), 작두콩(353mg), 쥐눈이콩(631mg), 팥(366mg), 개암(784mg), 도토리(680mg), 들깨(565mg), 땅콩(359mg), 삼씨(1100mg), 수박씨(128mg), 아몬드(500mg), 연씨(190mg), 은행(156mg), 잣(560mg), 참깨(546mg), 해바라기씨(277mg), 호두(332mg), 호박씨(1148mg), 더덕(102mg), 두릅(103mg), 마늘(164mg), 브로콜리(195mg), 소리장이(116mg), 잔대(377mg), 참죽나물(485mg), 목이버섯(228mg), 뽕나무버섯(264mg), 양송이버섯(102mg), 영지버섯(108mg), 표고버섯(206mg), 으름(269mg), 가오리(533mg), 돔(205mg), 멸치(421mg), 명태(202mg), 미꾸라지(437mg), 뱅어(267mg), 삼치(310mg), 송어(263mg), 연어(243mg), 은어(276mg), 장어(247mg), 조기(175mg), 홍어(250mg), 굴(125mg), 꼬막(228mg), 소라(133mg), 가재(238mg), 새우(229mg), 오징어(273mg), 김(474mg), 매생이(270mg), 청태(144mg), 뽕잎가루(430mg), 홍삼(329mg), 곡류, 생선류.

· 인 함량이 낮은 식품 : 감자(63mg), 고구마(54mg), 곤약(10mg), 돼지감자(55mg), 마(28mg), 토란(45mg), 밤(68mg), 가지(33mg), 고구마잎(38mg), 고구마줄기(17mg), 고추(43mg), 고춧잎(55mg), 곰취(35mg), 근대(45mg), 김치(64mg), 무(55mg), 미나리(45mg), 민들레(43mg), 박(25mg), 배추(25mg), 부추(34mg), 비름(45mg), 비트(40mg), 상추(24mg), 생강(28mg), 셀러리(45mg), 숙주나물(32mg), 순무(22mg), 시금치(29mg), 쑥갓(47mg), 씀바귀(45mg), 야콘(12mg), 양배추(25mg), 양상추(27mg), 양파(30mg), 열무(48mg), 자운영(47mg), 질경이(56mg), 토란대(46mg), 토마토(19mg), 파(35mg), 파슬리(60mg), 파프리카(19mg), 피망(22mg), 호박(24mg), 느타리버섯(54mg), 송이버섯(34mg), 감(34mg), 감귤(11mg), 한라봉(24mg), 금귤(22mg), 다래(34mg), 대추(45mg), 딸기(30mg), 레몬(15mg), 망고(12mg), 매실(19mg), 머루(10mg), 멜론(43mg), 모과(18mg), 무화과(16mg), 바나나(18mg), 배(11mg), 버찌(28mg), 복숭아(42mg), 사과(8mg), 산딸기(31mg), 살구(14mg), 석류(15mg), 수박(12mg), 앵두(17mg), 오디(45mg), 오렌지(20mg), 유자(15mg), 키위(26mg), 포도(17mg), 요구르트(28mg), 참기름(0mg), 올리브유(1mg), 채소류, 과일류.

◉ 남성 미네랄 철분(Fe)

· 철분의 주요 기능 : 철분은 산소의 이동과 저장에 관여한다. 헤모글로빈을 저장하는 철분은 폐로 들어온 산소를 각 조직의 세포로 운반하고, 세포에서 생성되는 이산화탄소를 폐로 운반하여 방출한다. 철분은 효소의 보조인자 작용을 하며, 신경전

달물질이나 콜라겐 합성에 필요한 효소의 보조인 자로 작용한다. 또한 면역기능을 유지하고, 약물을 제거하는 역할을 한다. 최저 1일 필요량은 10~18 mg 정도다. 철분의 흡수를 돕기 위해 비타민 C와 함께 복용해야 한다.

· 철분이 결핍되면… : 철분 결핍성 빈혈은 소적혈구성, 저색소성으로 특징지어지는데 이는 적혈구의 크기가 정상에 비해 작고 혈색소 함량이 감소한 것을 의미한다. 빈혈과 연관된 철분 결핍의 가장 흔한 증상은 피로, 빠른 심장박동, 두근거림, 운동 시 숨이 가빠지는 증상이다. 철분 결핍은 여러 방면으로 운동수행능력과 업무 수행력을 떨어뜨린다. 철분 결핍성 빈혈에서는 적혈구내 혈색소가 감소하여 조직으로의 산소 운반을 감소시킨다. 철분 결핍이 있는 사람들은 추위에 노출되었을 때 정상 체온을 유지하는 능력이 떨어진다. 심한 철분 결핍성 빈혈 시에는 부서지기 쉬운 스푼 모양의 손톱과 혀와 입술 가장자리의 궤양과 통증을 일으키기 쉽다.
철분 결핍의 임상적 결과는 빈혈, 피부 창백, 피로, 손톱의 연화, 생리불순, 변비, 혀의 통증, 연하곤란, 갑상선 기능 저하, 집중장애, 인지능력 감소, 뇌손상, 과잉행동장애, 신경발달 손상, 작업수행 능력 손상, 발달 장애, 성욕감퇴 등이다. 빈혈과 같은 기능적 철분 결핍의 결과는 헤모글로빈 농도의 뚜렷한 감소를 일으킬 정도로 심한 결핍일 때 나타난다. 부갑상선 기능 항진은 철분 결핍을 유발할 수 있다. 위의 정상 산도가 결핍되면 소장에서의 철분 흡수는 상당히 감소한다. 이것은 제산제를 규칙적으로 복용한 많은 사람에게서 철분 결핍이 발생한 이유가 된다. 철분 결핍이 성격에 미치는 영향은 피곤, 약함, 우유부단함, 빈혈 등이 나타난다.

· 철분을 과잉 섭취하면… : 혈색소증은 철분이 과도하게 흡수되어 간, 혈액, 근육, 심장, 췌장 등에 축적된다. 혈색소증을 치료하지 않으면 간이나 심장 등에 손상이 오고 당뇨병, 심부전으로 발전한다. 또한 철분 과잉은 편두통, 고혈압, 관절통 등의 많은 건강상의 문제가 생길 수 있다. 그리고 적대감, 과격한 행동이나 공격적인 행동도 나타난다. 철분 과잉이 성격에 미치는 영향은 융통성 결여, 화남, 공격성 등이 나타난다.

· 철분 함량이 높은 식품 : 통밀밀가루(16.2 mg), 참깨(10.4mg), 호박씨(9.6mg), 고구마줄기 마른 것(37.2mg), 국화꽃 마른 것(11.0mg), 유채김치(10.0 mg), 더덕 가루(17.2mg), 머위 마른 것(59.3mg), 무잎(10.7mg), 무시래기(14.5mg), 논 미나리뿌리(27.1 mg), 밭 미나리뿌리(62.5mg), 띠뿌리민들레(14.9mg), 소리장이 뿌리(24.4mg), 쑥부쟁이(12.8mg), 엉겅퀴(10.8mg), 잔대뿌리(103.7mg), 취나물 마른 것(8.8 mg), 호박잎 찐 것(8.1mg), 호박나물(9.2mg), 목이버섯(41.1mg), 석이버섯(54.6mg), 싸리버섯(22.9mg), 양송이버섯 가루(39.0mg), 영지버섯(25.1mg), 표고버섯 가루(12.4mg), 김(17.6mg), 삼석다시마(20.0 mg), 뜸부기(23.9mg), 모자반 가루(67.3mg), 물미역(20.0mg), 청태 마른 것(320.0mg), 클로렐라 마른 것(73.4mg), 톳 마른 것(76.2mg), 파래(13.7mg), 치커리차(14.4mg), 홍차(17.4mg), 파슬리 마른 것(97.9mg), 뽕잎가루(8800.0mg), 삼백초 마른 것(30.7mg), 인삼(33.5mg).

· 철분 함량이 낮은 식품 : 메밀(3.0mg), 쌀보리(1.4mg), 수수(2.1 mg), 현미(0.7mg), 백미(0.4mg), 옥수수(1.4mg), 조(2.3mg), 감자(0.6mg), 고구마(0.5 mg), 곤약(0.5mg), 당면(0.2mg), 돼지감자(0.2mg), 마

(0.2mg), 토란(0.5mg), 로얄젤리(1.8mg), 강낭콩(3.7mg), 두부(1.5mg), 완두콩(2.2mg), 도토리(0.6mg), 땅콩(2.1mg), 연씨(0.6mg), 은행(1.1mg), 호두(2.2mg), 가지(0.3mg), 잣(2.7mg), 고사리(2.5mg), 고추(0.4mg), 고춧잎(3.3mg), 고추냉이(0.6mg), 근대(2.1mg), 김치(1.3mg), 깻잎(2.2mg), 달래(1.8mg), 당근(0.7mg), 돌나물(2.3mg), 두릅(2.4mg), 마늘(1.9mg), 머위(2.6mg), 미나리(2.0mg), 박(2.1mg), 배추(0.5mg), 부추(2.1mg), 브로콜리(1.5mg), 상추(1.0mg), 생강(0.8mg), 숙주나물(0.6mg), 순무(2.0mg), 시금치(2.6mg), 신선초(3.2mg), 쑥갓(2.0mg), 씀바귀(1.1mg), 아스파라거스(0.5mg), 아욱(2.0mg), 야콘(2.2mg), 양배추(0.5mg), 양파(0.4mg), 연근(0.9mg), 열무(2.6mg), 오이(0.6mg), 우엉(0.9mg), 원추리(0.6mg), 유채(0.9mg), 치커리(1.3mg), 토란대(0.1mg), 토마토(0.3mg), 파(1.0mg), 파슬리(1.5mg), 파프리카(1.3mg), 피망(0.5mg), 호박(0.4mg), 호박잎(1.9mg), 느타리버섯(0.5mg), 송이버섯(3.3mg), 표고버섯(3.6mg), 감(3.9mg), 감귤(0.6mg), 한라봉(0.5mg), 금귤(0.3mg), 다래(0.2mg), 대추(1.2mg), 딸기(4mg), 레몬(0.4mg), 매실(0.6mg), 머루(0.7mg), 멜론(0.5mg), 무화과(0.3mg), 배(0.2mg), 복숭아(0.6mg), 사과(0.3mg), 수박(0.2mg), 오렌지(0.2mg), 참외(3.2mg), 키위(0.3mg), 파인애플(0.3mg), 포도(0.4mg).

◉ 내 몸 에너지 생성의 기폭제
망간(Mn)

· 망간의 주요 기능 : 망간에 의해 활성화되는 많은 효소들은 탄수화물, 아미노산, 콜레스테롤 대사에서 중요한 역할을 한다. 망간은 골격 형성과 아미노산, 콜레스테롤 및 탄수화물 대사에 필수적인 영양소로 알려져 있다. 망간은 주로 세포내 미토콘드리아에 존재한다. 미토콘드리아는 에너지를 생산해내는 기능을 한다. 따라서 망간의 불균형은 에너지 생산을 저해하여 정신적 피로를 유발한다. 또 망간은 정상 갑상선 기능을 유지하는 데 중요한 역할을 한다. 골다공증 환자의 경우 망간 농도가 감소하면 보충제로서 망간과 칼슘을 함께 투여하였을 때 골밀도가 개선되었다. 망간은 콜레스테롤 합성 과정에도 관여하여 결핍 시 혈장 콜레스테롤 농도가 감소한다.

· 망간이 결핍되면… : 망간 결핍은 성장장애, 생식기능 장애, 애정결핍증, 당 불내증을 비롯하여 탄수화물 및 지질대사의 변화를 초래한다. 특히 골격발달을 저해하는 것으로 알려져 있다. 또 피로, 두통, 지구력 부족, 체중감소, 천식, 이명, 청력저하를 유발한다. 근골격계 질환으로 관절염, 요통, 건염, 골다공증 등이 유발되고 불임증, 난소와 정소 퇴화 등과 관련이 있다. 또한 피부염, 손톱 및 모발의 성장지연, 머리카락의 적갈색으로의 색조 변화도 일어날 수 있다. 이러한 망간 결핍이 성격에 미치는 영향은 피로, 기면, 모성적 행동 감소 등이 나타난다.

· 망간을 과잉 섭취할 때 : 망간 과잉은 철강공장, 망간 광산, 용접, 화학공장, 건전지공장, 석유화학공장에서 장기간 노출 시 주로 발생한다. 또한 오염된 식수, 흡연, 파마, 염색약 등 환경적 요인으로도 가능하다. 망간의 경증 과잉 증상으로는 식욕부진, 불면증, 근육통, 정신 흥분, 환각, 이상한 웃음, 기억 장애, 충동적 행동 등이다. 망간의 중증 과잉으로는 언어장애, 서투른 행동, 이상한 보행, 미세진전, 경직, 경련성 웃음, 파킨슨씨병과 유사한 증상 등이다. 망간 과다의 치료는 망간의 폭로를 제

거하는 것이다. 칼슘, 구리, 철, 인, 바나듐, 비타민 B_1, B_{12}, D, E 등 망간의 길항제도 도움이 된다. 망간 과잉이 성격에 미치는 영향은 곧음, 정신분열증, 범죄형 성격 등이 나타난다.

· **망간 함량이 높은 식품** : 기장(1.7mg), 통밀(2.0mg), 쌀보리(1.4mg), 쌀(2.6mg), 호밀(2.4mg), 고구마(2.0mg), 강낭콩(1.0mg), 녹두(1.0mg), 대두(2.7mg), 동부(1.5mg), 잠두(1.6mg), 땅콩(1.9mg), 연씨(2.4mg), 해바라기씨(2.0mg), 호두(3.4mg), 고사리(2.3mg), 깻잎(1.8mg), 시금치(0.7mg), 양상추(0.8mg), 우엉(34.0mg), 배(0.6mg), 유자(2.2mg), 김(2.7mg), 톳(0.6mg), 홍차(31.0mg), 계피가루(16.7mg), 고춧가루(2.9mg), 된장(1.0mg), 생강가루(26.5mg), 정향가루(30.0mg), 파슬리 마른 것(10.5mg), 후춧가루(5.6mg), 홍화꽃(49.0mg).

· **망간 함량이 낮은 식품** : 귀리(-mg), 메밀(-mg), 보리(- mg), 옥수수(-mg), 율무(-mg), 조(-mg), 곤약(-mg), 돼지감자(-mg), 마(-mg), 깨(-mg), 밤(-mg), 은행(-mg), 잣(-mg), 호박씨(-mg), 갓(-mg), 고추(-mg), 배추김치(0.2mg), 냉이(-mg), 달래(-mg), 당근(0.3mg), 마늘(0.3mg), 머위(-mg), 무(0.1mg), 미나리(-mg), 배추(0.2mg), 부추(-mg), 상추(0.3mg), 셀러리(0.2mg), 숙주나물(-mg), 순무(-mg), 쑥(-mg), 쑥갓(-mg), 오이(0.1mg), 죽순(-mg), 치커리(-mg), 토마토(0.1mg), 파(-mg), 파슬리(-mg), 피망(-mg), 호박(0.1mg), 느타리버섯(0.1mg), 표고버섯(-mg), 감귤(-mg), 금귤(-mg), 딸기(0.1mg), 망고(-mg), 매실(-mg), 멜론(-mg), 무화과(-mg), 복숭아(-mg), 사과(0.1mg), 산딸기(-mg), 살구(-mg), 수박(0.1mg), 오렌지(-mg), 자두(-mg), 참외(0.1mg), 키위(-mg), 파인애플(0.1mg), 포도(0.1mg).

* - 표시는 분석 자료가 존재하지 않는다는 의미입니다.

● 당대사에 관여하는 **크롬(Cr)**

· **크롬의 주요 기능** : 크롬의 생물학적 활성형은 인슐린의 효과를 상승시키면서 당대사에 관여한다. 크롬의 기능은 세포 내로 포도당이 유입하게 돕는 것이다. 크롬은 세포 내로 들어가서 인슐린 수용을 촉진시킨다. 크롬은 신경세포와 혈관질환과도 상관이 있다. 크롬은 체중조절에 필수적이다. 크롬은 근육을 크게 만들고 지방을 낮추는 데 도움을 주는 중요한 무기물이다. 최저 1일 섭취량은 5~100μg 정도다.

· **크롬이 결핍되면…** : 크롬 결핍은 인슐린 과다, 임신, 여성호르몬, 갑상선 기능 저하, 부갑상선 기능 항진 등이 초래될 수 있다. 또 감염, 심장질환, 불안, 우울, 충격 등의 신체적 혹은 정신적 스트레스 등도 결핍을 유발한다. 크롬 결핍 증상으로는 사지의 무감각과 저림을 호소하는 말초 신경병, 동맥경화증, 콜레스테롤 증가가 유발될 수 있다. 또한 당뇨병 증상, 성장 장애, 각막 혼탁, 두통, 피로, 근심, 불안감 등도 나타난다. 크롬 결핍이 성격에 미치는 영향은 감정 변화가 심해지고 피로, 단맛에 빠지는 등의 현상이 나타난다.

· **크롬을 과잉 섭취할 때** : 크롬 과잉은 사업장에서 크롬의 과다 노출 시 알레르기성 피부염, 피부 궤양증, 기관지염, 폐암 등을 유발할 수 있다.

· **크롬 함량이 높은 식품** : 간, 계란 노른자, 도정하지 않은 곡류, 내장육, 육류, 견과류, 메주, 이스트, 양조효모, 볶은 고추, 조개, 감자, 소맥배아, 닭고기, 사과, 대합, 치즈, 당근, 양배추, 귤 등에 다

량 함유되어 있다. 그리고 철, 망간, 마그네슘, 칼륨, 인, 아연, 비타민 B$_1$, B$_2$, B$_3$, B$_6$, A, E 등의 섭취도 크롬의 흡수를 증가시킨다.

* 크롬 함량이 낮은 식품은 높은 식품을 제외한 것입니다.

◉ 항산화 효과 큰 셀레늄(Se)

· **셀레늄의 주요 기능** : 셀레늄의 기능은 글루타티온 과산화효소가 체내에서 생성된 과산화수소를 분해하여 과산화수소에 의한 세포손상을 억제하고 항산화 기능을 담당하도록 돕는 역할을 한다. 이런 면에서 셀레늄은 항산화 영양소로서 기능을 한다고 볼 수 있다.
셀레늄은 글루타티온 과산화효소의 구성성분으로 작용하며 면역작용을 돕는다. 셀레늄은 각종 중금속 중독의 예방에 효과적인 것으로 알려져 있으며, 노화방지에도 도움이 된다고 보고되었다. 셀레늄은 염색체 손상을 보호하고, 유전자 복구를 촉진하여 항암 효과가 있고 해독을 촉진시키는 것으로 알려져 있다. 최저 1일 필요량은 60~70μg 정도다.

· **셀레늄이 결핍되면…** : 불충분한 셀레늄 섭취는 글루타티온 과산화효소의 작용을 감소시킨다. 임상적인 셀레늄 결핍은 근육약화, 근육소모 그리고 심근병증이 관찰되어 발견되었다. 케산병은 중국의 셀레늄 결핍 지역에 사는 젊은 여성과 어린이에게 발생한 병증이다. 이 병의 급성형은 갑작스러운 심장 부전이 발생하는 것을 특징으로 하고, 만성형은 다양한 심장 부전과 함께 중등도에서 심각한 정도의 심장 확장을 초래한다. 케산병의 발생은 매우 낮은 셀레늄의 식이 섭취 및 빈약한 셀레늄 영양 상태와 밀접하게 관련되어 있다.
셀레늄이 부족한 식이를 섭취한 다람쥐원숭이에서

는 체중감소, 탈모증, 근육통증, 괴사, 간기능 퇴화 등의 증상이 나타났다. 또한 셀레늄의 결핍은 발암, 면역억제, 크론씨병, 소아의 골관절염, 백내장, 용혈성 빈혈, 간경화, 근육 손상, 고혈압, 죽상동맥경화, 관절염, 근육 노화, 불임, 당뇨병성 신경증 등이 유발될 수 있다.

· **셀레늄을 과잉 섭취하면…** : 셀레늄 과잉은 광업, 구리, 아연, 납을 포함한 광석의 추출, 석회와 시멘트 생산 등의 산업장에서 직업적으로 노출될 수 있다. 또한 유리, 세라믹과 놋쇠생산, 플라스틱과 전자제품 생산 공장, 페인트, 인쇄 잉크 사용 직업도 가능하다. 셀레늄이 과다하면 눈, 코, 인후 점막의 자극, 재채기, 기침, 충혈과 어지러움 등이 있고, 심하면 호흡곤란, 두통과 목젖의 부종도 가능하다.
셀레늄 과잉의 증상으로는 위장관 장애, 피부 발진, 마늘향이 나는 호흡, 안절부절, 간경화, 빈혈, 백혈구 감소, 생리불순, 구역질, 구토, 모발 소실, 손발톱의 변화, 피로, 말초신경병증, 피부 탈색, 치석 등이 나타난다. 셀레늄 과다의 치료로는 셀레늄에 길항적인 철, 황, 아연, 구리, 비타민 A, K, 불소가 도움이 된다.

· **셀레늄 함량이 높은 식품** : 통밀(28.0μg), 찹쌀(15.1μg), 감자 으깬 것(27.μg), 해바라기씨(59.5μg), 호두(4.9μg), 가지(6.7μg), 상추(64.0μg), 잠두(2.6μg), 대두 삶은 것(7.3μg), 땅콩가루(7.1μg), 달걀(30.8μg), 대구(42.7μg), 돔(36.5μg), 멸치(36.5μg), 민어(36.5μg), 갑오징어(44.8μg), 파슬리 마른 것(29.3μg), 마늘(77.1μg), 고춧가루(8.8μg), 머위(20.0μg), 새우 자연산(58.8μg), 비타민 B$_6$, E, 구리 등.

· **셀레늄 함량이 낮은 식품** : 귀리(-μg), 메밀

(−㎍), 보리(−㎍), 수수(−㎍), 현미쌀(−㎍), 옥수수(−㎍), 율무(−㎍), 곤약(−㎍), 돼지감자(−㎍), 마(−㎍), 토란(−㎍), 강낭콩(− ㎍), 녹두(−㎍), 대두(−㎍), 두부(−㎍), 삼씨(−㎍), 은행(−㎍), 잣(− ㎍), 고사리(−㎍), 고추(−㎍), 김치(−㎍), 냉이(−㎍), 당근(−㎍), 무(−㎍), 미나리(−㎍), 배추(−㎍), 부추(−㎍), 생강(−㎍), 셀러리(−㎍), 숙주나물(−㎍), 순무(−㎍), 시금치(−㎍), 쑥(−㎍), 쑥갓(−㎍), 아스파라거스(−㎍), 오이(−−㎍), 우엉(−㎍), 죽순(−㎍), 치커리(−㎍), 케일(−㎍), 콩나물(−㎍), 토란대(−㎍), 토마토(−)㎍), 파(−㎍), 피망(−㎍), 호박(−㎍), 목이버섯(−㎍), 능이버섯(−㎍), 송이버섯(−㎍), 표고버섯(−㎍), 감(−㎍), 감귤(−㎍), 금귤(−㎍), 대추(− ㎍), 망고(−㎍), 매실(−㎍), 멜론(−㎍), 모과(−㎍), 무화과(−㎍), 복숭아(−㎍), 산딸기(−㎍), 살구(−㎍), 오렌지(−㎍), 자두(−㎍), 참외(−㎍), 키위(−㎍), 파인애플(−㎍), 포도(−㎍), 김(−㎍), 다시마(−㎍), 미역(−㎍), 청태(−㎍), 톳(−㎍), 파래(−㎍), 된장(−㎍).

* −표시는 분석 자료가 존재하지 않는다는 의미입니다.

◉ 빈혈을 예방하고 정신질환을 치료하는 코발트(Co)

· 코발트의 주요 기능 : 코발트의 기능은 체내의 간에서 합성되어 빈혈을 근본적으로 예방해주는 비타민 B12의 구성성분 중 하나다. 코발트는 고혈압, 빈혈, 파킨슨씨병, 다발성 경화증, 신경정신질환의 치료에 잘 반응하는 것으로 알려져 있다.

· 코발트가 결핍될 경우 : 갑상선 기능 항진증, 철의 과다 섭취 등으로 발생할 수 있으며, 코발트 섭취 부족, 흡수능력 저하 등으로 유발된다. 그 외에도 소장에서의 세균 증식, 장염, 기생충 등에 의해서도 결핍 증상이 생길 수 있다. 코발트가 결핍되면 피로, 설사, 빈혈, 사지 지각 이상, 위치 감각 및 진동 감각 감소, 손 및 발의 무감각, 보행 이상, 인격 및 감정 변화, 우울증 등의 정신 증상 등이 나타날 수 있다.

· 코발트를 과잉 섭취하면 : 대표적인 질환이 천식과 폐질환이다. 이외에도 위장장애, 구토, 복통 등이 일어날 수 있으며, 만성증상으로는 오심, 구토, 적혈구 증다증, 안면 홍조, 난청, 흉통, 피부염, 고혈당증, 갑상선 기능 저하증, 갑상선 비대증, 심부전, 신장 기능 저하 등이 가능하다. 코발트는 철과 길항작용을 하므로 철분 섭취를 증가시키는 것도 좋다.

· 코발트 함량이 높은 식품 : 기장(22.6㎍), 통밀(11.0㎍), 호밀(11.0㎍), 감자(6.0㎍), 고구마(21.5㎍), 마(3.0㎍), 동부(18.8㎍), 땅콩(37.5㎍), 녹색 완두콩(3.0㎍), 당근(2.0㎍), 생강(1.9㎍), 시금치(1.6㎍), 양상추(14.0㎍), 토마토(9.0㎍), 난황(22.5㎍).

* 코발트 함량이 낮은 식품은 높은 식품을 제외한 것입니다.

◉ 산화와 환원 반응에 관여하는 몰리브덴(Mo)

· 몰리브덴의 주요 기능 : 몰리브덴의 생물학적 형태는 조효소로 알려진 하나의 유기 분자다. 인체에서 몰리브덴 조효소 중에서 아황산염 산화효소만이 인체에서 결정적인 역할을 하는 것으로 알려져 있다. 아황산염 산화효소는 아황산염이 황산염으로 전환되는 것을 촉매하는데, 이는 시스테인과 같은 황을 포함한 아미노산의 대사에 필요한 반응이다. 몰리브덴의 기능은 체내에서 산화환원 반

응에 관여하는 금속효소의 보결분자단으로 작용하는 것이다. 몰리브덴은 불소 침착증으로 인한 치아 문제 치료에 유용하다고 알려져 있다.

· 몰리브덴이 결핍되면… : 후천성 몰리브덴 결핍은 몰리브덴이 없는 비경구 영양 수액을 장기간 정맥 주사로 투여 받은 크론씨병 환자에서 나타났다. 환자의 맥박과 호흡이 빨라지고 두통, 야맹증이 발생했으며, 결국 혼수상태가 되었다. 또한 몰리브덴 결핍의 생화학적 증상인 혈중 요산의 감소, 소변 내 요산과 요황산염의 감소, 소변의 아황산염 증가 소견을 보았다. 이러한 증상은 아미노산 수액의 투여를 중지하자 없어졌다. 몰리브덴이 결핍되면 충치의 발생을 증가시킬 수 있다.

· 몰리브덴을 과잉 섭취하면… : 몰리브덴이 과다하면 뼛속으로 칼슘 이동을 방해하므로 인대와 같은 결합조직의 탄력성을 감소시키고, 관절통을 유발할 수 있다. 빈혈, 통풍, 관절통, 근육통 등을 유발할 수 있다. 몰리브덴 과다는 직업적 노출이 문제되므로 이를 감소시키는 것이 중요하다.

· 몰리브덴 함량이 높은 식품 : 기장(176μg), 통밀(36μg), 감자(21μg), 고구마(57μg), 녹두(840μg), 꽃양배추(31μg), 녹색 완두콩(74μg), 물냉이(280μg), 브로콜리(31μg), 양배추(24μg), 사과(89μg), 닭 간(360μg), 꽃게(60μg).
* 몰리브덴 함량이 낮은 식품은 함량이 높은 식품을 제외한 것으로 생각하면 됩니다.

◉ 중금속 중독을 예방하고 아름다움을 만드는 황(S)

· 황의 주요 기능 : 황은 결체조직, 피부, 손톱, 모발 등에 다량 함유되어 있다. 황은 뇌, 건, 골격, 피부, 심장판막 등에서 발견되는 점성다당류의 구성요소이며, 간, 신장, 뇌의 백질 같은 곳에 풍부히 함유되어 있다. 황은 생체 내 산화와 환원작용에 필수적인 글루타티온의 성분이다. 황은 아름다움을 만드는 미네랄로서 모발, 피부, 손톱의 건강을 유지한다. 황은 중금속 중독에 대해 예방적인 역할을 하는 것으로 알려져 있다.

· 황이 결핍되면… : 손톱이 부러지기 쉽고, 머리털이 잘 빠진다. 습진, 발진, 기미가 생긴다.

· 황을 과다 섭취하면… : 골다공증 유발에 어느 정도 관여한다고 보고되고 있다.

· 황 함량이 높은 식품 : 무, 양파, 완두콩, 양배추, 흰콩, 생선, 육류.
* 황 함량이 낮은 식품은 황 함량이 높은 식품을 제외한 것으로 생각하면 됩니다.

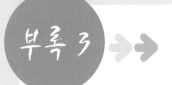

내 몸에 '독'
중금속 가이드

◉ 감정적이고 과민하게 만드는 수은(Hg)

· 수은의 주요 기능 : 수은 농도의 증가는 환각, 진전(떨림, 경련), 우울증, 정신병, 잇몸 과민증, 태아 이상의 증가, 어린이의 과잉행동장애 등과 관련이 있다. 수은의 주요 오염원은 조개, 새우, 게, 참치류, 플라스틱, 연고, 치과용 아말감, 인쇄용 잉크, 수성페인트, 유기수은계, 살충제 등이 포함된다. 수은의 오염은 달걀, 조리된 콩류, 양파 및 마늘 등 유황이 풍부하게 함유된 식품을 이용하여 치료한다. 적당량의 셀레늄은 수은 노출에 의한 여러 가지 문제를 막아주는 것으로 알려져 있다. 모발 중 낮은 셀레늄 농도와 높은 수은의 농도를 나타내는 사람은 맥주효모의 복용을 권장한다.

· 병태·생리학적 대사 : 수은은 매우 활동적인 금속으로 일단 노출되면 빠르게 흡수되어 신경계에 영향을 준다. 메틸수은은 점막, 손상 부위 및 피부를 통해 용이하게 흡수되며, 체액에 용해되어 체내를 순환하면서 뇌, 뼈, 타액선과 같은 장기와 담즙 내에 축적된다. 특히 신장에서 가장 많이 발견되고 있다. 수은의 배출은 타액, 땀, 담즙, 위장점막, 유즙 및 소변으로 이루어진다. 특히 장점막으로 배출이 많아 장관에 심한 염증을 초래하여 작열감, 동통을 유발한다. 인체 조직의 건조 상태에서는 0.5~2.5ppm정도로 존재하며, 혈중 수은이 $20\mu g$/100g일 때 모발조직에서는 약 300배 정도로 높은 $60\mu g/g$ 존재하므로 효과적으로 검출할 수 있다.

· 주요 오염원 : 건선연고, 머규로크롬, 문신, 밀납, 살균제, 살충제, 농약, 수은온도계 파손, 어패류, 이뇨제, 접착제, 치메로살이 포함된 백신제제, 하수처리, 형광등 파손, 공업용 폐기물, 목재용 방부제, 미백제, 바디 파우더, 생선, 아말감 치아, 연마 가공, 인화지, 페인트, 해산물, 화장품, 염색약, 오염된 물, 오염된 물에서 자란 생선 등이다.

· 임상에서 나타나는 주요 증상 : 감정변화, 불면, 식욕저하, 우울증, 만성피로, 불안초조, 어지러움, 화를 잘 낸다. 초기 증상으로는 만성피로, 어지러움, 우울증, 불안, 초조, 화, 불면증, 식욕부진, 잇몸염증, 극심한 감정변화, 탈모현상 등이다. 중기 증상으로는 알러지, 천식, 고혈압, 흉통, 협심증, 심계항진, 관절염, 체중감소, 환상, 악몽, 피부각화, 탈모, 불임, 유산, 사산 등이다. 말기 증상으로는 간질, 다발성경화증 등이다.

· 처치 방법 : 아미노산, 비타민 C, 셀레늄, 아연 등이 풍부한 영양보충 제품의 공급이 필요하다. 계란, 조리된 콩, 양파, 마늘 등 황이 풍부한 식품도 수은 해독에 좋다. 또한 발한요법으로 피부를 통해 배설을 촉진할 수 있다.

◉ 기억력을 저하시키고 철없이 행동하게 하는 알루미늄(Al)

· 알루미늄의 주요 기능 : 알루미늄은 금속기

기, 도료, 절연체, 연자제, 화장품, 식품 첨가제 등 여러 곳에서 이용된다. 황산 알루미늄은 정수 처리에 사용되며, 수산화 알루미늄은 제산제로 소화성 궤양 치료에 투여되거나, 신부전에 의한 고인혈증의 치료에 사용된다. 알츠하이머병은 초기 치매의 한 형태로 서서히 진행하는 치매를 특징으로 하며, 뇌신경 세포 내에 섬유증식과 노인만을 특이적으로 하는 질환이다. 알츠하이머병 환자의 뇌에서 알루미늄 농도가 높아 알루미늄이 관여한다고 한다.

· 병태 · 생리학적 대사 : 알루미늄은 대부분 먼지나 공기를 통해 흡입되며, 소변을 통해 주로 배설이 이루어진다. 알루미늄은 위장관(위, 소장, 대장)에서 흡수될 때 불소화합물이 흡수를 억제하므로 불소화합물이 풍부한 음식이나 물을 섭취하면 알루미늄 흡수와 신경독성을 감소시킨다.
알루미늄이 체내에 흡수되면 혈액으로 이동되어 골격근, 근육 등의 조직에 분포하게 된다. 알루미늄은 외부 물질이 피를 통하여 뇌에 침투하는 것을 방지하는 역할을 하여 뇌의 중추신경계에 영향을 주게 된다.

· 주요 오염원 : 건축자재, 담배연기, 빵가루, 세라믹, 식염, 알루미늄 먼지, 알루미늄 캔, 어린이 아스피린, 베이킹파우더, 자동차 배기가스, 담배 필터, 맥주, 살충제, 스프레이, 식품첨가물, 알루미늄 조리기구, 알루미늄 호일, 의학 화합물, 자동차 부품, 절연된 배선, 제산제, 치과용 아말감, 치즈, 탈취제, 코분무기, 치석치료에 의한 오염, 황사 등이다.

· 임상적 증상 : 정신기능 장애, 기억력 감퇴, 학습능력 저하, 치매, 알츠하이머병, 언어장애, 뇌경련, 건망증, 구루병, 두통, 복통, 식욕 저하, 신기능 저하, 신장결석, 위장장애, 피로 등이다.
· 처치 방법 : 황 함유 아미노산, 마그네슘, 칼슘, 아연, 비타민 B_6, 비타민 C, 마늘, 콩류 등에 의

해 해소시킬 수 있다.

◉ 수축기 혈압을 증가시키는 **바륨(Ba)**

· 바륨의 주요 기능 : 바륨 독성의 증상으로는 구토, 복통, 설사가 나오고 불규칙하고 느린 심장박동, 경련성 진전(떨림) 및 근육마비 등이다. 장기간 흡수성 형태의 바륨을 섭취하면 수축기 혈압을 유의성 있게 증가시키는 것으로 밝혀졌다. 바륨은 일반적으로 중정석 및 황산바륨으로서 존재하며 유리공업, 도자기 및 요업, 텔레비전 브라운관, 페인트 제지(종이)공업, 폭죽 물질 및 설탕의 정제작업 등에서 윤활제(활택제)로서 사용되고 있다.

· 병태 · 생리학적 대사 : 성인의 체내에 약 22mg 정도 있으며, 식품에 있는 바륨은 약 2%만이 체내에 흡수된다. 바륨이 축적되면 매우 유독하며, 유독성의 증상은 구토, 복통, 설사, 그리고 불규칙한 맥박, 경련성 떨림, 근육마비 등이 있다.

· 주요 오염원 : X선 조영제, 바륨 공장 주변, 바륨광산, 오염된 토양, 합금재료 등이다.

· 임상적 증상 : 경련성 떨림, 구토, 근육마비, 설사, 수족 저림 등이다.

· 처치 방법 : 바륨의 축적은 비타민 C, D, E, 칼슘, 마그네슘, 셀레늄 등에 의해 해소시킬 수 있다.

◉ 안절부절 불안정하게 만드는 **카드뮴(Cd)**

· 카드뮴의 주요 기능 : 카드뮴은 환경오염물질로 작용할 때 독성이 대단히 심하다. 짙은 스모그에서 발견되는 카드뮴은 주로 자동차 배기가스로

부터 방출된다. 휘발유와 윤활유는 대부분 카드뮴을 포함하고 있다. 일반적으로 사용되고 있는 인산 비료도 카드뮴이 포함되어 있고 그 결과 흙을 오염시켜 여기서 수확하는 채소와 곡류가 오염된다. 카드뮴은 흡연과도 관련이 있다. 담배가 탈 때 나오는 화학물질은 약 4,000여 종이며, 이산화황, 니코틴, 카드뮴 등의 발암물질이 포함되어 있다. 본인의 직접흡연뿐 아니라 간접흡연을 통해서도 카드뮴에 노출될 수 있다.

· 병태·생리학적 대사 : 생체에 대한 독성이 매우 높아 건강 장애에 주의가 필요한 금속이다. 일본에서 일어난 이따이 이따이병은 환경으로 방출된 카드뮴이 원인이 돼 건강 장애의 일례다. 폐에 대한 급성 독성발현 기전으로 5mg/㎥의 카드뮴을 포함한 공기를 8시간 흡입하면 사망한다. 보다 저농도에서는 가역성 폐 손상을 일으키지만, 때로 진행성 섬유증으로 발전한다. 위장관에 대한 급성 독성발현 기전으로 15mg/L 이상의 카드뮴을 포함한 물이나 음식을 섭취하면 구토, 복부경련, 설사를 수반하는 위장관 장애를 일으킨다. 신장에 대한 독성으로 카드뮴을 장기간 섭취하면 신장 장애가 일어난다.

· 주요 오염원 : 석유화학제품, 플라스틱, 타이어 연소, 제련소, 카드뮴 도금, 건전지 공장, 대기 농도가 증가, 카드뮴을 함유한 화학비료를 사용할 때 토양오염, 이 토양에서 재배된 작물에 카드뮴 농도가 높다. 또한 조개류와 동물의 간에도 카드뮴이 많이 축적되어 있다.

· 임상적 증상 : 심장과 혈관구조에 영향, 칼슘 대사 억제, 후각중추 장애, 피로, 식욕부진, 체중감소, 요통, 좌골신경통, 관절통, 피부염, 건성피부, 후각상실, 신장기능 저하, 빈혈, 철분결핍성빈혈, 골질환, 신장질환, 고콜레스테롤, 고혈압, 심장병,

폐기종, 만성기관지염, 두통, 생식장애, 암의 원인이 된다.

· 처치 방법 : 황 함유 아미노산, 비타민 C, 칼슘, 셀레늄, 아연, 아연 함유식품(견과류, 곡류, 해조류) 등을 주로 섭취한다. 그리고 밀가루 식품을 피하고 에나멜 그릇을 사용하지 않아야 한다. 또 수돗물을 직접 마시지 않는 것이 좋다.

◉ 정신이상 부르는 납 (Pb)

· 납의 주요 기능 : 납의 용도는 납축전지, 무기, 약품 원료, 전선, 합금, 연관, 편판 등이다. 세계적으로 수요의 약 반은 재생 납이 사용되고 있다. 이러한 상황에서 직업적으로 납 작업에 종사하는 노동자들은 건강 관리면에서 각별히 조심해야 한다. 사람은 음료수, 음식, 대기 중에서 납을 섭취하게 된다. 경구와 기도로 섭취되는 납은 성, 연령, 거주지역, 작업 등에 따라 다르다. 경구 섭취한 납은 장관에서의 흡수율은 5~10%, 기도를 통한 섭취는 30~50% 정도다. 흡수된 납은 혈류를 따라 신체 각 부위로 이행한다. 흡수되지 않는 납과 담즙으로 배설된 성분은 대변과 소변으로 배설된다.

· 병태·생리학적 대사 : 납 부하량의 약 95%는 뼈 등의 경조직에 축적되고, 생물학적 반감기가 10년 이상으로 길어서 장기 노출의 지표가 된다. 오래된 수도관, 자동차 배기가스, 매연, 페인트 등을 통해서 우리는 납에 쉽게 노출될 수 있다.

· 주요 오염원 : 환경적 폭로에 의한 오염은 가솔린 연소, 페인트, 자동차 배기, 인구 밀집 지역의 흙, 도자기, 화장품, 살충제, 금속광택제, 머리염색약, 비료, 오염공기, 담배연기 등이다.
산업장 노출에 의한 오염은 유리생산 산업장, 제련

소, 건전지공장, 전기도금, 납 가스, 납 연료, 신문 인쇄, 색채광고물, 살충제 등이다.

· 임상적 증상 : 초기 증상으로는 피로, 어지러움, 두통, 관절통, 불안, 기억력장애, 근심, 걱정, 안절부절, 권태, 불면증, 변비, 복부 불쾌감, 허약, 무기력 등이고, 중기 증상으로는 의식 저하, 기억력 상실, 과격한 행동, 성격 이상, 급격한 감정변화 등이다. 말기 증상은 발작, 뇌성마비, 실명, 전신근육 마비 등이다.

· 처치 방법 : 칼슘, 셀레늄, 아연, 철, 비타민 C, E, 황 함유 아미노산, 곡류의 씨눈, 견과류, 푸른 잎채소, 다시마, 케일 등을 섭취하면 납 해독에 도움이 된다.

◉ 혼동, 발작 일으키는 비소 (As)

· 병태 · 생리학적 대사 : 인류는 오래 전부터 비소를 이용했으며, 다양한 곳에서 이용되고 있다. 가장 잘 알려진 비소에 관한 얘기는 나폴레옹의 사인에 얽힌 이야기로 나폴레옹이 사망한 원인은 비소 중독에 의해서이며, 실제로 나폴레옹의 머리카락에서는 높은 농도의 비소가 검출되었다고 한다. 비소는 오염된 바닷물에 사는 해산물, 새우, 굴, 홍합 등을 통해 섭취될 수 있다. 또한 토양, 살충제, 비소 처리가 된 벽난로를 지필 때 노출될 수 있다. 비소는 아편에서도 발견되며 아편중독증자의 머리카락에 많다고 한다.

· 임상적 증상 : 급성 중독 증상을 나타낸다. 또 오심, 구토, 설사, 복통, 입과 목의 타는 듯한 감각을 동반하기도 한다. 만성 중독일 때는 피부염, 신경장애, 호흡기 자극, 빈혈, 근육통, 손톱 색소침착, 두통, 졸음, 허약, 혼동, 발작, 피부암, 폐암, 간암, 피부의 과도한 색소 침착 등을 유발한다.

· 처치 방법 : 요오드, 칼슘, 아연, 비타민 C, 황 함유 아미노산, 셀레늄, 마늘, 계란, 콩류, 육류 등을 섭취한다.

◉ 폐암 빈도 높이는 베릴륨 (Be)

· 베릴륨의 주요 기능 : 베릴륨은 고체로 일정한 상태를 유지하는 화학물질 중에서 가장 가벼운 물질의 하나다. 급성과 만성 건강 장애를 일으킨다. 베릴륨에 의한 건강 장애는 베릴륨 화합물의 가스, 분진 흡입, 화합물에 직접 접촉하여 발생한다.

· 병태 · 생리학적 대사 : 베릴륨은 석탄에서 나오는 독소로 여겨진다. 베릴륨에 노출될 경우 폐렴과 폐암의 빈도가 증가하며, 과다 노출 시에는 세포 분열, DNA 합성, 효소 활성, 유전자 발현을 억제한다고 한다. 급성 피부장애로는 베릴륨을 취급하는 작업자의 체표면에 부종성 구진, 수포진이 발생한다.

· 주요 오염원 : 공업용 산화 베릴륨의 제조, 결정 산화 베릴륨의 정제, 베릴륨 자기의 제조 공정, 베릴륨 제품을 만드는 공정, 연료연소, 동제조, 금속작업 등에서 오염된다.

· 임상적 증상 : 피부의 반응으로는 전신 발적, 발진, 대형 수포 형성 등이고, 폐장애 반응으로는 비염, 기관지염, 폐염, 인두 위화감, 인두통, 기침, 객담 등이다. 또한 심장병, 흉통, 식욕부진, 허약, 기침, 피로감, 구루병, 호흡곤란, 체중감소, 폐렴과 폐암 빈도가 증가한다.

· 처치 방법 : 노출 억제 외에 별로 알려진 것이 없다.

식품적합도 검사 무료 신청하기

1) 신청서에 자신의 생년월일과 태어난 시간은 꼭 기록해야 한다. 태어난 시간을 모르면 어느 때쯤이라고 해도 된다.
2) 신청서를 작성하여 이메일, 팩스, 우편 등을 이용하여 보낸다.
3) E-mail : pcs1279@naver.com, Fax : 02)518-0230, 우) 135-895 서울시 강남구 신사동 626-30 박춘서헬스케어
4) 식품적합도 검사 결과지는 이메일로 받아볼 수 있다. 그러므로 이메일 주소를 꼭 기록해야 한다.

식품적합도 검사 신청서

성명	한글		연락처	TEL		FAX	
	영문			HP		E-mail	

성 별	남 □ / 여 □	생년월일	* 자신이 태어난 날짜와 시간을 자세히 기록하세요. 19 년 월 일 (만 세) (음력□ / 양력 □) 태어난 시간 : □오전( )시( )분 / □오후( )시( )분 태어난 시간을 어느 때 쯤이라고 기록하셔도 됩니다. : ( )

주 소		출생지역	도 시 군
신 장	cm	체중	Kg	혈액형	A □ / B □ / O □ / AB □
혈 압	고□/ 정상□ / 저□		혈압	고□/ 정상□ / 저□
진 단 명				

궁극의 원인 (원형찾기)	어떤 증상이 나타났나요? : 증상이 나타날 때 어떤 생각ㆍ주제ㆍ공상에 몰두했나요? : 증상이 나타날 때 어떤 소식을 듣거나ㆍ어떤 기분이었나요? : 증상이 나타날 때 어떤 생활의 변화가 있었나요? :
복용중인 약물/식품	

* 식품적합도 검사 무료 신청은 책을 구입하여, 본 신청서에 기록한 사람에게만
적용된다. 책을 구입하지 않은 사람은 수수료가 적용된다.

20 .   .   . 의뢰자 : _____ (사인/서명)

박 춘 서 헬 스 케 어 귀중

● 음식치료 전문 레스토랑 추천

상 호 : 위사랑(We Love Restaurant)

주 소 : 서울시 강남구 신사동 616-6 아고빌딩2층

지하철 : 3호선, 압구정역2번 출구에서 직진 후 좌회전→
일방통행 도로→ 유진투자증권 다음 3번째 건물

승용차 : 성수대교 남단 4거리 호산산부인과병원 코너에서
좌회전 다음 4번째 건물

주 차 : Valet Parking(대리주차)

연락처 : 02) 517-3759

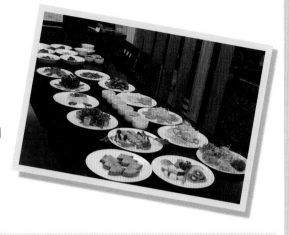

● 박춘서 교수의 음식치료 세미나 안내

일시 : 매주 월요일 오후 3시(강사의 사정에 따라 변경될 수도 있음)

장소 : 위사랑(We Love Restaurant)

신청 : 사전예약(02-517-3759)

참가특전 : 식품적합도 검사(무료), 스프요법 처방(무료)

참가혜택 : 위사랑 메뉴 10% 할인(1회), 음식치료 서적 10% 할인

참가비 : 사전예약 5,000원, 현장 등록 10,000원

● 중금속 독성 & 미네랄 영양 검사 안내

머리카락 검사를 통해 중금속이 얼마나 몸 속에 축적되어 있는지, 영양 균형 상태는 어떤지 알아보고, 양양요법을 통해 밸런스를 맞추어 주면, 신체건강은 물론이고 정신건강에도 많은 도움을 줄 수 있다.

검체 : 모발조직

검사료 : 15만원

검사기간 : 5~7일

검사상담 : 02-3448-0188

대상 : 과다한 스트레스, 만성피로증후군, 불규칙한 식생활, 육류과다 섭취, 인스턴트식품과다섭취, 다이어트관리, 노화방지, 탈모관리, 정력부족, 우울증, 아토피, 학습능력 저하, 혈액검사 결과 정상인 경우, 만성퇴행성질환, 생활습관병.

중금속 오염으로 나타나는 증상 및 징후 : 두통, 요통, 콧물, 피로감, 관절통, 초조불안, 피부발진, 기침, 잦은 감기, 졸음, 눈 자극, 불면증, 구토, 메스꺼움, 면역력 저하, 탈모, 현기증, 소화불량, 뒷목이 뻣뻣함, 과민성체질, 정서불안, 지나친 감정변화, 거식증, 심근경색, 입 냄새, 혈행장애, 발열, 우울증, 변비, 고지혈증.

중금속 오염으로 인해 유발되는 질환 : 여드름, 종기, 피부병, 관절염, 천식, 감기, 기관지염, 폐렴, 감염, 부비동염, 변비, 장염, 치질, 간염, 간경화, 담석, 신장질환, 신장결석, 심장마비, 심장병, 동맥경화, 고혈압, 정맥류, 생리불순, 자궁질환, 유방섬유종, 위염, 췌장염, 당뇨병, 비만, 전립샘질환, 암, 백내장, 정신질환, 치매, 파킨슨병, 탈모, 긴장성두통, 편두통.

〈참고문헌〉

비타민치료 : 대한비타민 연구회편, 한솔의학서적, 2005년
영양치료가이드 : 박용우외9인, 도서출판 한미의학, 2003년
분자교정요법 : 박성호 지음, 한국분자교정학회, 2001년
생녹즙건강법 : 고오다 미츠오 저, 배기성 편역, 태웅출판사, 1993년
건강에 좋은 약선음식 : 강명수외3인, 학문사, 2006년
만성병시대 : 오장근 저, 도서출판 예찬, 1996년
한국인 영양섭취기준 : 사단법인 한국영향학회, 2005년
식품성분표 (제7개정판) 제Ⅰ~Ⅱ편 : 농촌진흥청, 도서출판 효일, 2007년
영양균형과 모발 미네랄 검사 : 대한임상영양학회편, 도서출판 한우리, 2003년
자연영양요법대전 : 세계자연치유학회편, 2000년
식품동의보감 : 유태종 저, 아카데미북, 1999년
현대인을 위한 식품과 건강 : 최세영 외4인 공저, 동명사, 2005년
식품과 건강 : 맹영선외1인 공저, 유한문화사, 1999년
과자 : 안병수 지음, 국일미디어, 2007년
해로운 백설탕 알고 먹읍시다 : 고오다 미츠오 지음, 배기성 편역, 태웅출판사, 1995년
생녹즙건강법 : 고오다 미츠오 저, 배기성 편역, 태웅출판사, 1993년
밥상위의보약 생식 : 최경순 지음, 가림출판사, 2001년
채식이야기 : 이광조 지음, (주)연합뉴스, 2003년
알로에 인생 : 김정문 지음, 도서출판 가리내, 1990년
음식궁합 : 유태종 저, 도서출판 둥지, 1992년
우리 산의 버섯·약초 건강법 : 정종운 저, 2006년
음식토정비결 : 전영순·하정화 편저, 혜진서관, 1999년
식탁위에 숨겨진 항암식품 54가지 : 나가카와 유조 지음, 김소운 옮김, 동도원, 2005년
한국인의 생명, 김치 : 최홍식 글, 밀알, 1996년
우리 농작물 백가지 : 이철수 글, 현암사, 2000년
새로운 채소도감 : 류경오·이상수 번역, 도서출판 허브월드, 1998년
약이 되는 좋은 먹거리 : 서명자 지음, 태웅출판사, 1998년
산야초 건강학 : 장준근 지음, 넥서스, 1997년
신선초 민간요법 : 국일미디어 편집부, 국일미디어, 1999년
콩 건강여행 : 권태완 지음, 성하출판, 1995년
발아현미의 수수께끼 : 오우미 쥰 저, 백점규 옮김, 웅진북스, 2003년
된장, 김치, 알곡밥, 백혈병가 암을 고치는 우리 음식 : 박기수 지음, (주)새로운사람들, 2003년
포도요법의 신비 : 한남용 저, 홍익재, 1999년
영양으로 병이 낫는다 : 히야마 게이치 저, 최혜선 역, 문진출판사, 2001년
건강의 방주 : 오장근 저, 도서출판 자산, 1991년
야채스프 건강법 : 다페이시가즈 지음, 임종삼 옮김, 으뜸사, 1994년
기능성 건강식 모듬 쌈채 : 박권우·류경오 공저, 도서출판 허브월드, 1998년
현미 민간요법 : 오스키 아키라 외 지음, 은영미 옮김, 국일미디어, 1999년
야채퓌레 야채수프 건강법 : 종합의학 생활습관병 대책회의 편, 고정아 번역, 일송미디어, 2002년
알로에 다시 보기 : 이승기·정명희 지음, 도서출판 나무와 숲, 1999년
생활습관병을 고치는 생식 : 류병호 지음, 예림미디어, 2003년
웰빙 생활 생식 : 류병호 지음, 예림미디어, 2004년
영양의학 : 허갑범 대표저자, 도서출판 고려의학, 2002년
임상영양관리 : 장유경외 3인 공저, 도서출판 효일, 2000년
꼭꼭 씹어먹는 영양 이야기 : 정종호 지음, 도서출판 종문화사, 2001년
채식건강 365일 : 히라야마 다케시 지음, 장윤정 옮김, 주동풍문화, 1992년
생채식건강법 : 고오다 미쓰오 지음, 배성권 편역, 자연건강사, 1988년
자연식건강법 : 모리시다 케이이찌 지음, 이환종 편역, 시골문화사, 1986년
식사혁명과 자연식문답 : 모리시다 케이이찌 지음, 김정문·이환종 공동편역, 도서출판 가리내
인체와 미네랄 : 김영설외5인 공저, 엠디벨스, 2003년
마늘의 놀라운 약효 : 박무현 지음, 건강다이제스트사, 1999년
기적의 매실요법 : 마쓰모토 코사이 지음, 유준태 역, 국일미디어, 1993년